国家卫生健康委员会"十四五"规划教材
全国高等学校教材

供医学影像学专业用

医用放射防护学 第 **3** 版

Medical Radiation Protection

主 编 谢晋东 张 明
副主编 王亚平 盖立平 李锋坦 贾文霄

编 委（以姓氏笔画为序）

王亚平	锦州医科大学	段 磊	南京医科大学
刘 岩	滨州医学院	侯立霞	山东第一医科大学（山东省医学科学院）
孙 亮	苏州大学	贾文霄	新疆医科大学第一附属医院
李小波	福建医科大学	徐春环	牡丹江医学院
李贤军	西安交通大学第一附属医院	高智贤	新乡医学院
李锋坦	天津医科大学总医院	盖立平	大连医科大学
张 明	西安交通大学第一附属医院	谢晋东	山东第一医科大学（山东省医学科学院）
陈 伟	中南大学湘雅医院		

编写秘书
侯立霞（兼）

人民卫生出版社
·北 京·

图书在版编目（CIP）数据

医用放射防护学 / 谢晋东, 张明主编. —3 版. —
北京: 人民卫生出版社, 2022.6（2025.6重印）
全国高等学校医学影像学专业第五轮规划教材
ISBN 978-7-117-33089-3

Ⅰ. ①医… Ⅱ. ①谢… ②张… Ⅲ. ①放射医学—辐
射防护—医学院校—教材 Ⅳ. ①R14

中国版本图书馆 CIP 数据核字（2022）第 083241 号

人卫智网	www.ipmph.com	医学教育、学术、考试、健康，购书智慧智能综合服务平台
人卫官网	www.pmph.com	人卫官方资讯发布平台

医用放射防护学
Yiyong Fangshe Fanghuxue
第 3 版

主　　编：谢晋东　张　明
出版发行：人民卫生出版社（中继线 010-59780011）
地　　址：北京市朝阳区潘家园南里 19 号
邮　　编：100021
E‐mail：pmph @ pmph.com
购书热线：010-59787592　010-59787584　010-65264830
印　　刷：三河市国英印务有限公司
经　　销：新华书店
开　　本：850×1168　1/16　印张：11
字　　数：310 千字
版　　次：2011 年 2 月第 1 版　2022 年 6 月第 3 版
印　　次：2025 年 6 月第 3 次印刷
标准书号：ISBN 978-7-117-33089-3
定　　价：45.00 元

打击盗版举报电话：010-59787491　E-mail：WQ @ pmph.com
质量问题联系电话：010-59787234　E-mail：zhiliang @ pmph.com
数字融合服务电话：4001118166　E-mail：zengzhi @ pmph.com

全国高等学校医学影像学专业第五轮规划教材修订说明

医学影像学专业本科教育始于1984年，38年来我国医学影像学专业的专业建设、课程建设及教材建设都取得了重要进展。党的十九大以来，国家对高等医学教育提出了新要求，出台了《"健康中国2030"规划纲要》《国家积极应对人口老龄化中长期规划》《关于加强和改进新形势下高校思想政治工作的意见》等重要纲领性文件，正在全面推动世界一流大学和世界一流学科建设。教材是教学内容的载体，不仅要反映学科的最新进展，而且还要体现国家需求、教育思想和观念的更新。第五轮医学影像学专业"十四五"规划教材的全面修订，将立足第二个百年奋斗目标新起点，面对中华民族伟大复兴战略全局和世界百年未有之大变局，全面提升我国高校医学影像学专业人才培养质量，助力院校为党和国家培养敢于担当、善于作为的高素质医学影像学专业人才，为人民群众提供满意的医疗影像服务，为推动高等医学教育深度融入新发展格局贡献力量。

一、我国高等医学影像学教育教材建设历史回顾

1. 自编教材　1984年，在医学影像学专业建立之初，教材多根据各学校教学需要编写，其中《放射学》《X线物理》和《X线解剖学》在国内影响甚广，成为当时教材的基础版本。由于当时办医学影像学（原为放射学）专业的学校较少，年招生人数不足200人，因此教材多为学校自编、油印，印刷质量不高，但也基本满足当时教学的需要。

2. 协编教材　1989年，随着创办医学影像学专业的院校增加，由当时办医学影像学专业最早的天津医科大学发起，邀请哈尔滨医科大学、中国医科大学、川北医学院、泰山医学院、牡丹江医学院等学校联合举办了第一次全国医学影像学专业（放射学专业）校际会议。经协商，由以上几所院校联合国内著名的放射学家共同编写本专业核心课与部分基础课教材。教材编写过程中，在介绍学科的基础知识、基本理论、基本技能的基础上，注重授课与学习的特点和内容的更新，较自编教材有了很大进步，基本满足了当时的教学需要。

3. 规划教材　1999年，全国高等医学教育学会医学影像学分会成立后，由学会组织国内相关院校进行了关于教材问题的专题会议，在当年成立了高等医药院校医学影像学专业教材评审委员会，组织编写面向21世纪医学影像学专业规划教材。

2000年，由人民卫生出版社组织编写并出版了国内首套7部供医学影像学专业使用的统编教材，包括《人体断面解剖学》《医学影像物理学》《医学电子学基础》《医学影像设备学》《医学影像检查技术学》《医学影像诊断学》和《介入放射学》。

2005年，第二轮修订教材出版，增加了《影像核医学》和《肿瘤放射治疗学》，使整套教材增加到9部。同期，我国设立医学影像学专业的学校也由20所增加到40所，学生人数不断增长。

2010年，第三轮修订教材完成编写和出版，增加了《医学超声影像学》，使该套教材达到10部。此外，根据实际教学需要，将《人体断面解剖学》进行了系统性的修改，更名为《人体断面与影像解剖学》。此时，我国设立医学影像学专业的学校也增加到80所，年招生人数超过1万人。第三轮教材中的《医学影像检查技术学》《医学影像诊断学》《介入放射学》《影像核医学》和《肿瘤放射治疗学》还被评为了普通高等教育"十二五"国家级规划教材。

2017年，第四轮修订教材完成编写和出版。在广泛征求意见的基础上，将《人体断面与影像解剖学》更名为《人体断层影像解剖学》，将《影像核医学》更名为《影像核医学与分子影像》。该套教材编写更加规范，内容保持稳定。全部理论教材品种都配有相应的数字化网络增值服务，开启移动学习、线上学习新模式。同步配套编写的学习指导与习题集，更加便于学生复习和巩固理论知识。

前四轮规划教材的编写凝结了众多医学教育者的经验和心血,为我国的高等医学影像学教育做出了重要贡献。

二、第五轮医学影像学专业规划教材编写特色

近年来,国家对高等教育提出了新要求,医学影像学发展出现了新趋势,社会对医学影像学人才有了新需求,医学影像学高等教育呈现出新特点。为了适应新时代改革发展需求,全国高等学校医学影像学专业第四届教材评审委员会和人民卫生出版社在充分调研论证的基础上,决定从2020年开始启动医学影像学专业规划教材第五轮的修订工作。

1.修订原则

（1）**教材修订应符合国家对高等教育提出的新要求。**以人民满意为宗旨,以推动民族复兴为使命,以立德树人为根本任务,以提高质量为根本要求,以深化改革为根本出路,坚持"以本为本",推进"四个回归",培养合格的社会主义建设者和接班人。

（2）**教材修订应反映医学影像学发展的新趋势。**医学影像学多学科交叉的属性更加明显,人工智能技术在医学影像学领域的应用越来越普遍,功能影像和分子影像技术快速发展。

（3）**教材修订应满足社会对医学影像学人才的新需求。**社会对医学影像学人才的需求趋于多样化,既需要具有创新能力和科研素养的拔尖人才,又需要具有扎实的知识和较强实践能力的应用型人才。

（4）**教材修订应适应医学影像学高等教育的新特点。**医学影像学高等教育的新特点包括:信息化技术与医学影像学教学的有机融合,教师讲授与学生自学的有机融合,思想政治教育与专业课教育的有机融合,数字资源与纸质资源的有机融合,创新思维与实践能力的有机融入。

2.编写原则与特色

（1）**课程思政融入教材思政:**立德树人是高等教育的根本任务,专业课程和专业教材的思政教育更能充分发挥润物无声、培根铸魂的作用。通过对我国影像学发展重大成果的介绍,对我国医学影像学专家以及普通影像医务工作者勇于担当、无私奉献、生命至上、大爱无疆精神的解读,引导当代高校医学生树立坚定的文化自信。

（2）**统筹规划医学影像学专业教材建设:**为进一步完善医学影像学专业教材体系,本轮修订增加三本教材:新增《医学影像学导论》,使医学影像学专业学生能够更加全面了解本专业发展概况;新增《医学影像应用数学》,满足医学影像学专业数学教学的特殊需求;新增《医用放射防护学》（第3版）,在前两轮教材编写中,该教材作为配套辅导教材获得良好反馈,鉴于目前对医学生提高放射防护意识的实际需要,本轮修订将其纳入理论教材体系。

（3）**坚持编写原则,打造精品教材:**坚持贯彻落实人民卫生出版社在规划教材编写中通过实践传承的"三基、五性、三特定"的编写原则:"三基"即基本知识、基本理论、基本技能;"五性"即思想性、科学性、创新性、启发性、先进性;"三特定"即特定对象、特定要求、特定限制。精练文字,严格控制字数,同一教材和相关教材的内容不重复,相关知识点具有连续性,内容的深度和广度严格控制在教学大纲要求的范畴,力求更适合广大学校的教学要求,减轻学生负担。

（4）**为师生提供更为丰富的数字资源:**为提升教学质量,第五轮教材配有丰富的数字资源,包括教学课件、重点微课、原理动画、操作视频、高清图片、课后习题、AR模型等;并专门编写了与教材配套的医学影像学专业在线题库,及手机版医学影像学精选线上习题集系列供院校和学生使用;精选部分教材制作线上金课,适应在线教育新模式。不断发掘优质虚拟仿真实训产品,融入教材与教学,解决实践教学难题,加强影像人才实践能力的培养。

第五轮规划教材将于2022年秋季陆续出版发行。希望全国广大院校在使用过程中,多提宝贵意见,反馈使用信息,为下一轮教材的修订工作建言献策。

2022年3月

主编简介

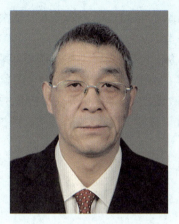

谢晋东

山东滕州人，理学博士，教授，硕士生导师。现任中国医学装备协会医用辐射装备防护与检测专业委员会委员，山东省预防医学会放射医学与防护委员会副主任委员。

从事教学工作至今 30 年，主讲"放射物理与防护""医学影像质量评价与管理""放射诊疗质量保证""原子物理学"等课程。任《医用放射防护学》（第 2 版）主编，《医学影像物理学》（第 4 版）副主编。参与省级教学课题 3 项，获山东省教学成果奖二等奖 1 项。承担、参与省部级科研课题 3 项，获山东省科学技术进步奖三等奖 1 项，发表论文 40 余篇。

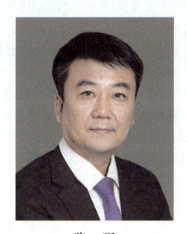

张　明

陕西西安人，主任医师 / 教授，博士生导师。现任西安交通大学医学部人才培养处处长，兼任教育部医学技术类专业教学指导委员会副主任委员，陕西省高等学校教学指导委员会医学类工作委员会副主任委员，《实用放射学杂志》主编，中华医学会放射学分会第十六届委员会委员，陕西省及西安市放射学会副主任委员。

从事教学工作至今 32 年，曾获陕西省教学名师，宝钢优秀教师奖，西安交通大学教学卓越奖、人才培养工作突出贡献奖、教学名师、名医。2016 年创建"脑科学与影像新技术"医工交叉课程，2019 年获批国家一流本科线上课程。参与国家一流课程"医学人文课程"建设。获批 2021 年陕西省研究生课程思政示范课程和教学团队，2021 年教育部普通本科教育课程思政示范课程及教学团队。承担 10 余项教学改革项目，主编及参编教材 5 部，发表教学论文 20 余篇，获得国家教学成果奖二等奖、陕西省教学成果奖特等奖等 9 项国家、省级、校级教学成果奖。承担国家自然科学基金项目 6 项，发表 SCI 收录论文 90 余篇，获得省部级科学技术进步奖 9 项，培养博士、硕士研究生百余名。

副主编简介

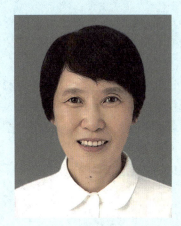

王亚平

黑龙江萝北人，教授。教育部高等学校大学物理课程教学指导委员会东北地区工作委员会委员。

从事教学工作至今 37 年，主编或参编人民卫生出版社、科学出版社等规划教材十余部。制作的课件先后获得校、省、国家级奖。主持、参与完成省及校内教改课题 5 项。多次获得校优秀教师、教学标兵、十佳教师、"十一五"教学工作优秀个人奖、教书育人标兵等荣誉称号。

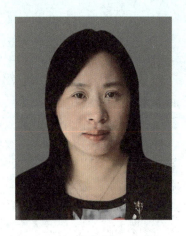

盖立平

吉林梨树人，教授，大连医科大学检验医学院物理教研室主任。《中国医学物理学杂志》编委，中国生物医学工程学会医学物理分会委员，医学生物物理专业委员会副主任委员。

从事教学工作至今 26 年，主讲"医学物理学""医学影像物理学""医用电子学"等课程。参加编写规划教材 20 余部，其中主编 3 部、副主编 7 部、参编 10 余部。主持或参与省级课题、国家自然科学基金面上课题、中华医学会课题 10 余项。发表论文 30 余篇。获得各级各类教学成果奖 12 项，其中教育部教学成果奖二等奖 1 项，省级教学成果奖三等奖 2 项。

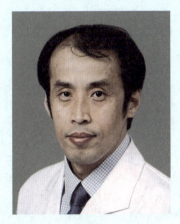

李锋坦

　　山东临清人，主任技师，硕士生导师。现任天津医科大学总医院医学影像科副主任，中华医学会影像技术分会常务委员，中国医师协会医学技师专业委员会委员，天津市心脏学会心脏影像专业委员会常务委员，天津市医学影像质量控制中心委员。

　　从事教学工作至今 20 年，主讲"医学影像检查技术""医学图像后处理临床应用"等课程。参编国家级规划教材 3 部。主持天津市卫生健康委员会课题 1 项，天津市科学技术委员会重点课题 1 项，获天津市科学技术进步奖三等奖 1 项，发表论文 10 余篇。

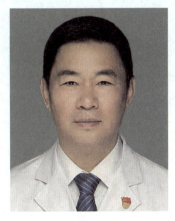

贾文霄

　　山东人，博士，教授 / 主任医师，博士生导师。新疆医科大学第一附属医院医学影像中心名誉主任，中华医学会放射学分会常务委员，中国医院协会医学影像中心管理分会副主任委员，中国研究型医院学会放射学专业委员会副主任委员，2018—2022 年教育部高等学校医学技术类专业教学指导委员会副主任委员，新疆医学会副会长、放射学专委会主任委员。

　　从事教学工作 38 年，主持国家及各级研究 16 项，发表学术论文 200 余篇，撰写出版论著 7 部。享受国务院政府特殊津贴。荣获中华医学奖二等奖 1 项，国家卫生健康委员会有突出贡献中青年专家，新疆维吾尔自治区科学技术进步奖二等奖 3 项、三等奖 4 项。

前　言

放射防护学起源于 X 射线和天然放射性现象的发现与应用，是随着原子核技术的发展而发展起来的一门重要的实用性学科。电离辐射的研究成果已广泛应用于医学领域，推动了放射诊断和放射治疗的深入发展。电离辐射的医学应用在为人类健康做出重大贡献的同时，也对人体产生了有害影响。为了趋利避害，医用放射防护学逐渐成为一门交叉学科，它的发展进一步加深了人们对医用电离辐射防护与安全的认识。

《医用放射防护学》前两版作为医学影像学专业规划教材的配套教材，自 2011 年第 1 版发行以来，受到许多高等院校师生、同行专家和相关读者的欢迎。为了增加医学影像学专业学生放射防护意识，《医用放射防护学》第 3 版被增为规划教材。为此，我们在第 2 版教材的基础上进行了认真的修订完善，使第 3 版教材更适应高等医学教育中现代医用放射防护的理论、实践及其应用的发展。

前两届编委会在各版主编、副主编的带领下进行了探索性的工作，奠定了教材的框架和基本内容。新一届编委会对前两届编委会卓有成效的工作表示敬意。

全书根据新时期科学发展对医学影像学专业人才的要求，从新的视角系统调整和完善了教材的结构、框架，按知识模块由浅入深的条理性和知识系统的完整性重组内容，使之更为清晰、合理。

在新版教材的编写过程中，相对上版教材我们主要做出如下修改：

1. 第 2 版中的第一、二章合并为第 3 版的第一章，并调整了结构顺序，删除了 X 射线的准直与滤过、中子与物质的相互作用等内容。

2. 第 2 版中的"电离辐射防护的基本原则和标准"一章，在第 3 版中更改为"第五章 辐射防护体系"。

3. 第 2 版中的第七、八章合并到新增加的一章，即"第六章 职业照射防护"中，并增加新的内容。

4. 对第 2 版第九章和第十章中较陈旧、已过时的内容进行了删除，并以新修订的法规、条例和标准为依据，对教材中的相关内容进行了更新。

在编写过程中，编委们认真探讨了现代医用放射防护实践与应用的发展内涵，并将此融入本教材编写中，包括一些新定义、新方法和新数据，希望能体现出电离辐射防护的时代特征。在新版教材中仍保留了各章分 3 个层次（即掌握、熟悉和了解）介绍本章的教学基本要求，以适合课堂教学和学生阅读理解。

新版教材是纸质内容和数字内容相结合的新型融合教材，其中教材数字部分（包括 PPT 课件、习题、微课等内容）主要通过可视化、互动化、数字化手段呈现，充分发挥融合教材的优势，整体适用于移动阅读与学习，并为实现理论学习与操作能力培养并重创造条件。

《医用放射防护学》教材所适用的理论课教学时数范围为 28～48 学时，用书单位可根据本学校、本专业特色以及与其他课程的总体知识分布格局进行调整。该教材除适用于医学影像学专业学生外,亦可作为医学影像技术专业、预防医学专业、临床医学和生物医学工程等专业的选修课教材,以及医护人员作为参考用书使用。

　　新版教材中仍可能存在不足,甚至不当之处,恳请专家、教授、同行及广大读者惠予指正。

谢晋东　张　明

2021 年 12 月

目　录

第一章　放射物理基础

电离辐射是一切能引起物质电离的辐射总称。自古以来人类就受到天然存在的各种电离辐射源照射，随着自然科学发展，直到19世纪末人类才认识到了电离辐射的存在。1895年，伦琴发现了X射线。1896年，贝可勒尔在研究含铀矿物质的荧光现象时，偶然发现铀盐能自发地放射出穿透力很强、可使照相底片感光的不可见射线。1897年，居里夫妇发现了放射性元素钋和镭。

随着X射线和核能的发展与应用，人们在生活、生产和科研活动中与放射线接触的机会日益增多。如果不注意防护或使用不当，会使一些从事放射性工作的人员和接受放射线诊治的患者受到大剂量射线照射而发生严重的电离辐射损伤，甚至造成死亡。

电离辐射具有物理性致害因素，要想对电离辐射的生物效应、致病机制及辐射防护进行深入的研究，首先要掌握一定的放射物理学基础知识。本章主要介绍辐射的分类、原子的基本特征、放射性衰变的基本规律和衰变类型、X射线的产生和X(γ)射线与物质的相互作用及其在物质中衰减的相关知识。

第一节　辐射的分类

一、电磁辐射与粒子辐射

辐射按照存在形式可分为两大类：一类是电磁辐射；另一类是粒子辐射。

电磁辐射，实质上是电磁波。电磁辐射仅有能量而无静止质量。根据频率和波长，电磁辐射又可以分为无线电波、微波、红外线、可见光、紫外线、X射线和γ射线等。

对X(γ)射线来说，波长通常以纳米（nm）为单位，频率以赫兹（Hz）为单位。

当X(γ)射线与物质发生相互作用时，X(γ)射线束可以看作由单个粒子即光子组成，单个光子的能量是

$$E = h\nu \tag{1-1}$$

式中h是普朗克常数，ν是光子的频率。

粒子辐射既有能量，又有静止质量。粒子辐射是一些高速运动的粒子，它们通过消耗自己的动能把能量传递给其他物质。粒子辐射包括电子、质子、α粒子、中子、负π介子和带电重离子等。

二、电离辐射与非电离辐射

按照电离物质的能力,辐射可分为两大类:电离辐射与非电离辐射。

电离(ionization)是由具有足够动能的带电粒子,如电子、质子、α粒子,与原子中的电子碰撞引起的。由于核外电子受原子核的束缚不同,因而带电粒子必须具有不小于原子核外壳层电子的束缚能量,才能使物质的原子电离。不带电粒子如光子、中子等,本身不能使物质电离,但借助它们与原子的壳层电子或原子核作用产生的次级带电粒子,如电子、反冲核等,再与物质中的原子作用,也会引起原子的电离。

由带电粒子通过碰撞直接引起物质的原子或分子的电离称为直接电离(direct ionization),这些带电粒子称为直接电离粒子。不带电粒子通过它们与物质相互作用产生带电粒子引起原子的电离称为间接电离(indirect ionization),导致间接电离的不带电粒子称为间接电离粒子。由直接电离粒子或间接电离粒子、或两者混合组成的辐射称为电离辐射(ionizing radiation)。电离辐射又称高能辐射,其辐射的能量高达 10^4eV 以上。而另有一些辐射如红外线、可见光、微波等电磁波以及低能粒子,由于能量较低不能引起物质原子的电离,称为非电离辐射(non-ionizing radiation)。

直接和间接电离辐射都用于疾病治疗,主要但不局限于恶性疾病。疾病治疗中采用放射的医学分支称为放射治疗、治疗放射学或放射肿瘤学。放射诊断学和核医学是采用电离辐射进行疾病诊断的医学分支。

第二节 放射性衰变

放射线是怎样产生的?为什么有些物质具有放射性,而有些物质没有?这些均取决于组成物质最基本单元的结构、状态等物理性质。自然界的各种物质都是由元素构成的,原子是元素的最小单元。

一、原子的基本特征

1. 原子结构 原子是由原子核和核外电子组成。原子核带正电荷,核外电子带负电荷,通常原子核所带的正电荷数与核外电子数相等,所以整个原子呈中性。电子按一定轨道绕原子核不停地运动。不同的元素,其原子的核外电子数不同。

原子系统的能量是不连续的,即原子系统只能处于一系列分立的能量状态,其能量量子化,这些量子化的能量值称为能级(energy level)。原子在这些状态下,核外电子绕核作加速运动,但并不辐射电磁波,这些状态称为原子系统的稳定状态,简称定态(stationary state)。因此,电子的轨道分布也是不连续的。原子核外的每个电子都有一定的轨道,几条轨道又形成一个壳层。电子壳层可用主量子数 n 表示,n 取 1、2、3、4、5、6、7 等值时,相应的电子壳层可用 K、L、M、N、O、P、Q 等符号表示,n 值愈大,说明电子离核愈远。各壳层所容许的电子数有一定限度,对于主量子数为 n 的壳层,可容纳的最多电子数为 $2n^2$。同一层的电子能量相近,也可以说同一层电子处于同一能级上。K 壳层轨道上的电子能量最低,越是靠外层的轨道上电子能量越高,原子的能级愈高。因此,主量子数是决定原子能级的主要因素。

在正常情况下,电子在原子核外排布时,要尽可能使电子的能量最低,核外电子先填满原子内壳层的低能级轨道,然后依次向外填充。原子处于最低的能量状态,称为基态(ground state),处于基态的原子最稳定。当原子吸收一定大小的能量,且吸收能量等于某两个能级之差时,电子将跃迁到某一较高的能级(激发态,excitation state)上,这一过程称为原子的激发(excitation)。如果外来的能量足够大,使电子脱离原子的束缚、离开原子成为自由电子,原子则被电离。

原子核对核外电子具有很强的吸引力。离核最近的 K 层电子所受核引力最大,因此,要把内层(K 层)电子从原子中电离所需能量最多。而外层电子受核的引力较小,电离外层电子所需的能量也较小。通常把电离原子某壳层电子所需的最小能量称为该壳层电子在原子中的结合能(binding energy)。显然,原子的能级是结合能的负值,二者绝对值相等而符号相反。原子中 K 层电子的结合能最大,其能级最低;外层电子的结合能较小,能级则较高。

2. 原子核 1932 年中子(neutron)被发现以后,理论和实验证明原子核是由带正电荷的质子(proton)和不带电的中子组成。质子和中子统称为核子(nucleon)。原子核内的质子带正电,其所带正电荷与核外电子的负电荷数值相等。原子的质量数 A 等于核内的核子数,而原子序数 Z 等于核内质子数。通常把质量数为 A,质子数为 Z,中子数为 N 的原子核或原子,标记为 $_Z^A X$,其中 X 为元素符号,这种表示方式已足以代表一个特定的核素(nuclide)。

原子核接近球形,通常用核半径来表示原子核大小。核半径是指核力(nuclear force)(短程强相互作用力)的作用范围。原子核的半径与质量数关系为:$R = r_0 A^{1/3}$,r_0 是个常数,精密测定为 1.20×10^{-15}m。

原子核的质量小于组成它的核子质量之和,这个差值称为原子核质量亏损(mass defect)。若忽略原子核与核外电子结合成原子时的质量亏损,则原子核的质量亏损为

$$\Delta M = Zm_p + Nm_n - \left[M(_Z^A X) - Zm_e \right]$$
$$= Z(m_p + m_e) + Nm_n - M(_Z^A X) \tag{1-2}$$
$$\approx ZM(_1^1 H) + Nm_n - M(_Z^A X)$$

式中 $M(_1^1 H)$、m_p、m_n、m_e、$M(_Z^A X)$ 分别为氢原子、质子、中子、电子和 $_Z^A X$ 原子的质量。

与质量亏损 ΔM 相联系的能量为 ΔMc^2,表明自由状态的单个核子结合成原子核时有能量放出,这称为原子核的结合能。

原子核的结合能也可以这样理解:如果将一个原子核拆散,使组成它的那些核子成为自由状态的核子,外界必须做数量等于结合能的功。

从上述理论分析,似乎结合能愈大,原子核愈稳定。然而以原子核的结合能大小判定原子核的稳定性并不充分。自然界中,核子越多的原子核结合能越大,但并不是越稳定,相反更容易以多种形式衰变。因此原子核的稳定性通常用比结合能(specific binding energy)来描述,即把原子核的结合能除以此核内的总核子数 A 就得到每个核子的比结合能 ε

$$\varepsilon = \frac{E_b}{A} \tag{1-3}$$

式中 E_b 和 A 分别表示原子核的结合能和核子数。比结合能越大,原子核越稳定。

实验表明原子核的稳定性还与核内质子和中子之间的比例有着密切关系。对于较轻的核 $A < 20$,比结合能随 A 的增加而增加。对于中等质量的核 $A = 40 \sim 100$,原子核的比结合能最大,几乎是一常数,$\varepsilon \approx 8.6$MeV。对于 $A > 120$ 的重核区,比结合能明显开始减小。

原子核的稳定性会随着核内质子数和中子数的增加而出现周期性变化。当质子数或中子数为 2、8、20、28、50、82、126 等数值时,核是稳定的,这些数被称为幻数。这是因为当核外电子分布刚好填满一个壳层时,它们彼此结合得比较紧密,此核就比较稳定。而当质子或中子数为幻数时,刚好填满一个壳层,此时核具有较大的稳定性。

原子核的稳定性还与核内质子和中子的奇偶性有关,偶偶核最稳定,稳定核素最多;其次是奇偶核和偶奇核;奇奇核最不稳定,稳定核素最少。

二、放射性衰变的基本规律

在自然界已知的原子核中,只有少数原子核是稳定的,而大多数原子核不稳定。不稳定原子

核能自发地放出射线而变成另一种元素的原子核,这种现象称为放射性衰变(radioactive decay)。具有这种放射性的核素称为放射性核素(radioactive nuclide)。放射性核素又分为天然和人工两种。实验表明,放射性衰变是放射性核素本身的特性,通常的外界作用如加温、加压、电磁场等,甚至改变化学状态,都不能改变放射性核素的衰变性质及其衰变速度。放射性核素又有共同的规律性,它严格遵守质量和能量守恒定律、动量守恒定律、电荷守恒定律和核子数守恒定律等。

1. 衰变规律 原子核发生衰变时,母体核不断地变成子体核。随着时间 t 的增长,母核数目不断减少。虽然任何一种具有放射性的核素都能衰变,但衰变的时间却有先有后,完全是随机的。对大量的原子核来说,其衰变遵循统计规律。实验测量和理论推导都可以证明,放射性核素衰变随时间变化呈指数衰减。

在时间 t 到 $t+dt$ 内,有 dN 个原子核发生衰变或跃迁,dN 与处于 t 时刻尚未衰变的原子核数目 N 及时间间隔 dt 成正比,并且 dN 还与发生衰变的原子核种类有关。引入衰变常数(decay constant)λ 来表征此性质,可写出如下等式

$$-dN = \lambda N dt \tag{1-4}$$

负号表示放射性核数 N 随时间 t 的增加而减少。将式(1-4)积分,并根据初始条件:$t=0$ 时,$N=N_0$,可得

$$N = N_0 \exp(-\lambda t) \tag{1-5}$$

这就是放射性核素的衰变规律。

从式(1-4)可见,衰变常数 λ 表示一个原子核在单位时间内发生衰变的概率,即单位时间内衰变的核数与当时存在的核数之比,单位为 s^{-1}。

放射性核素衰变其原有核数一半所需的时间,称为半衰期(half-life),用 $T_{1/2}$ 表示,它是表征放射性核素自发衰变的另一参数,单位用年(a)、天(d)、小时(h)、分(min)、秒(s)表示。不同的放射性核素半衰期差别可能很大,例如天然铀中的核素 $^{238}_{92}U$,其半衰期为 $T_{1/2} = 4.47 \times 10^9 a$;而核素 $^{132}_{53}I$ 的半衰期为 $T_{1/2} = 2.28h$。

根据式(1-5)和半衰期定义,可求出半衰期 $T_{1/2}$ 与衰变常数 λ 的关系。当 $t = T_{1/2}$ 时,$N(T_{1/2}) = \dfrac{N_0}{2} = N_0 \exp(-\lambda T_{1/2})$,即

$$T_{1/2} = \frac{\ln 2}{\lambda} = \frac{0.693}{\lambda} \tag{1-6}$$

可见 $T_{1/2}$ 与 λ 成反比关系。衰变常数越小,半衰期就越长;反之,衰变常数越大,半衰期越短。

放射性核素发生衰变具有随机性,但同种核素有一个平均的存活时间,称作平均寿命(average lifetime)τ。它是指核在衰变前存在时间的平均值,即

$$\tau = \frac{1}{N_0} \int_0^\infty \lambda N t \, dt = \frac{1}{\lambda} \tag{1-7}$$

平均寿命是衰变常数的倒数,衰变常数越大,衰变越快,平均寿命也越短。

在核医学中,放射性核素引入人体内时,核素数目除按自身的衰变规律减少外,还会由人体的代谢不断排出体外而减少。因此,生物机体内放射性核素数目的减少比单纯的核衰变要快。各种由人体代谢而产生的放射性核素数目减少一半所需的时间,称为生物半衰期(biological half-life),用 T_b 表示。相应的衰变常数称为生物衰变常数(biological decay constant),用 λ_b 表示,$\lambda_b = \ln 2 / T_b$。

将生物机体内放射性核素实际数目减少一半所需的时间,称为有效半衰期(effective half-life)T_e。对应的衰变常数为有效衰变常数(effective decay constant)λ_e。则可分别表示为

$$\lambda_e = \lambda + \lambda_b \quad \text{和} \quad \frac{1}{T_e} = \frac{1}{T} + \frac{1}{T_b} \tag{1-8}$$

根据式(1-8)则衰变规律可改写为

$$N = N_0 e^{-(\lambda + \lambda_b)t} = N_0 e^{-\lambda_e t} \text{ 或 } N = N_0\left(\frac{1}{2}\right)^{\frac{t}{T_e}} \tag{1-9}$$

例 1-1　给患者服用 $_{26}^{59}\text{Fe}$ 标记的化合物来检查血液的病理状况。已知 $_{26}^{59}\text{Fe}$ 的半衰期为 46.3d，9d 后测得人体内放射性原子核数量的相对残留量为 79%。求 $_{26}^{59}\text{Fe}$ 的生物半衰期。

解：根据式（1-9）得

$$\frac{N}{N_0} = \left(\frac{1}{2}\right)^{\frac{t}{T_e}} = \left(\frac{1}{2}\right)^{\frac{9}{T_e}} = 79\%$$

则有效半衰期为

$$T_e \approx 27\text{d}$$

由式（1-8）得 $\dfrac{1}{T_b} = \dfrac{1}{T_e} - \dfrac{1}{T} = \dfrac{1}{27} - \dfrac{1}{46.3} = 0.015\ 4\text{d}^{-1}$

因此可以求得 $_{26}^{59}\text{Fe}$ 的生物半衰期为 $T_b = 65\text{d}$

2. 放射性活度　由于放射性核素只有当核在衰变时才放出射线，所以定义单位时间内衰变的原子核数为该放射性样品的放射性活度（radioactivity），用 A 表示。即

$$A = \frac{-\text{d}N}{\text{d}t} = \lambda N = N_0 \exp(-\lambda t) = A_0 \exp(-\lambda t) \tag{1-10}$$

式中 A_0 为 $t = 0$ 时刻的放射性活度，$A_0 = \lambda N_0$。由式（1-10）可知，若某时刻母核数为 N，则该时刻的放射性活度就是 λN，放射性活度随时间变化的规律也是指数衰减规律。

按我国的法定计量单位规定，放射性活度 A 的单位为贝可，符号为 Bq，$1\text{Bq} = 1$ 次核衰变·s^{-1}。历史上放射性活度的单位是居里，符号为 Ci，因居里夫人而得名。$1\text{Ci} = 3.7 \times 10^{10}\text{Bq}$ 或 $1\text{Bq} = 2.703 \times 10^{-11}\text{Ci}$，较小的单位有毫居里（mCi）和微居里（μCi）。

例 1-2　一个放射源在 $t = 0$ 时的放射性活度为 8 000Bq，10min 后放射性活度为 1 000Bq，求：①该放射源的衰变常数和半衰期；②1min 后的放射性活度。

解：①由衰变式 $A = \lambda N$，有

$$t = 0 \text{ 时}, A_0 = \lambda N_0 = 8\ 000\text{Bq} \tag{1}$$

$$t = 10\text{min 时}, A = \lambda N = \lambda N_0\left(\frac{1}{2}\right)^{10/T} = 1\ 000\text{Bq} \tag{2}$$

将式（1）代入式（2），有
$$\left(\frac{1}{2}\right)^{10/T} = \left(\frac{1}{2}\right)^{3} \tag{3}$$

由式（3）解得该放射源半衰期为 $T = \dfrac{10}{3}\text{min} = 200\text{s}$

衰变常数为
$$\lambda = \frac{\ln 2}{T} = 3.47 \times 10^{-3}\text{s}^{-1}$$

②1min 后的放射性活度为

$$A = A_0\left(\frac{1}{2}\right)^{t/T} = 8\ 000 \times \left(\frac{1}{2}\right)^{60/200} = 6\ 498\text{Bq}$$

例 1-3　计算经过多少个半衰期，某种放射性核素可以减少到原来的 0.1%？

解：由公式
$$N = N_0\left(\frac{1}{2}\right)^{t/T}$$

得
$$\frac{t}{T} = \frac{\ln\dfrac{N}{N_0}}{\ln\dfrac{1}{2}}$$

当 $\frac{N}{N_0}=0.1\%$ 时，$\frac{t}{T}=\frac{\ln 1\,000}{\ln 2}=9.97\approx 10$

3. 放射性统计涨落 放射性衰变是一种符合统计规律的随机现象。这种随机性主要表现在衰变方式、衰变时刻、辐射粒子到达的空间位置、定点测量辐射粒子的数目大小，即计数的多少上。因此，在相同条件相同时间间隔 Δt 内进行重复测量，每次测得值 N_i 均不相同，且会在一个数值上下起伏，这种现象称为统计涨落（statistical fluctuation）。辐射源在空间位置上的随机性在核素显像中表现为图像上出现"斑点"，这是一种噪声，会造成信号的信噪比下降，图像对比度分辨力变差，造成分辨微小病变的困难。

由于存在统计涨落，放射测量精度要用误差来估计，统计涨落具有偶然误差的性质。

（1）单次测量误差：若单次测量的计数 N，其标准差为 σ、相对误差为 δ。它们之间关系可表示为 $\sigma=\sqrt{N}$ 和 $\delta=\frac{1}{\sqrt{N}}$。单次性计数表示为 $N\pm\sqrt{N}=N(1\pm\delta)$。$\sigma$ 和 δ 是表示测量值离散程度的物理量。

（2）计数率离散程度（误差）：计数测量通常以计数率 n 表示，定义为

$$n=\frac{N}{t} \tag{1-11}$$

式中 N 为 t 时间内的总计数。则在 t 时间内测量的标准差 σ_n 为

$$\sigma_n=\sqrt{\frac{n}{t}}=\frac{\sqrt{N}}{t} \tag{1-12}$$

根据式（1-11）和式（1-12）得相对误差 δ_n 为

$$\delta_n=\frac{\sigma_n}{n}=\sqrt{\frac{1}{nt}}=\frac{1}{\sqrt{N}} \tag{1-13}$$

（3）本底误差的计算：实际测量中总存在本底计数，所以净计数率 n_s 为

$$n_s=n_T-n_B \tag{1-14}$$

n_T 为总计数率，n_B 为本底计数率，则净计数误差为

$$\sigma_s=\sqrt{\sigma_T^2+\sigma_B^2}=\sqrt{\frac{n_T}{t_T}+\frac{n_B}{t_B}} \tag{1-15}$$

$$\delta_s=\frac{\sigma_s}{n_s} \tag{1-16}$$

例 1-4 某次计数测量共 5min，总计数为 475，本底测量为 3min，总计数 54，求净计数率及相对误差。

解：根据式（1-14）得 $\quad n_s=n_T-n_B=\frac{475}{5}-\frac{54}{3}=77\text{min}^{-1}$

根据式（1-15） $\quad \sigma_s=\sqrt{\frac{n_T}{t_T}+\frac{n_B}{t_B}}=\sqrt{\frac{95}{5}+\frac{18}{3}}=5\text{min}^{-1}$

根据式（1-16） $\quad \delta_s=\frac{\sigma_s}{n_s}=\frac{5}{77}=6.5\%$

4. 放射性平衡 自然界中许多放射性核素不是发生一次衰变就稳定下来，而是由于它们的子核仍有放射性，因此将发生一系列连续的衰变，直至衰变到稳定核素为止，这种衰变现象称为递次衰变（successive decay）。例如，由镭 $^{226}_{88}\text{Ra}$ 衰变到氡 $^{222}_{86}\text{Rn}$，由氡 $^{222}_{86}\text{Rn}$ 衰变到钋 $^{209}_{84}\text{Po}$，钋还要衰变继续下去。这种由某一放射性核素开始递次衰减，产生一系列放射性核素，可形成一个放射系或称放射族。目前已发现天然存在的放射系有铀系、钍系和锕系。其中母核的半衰期一般都很长，有些可与地质年代相比。衰变中的任意过程都遵从指数衰变规律。

在递次衰变过程中，当满足一定条件时，各代子核的数量比会出现与时间无关的现象，称之

为放射性平衡（radioactive equilibrium）。

（1）放射性长期平衡：对一个放射系来说，母核的数量决定于自身衰变的快慢，而子核除按指数衰变规律衰减，还不断地从母核衰变中获得补充，因此，子核的数量变化不仅与自身的衰变常数有关，还与母核衰变常数有关。如果母核的半衰期相当长，子核的半衰期又相当短，以至于母核的放射性活度在某一测量时间内可视为常数。在这种情况下，子核的数量将逐渐增加，新生成的子核将按照自己的规律进行衰变。由于每秒衰变数与现有核数成正比，随着时间积累，子核每秒衰变的核数等于从母核衰变而得到补充的核数时，子核的数目不再增加，达到了动态平衡。这时子核与母核放射性活度相等，此现象称为放射性长期平衡（radioactive secular equilibrium）。

放射性长期平衡条件是母核半衰期远大于子核半衰期，且时间足够长。即 $T_1 >> T_2$ 或 $\lambda_1 << \lambda_2$，且时间足够长即 $t \geq 7T_2$（T_1 代表母核半衰期，T_2 为子核半衰期，λ_1 为母核衰变常数，λ_2 为子核衰变常数）。

（2）放射性暂时平衡：如果母核的半衰期只比子核的半衰期大几倍，在这种情况下，子核将按照母核的衰变常数进行衰减，虽然母核和子核的数目都在不断减小，经过足够长的时间后，母核和子核的数目之比将保持一个固定的常数，整个衰变系都会达到暂时平衡，这种现象称为放射性暂时平衡（radioactive transient equilibrium）。此时

$$\frac{N_2}{N_1} = \frac{\lambda_1}{\lambda_2 - \lambda_1} \tag{1-17}$$

式中 N_1、N_2 分别为平衡时的母核数和子核数。放射性暂时平衡条件是母核半衰期并不太长，但比子核的半衰期长得多。即 $T_1 > T_2$ 或 $\lambda_1 < \lambda_2$，t 满足 $\exp[-(\lambda_2 - \lambda_1)t] << 1$。

（3）放射性不成平衡：若母核半衰期远小于各代子核，经过一定时间后，母核将几乎全部转变为子核。之后，子核将按自己的方式衰变，这就是放射性不成平衡。

由上述 3 种分析可知，在任何递次衰变中，不论各代衰变常数之间的关系如何，必有一半衰期最长者，经过足够长的时间，系统将剩下半衰期最长者及其后代，它们将按照它们的指数规律衰减。

放射性平衡在放射性核素的应用中具有十分重要的意义。通常半衰期短的子核在核医学中有很多优势。当子核的放射性增大到最大值时，即在暂时平衡 t_m 时刻，长期平衡是 $t \geq 7T_2$ 时刻，可对子核进行提取。子核提取后，放射系又处于不平衡状态，在下一个 t_m 或 $7T_2$ 又可对子核进行提取。所以"母牛"可以多次"挤奶"。"挤奶"总次数（"母牛"的使用期限）取决于母体核素的半衰期和 t_m 及 $7T_2$ 的长短。

三、放射性衰变的类型

放射性衰变按其放出射线的不同，可分为 α 衰变、β 衰变、γ 衰变。

1. α 衰变　放射性核素的原子核（母核）放出一个 α 粒子而变为另一种原子核的过程称为 α 衰变（α decay）。α 衰变主要发生在重核（$Z > 82$）中。α 粒子由 2 个质子和 2 个中子组成，带 2e 正电荷，其质量为氦核的质量。如果用 $_Z^A X$ 代表母体核素，$_{Z-2}^{A-4} Y$ 代表子体核素，则 α 衰变可用式（1-18）表示

$$_Z^A X \rightarrow \ _{Z-2}^{A-4} Y + \alpha + Q \tag{1-18}$$

式中 Q 称为衰变能（decay energy），即母核衰变成子核时所放出的能量。衰变前母核是静止的，根据动量守恒，α 粒子以速度 v_α 放出时，子核必然受到反冲，因而衰变能 Q 以 α 粒子和子核的动能形式放出来。α 衰变可发生的能量条件是 $Q > 0$，换言之，产生 α 衰变的条件是：$M_Z > M_{Z-2} + M_{He}$。M_Z、M_{Z-2}、M_{He} 分别表示母核、子核和氦的原子质量。

通过实验方法可测量 α 粒子的动能，即利用 α 粒子在真空中经过垂直于它路径的磁场作用，路径就弯成一个圆弧，测出路径的半径就可以算出动量，从而算出动能。

实验发现，在发生 α 衰变的核素中，只有很少几种核素放出单能的 α 粒子，大多数核素放出几组不同能量的 α 粒子，也有伴随产生 γ 射线的。但不管怎样，α 粒子的能谱是不连续的，它们

构成一组分立的线状能谱。

原子能量是量子化的，原子核内部能量也是量子化的，即原子核也具有间隔的能级。常用一种图解方式来表示一个放射性核素的衰变过程，即核衰变的能级图或衰变纲图。图1-1为$^{226}_{88}$Ra的衰变纲图。此过程中镭Ra可衰变成不同能级的氡Rn，有些Rn在原子核基态，有些则在核的激发态上。比如衰变中可观测到0.186MeV的γ射线，就是Rn从激发态跃迁到基态时所发出的。对更复杂的情况可以用相似的方法分析。

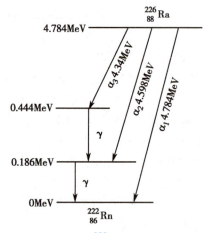

图1-1　$^{226}_{88}$Ra 的衰变

2. β衰变　β$^+$和β$^-$衰变及电子俘获这3种类型的核衰变总称为β衰变。

（1）β$^-$衰变：放射性核素的原子核放出一个β$^-$粒子而变为原子序数加1而质量数相同的核素的过程称为β$^-$衰变（β$^-$ decay）。从核衰变中所放出的β$^-$粒子被物质阻止后，就成为自由电子，β$^-$粒子的静止质量即为电子的质量。

如果用^A_ZX代表母体核素，$^A_{Z+1}$Y代表子体核素，则β$^-$衰变可用式（1-19）表示

$$^A_Z X \rightarrow\ ^A_{Z+1} Y + \beta^- + \tilde{\nu} + Q \tag{1-19}$$

式中$\tilde{\nu}$代表反中微子，即中微子的反粒子，是一种静止质量近似为零的中性粒子。β$^-$衰变可发生的能量条件是$Q > 0$，换言之，产生β$^-$衰变的条件是：$M_Z > M_{Z+1}$。M_Z、M_{Z+1}分别表示母核、子核的原子质量。

在β$^-$衰变过程中所放出的衰变能被子核、β$^-$和$\tilde{\nu}$这3个粒子分配。因为这3个粒子的发射方向所成角度是任意的，所以每个粒子带走的能量不固定。β$^-$粒子的质量比子核质量小得多，因此子核的反冲动能可以忽略，故衰变能由β$^-$和$\tilde{\nu}$分配。β$^-$粒子的能量可以从最小的零值到最大的Q值，形成一个连续能谱。采用测量α粒子动能的方法，同样可以测量β$^-$粒子的动能。

（2）β$^+$衰变：放射性核素的原子核放出一个正电子而变为原子序数减1而质量数相同的核素的过程称为β$^+$衰变（β$^+$ decay）。β$^+$粒子就是正电子，只有人工的放射性核素才会发生β$^+$衰变，β$^+$粒子的静止质量和电子的相等。

如果用^A_ZX代表母体核素，$^A_{Z-1}$Y代表子体核素，则β$^+$衰变可用式（1-20）表示

$$^A_Z X \rightarrow\ ^A_{Z-1} Y + \beta^+ + \nu + Q \tag{1-20}$$

式中ν代表中微子。β$^+$衰变可发生的能量条件是$Q > 0$，换言之，产生β$^+$衰变的条件是：$M_Z - M_{Z-1} > 2m_e$。M_Z、M_{Z-1}、m_e分别表示母核、子核原子质量和电子的质量。

同β$^-$衰变一样，在β$^+$衰变过程中所放出的衰变能由β$^+$和ν分配。β$^+$粒子的能谱和β$^-$粒子的能谱类似，也是连续的能谱。

正电子只能在极短时间内存在，当它被物质阻止而失去动能时，将和物质中的电子相结合而转化成电磁辐射，这一过程称为正负电子对湮没（electron pair annihilation）。正负电子对湮没时转化为2个或3个光子，以转化为2个光子的概率最大。通常探测这个能量的光子存在与否，可以判断是否有β$^+$衰变发生。

（3）电子俘获：能放出β$^+$粒子的原子核也可能俘获一个核外电子，同时放出一个中微子，这一过程称为电子俘获（electron capture）。由于母核容易捕获离核最近的K层轨道上的电子，故通常称为K电子俘获。当然，也可能有L电子或M电子俘获。发生电子俘获时，其衰变过程可表示为

$$^A_Z X + ^{\ 0}_{-1} e \rightarrow\ ^A_{Z-1} Y + \nu + Q \tag{1-21}$$

这个过程的衰变能计算如下：设俘获前原子的总能量是$M_Z c^2$，获得一个电子后成为$(Z-1)$原子，刚好核外少一个电子（已经有一个进入原子核），故俘获电子能量无须增减。但K层电子出现空

位，需由外层电子来补空。如果补完的原子仍处于基态，就需要放出 K 层电子的结合能 ε_K。K 电子俘获可发生的能量条件是 $Q > 0$，换言之，发生 K 电子俘获的条件是：$M_Z > M_{Z-1} + \varepsilon_K/c^2$。

在 K 电子俘获过程中只放出一个中微子，而中微子质量极小且不带电，不能被直接观察到。那么如何知道有 K 电子俘获发生呢？上面说到有 K 结合能放出，这可以观察到特征 X 射线。另一个放出 K 结合能的方式是 K 空位由一个 L 电子来填充，因 L 电子跃迁放出的能量又把另一个 L 电子电离了，这样，一个 K 空位转变成两个 L 空位和一个具有动能的自由电子，这样放出的电子称为俄歇电子（Auger electron）。所以观察到特征 X 射线或俄歇电子，就可以判定有 K 电子俘获发生。

3. γ 衰变和内转换 当原子核发生 α、β 衰变时，通常衰变到子核的激发态，处于激发态的子核是极不稳定的，它要向低激发态或基态跃迁，同时放出 γ 光子，即为 γ 衰变（γ decay）。医学上常用放射源 ^{60}Co 治疗肿瘤，它发生的便是 β$^-$ 衰变和 γ 衰变。

原子核能级的间隔一般在 10^{-3}MeV 以上，所以 γ 射线能量的低限是 10^{-3}MeV，即 1keV，能量可以高到兆电子伏（MeV）的数量级。如果以 E 和 E' 分别代表衰变前后原子核的能级，$h\nu$ 为 γ 射线的能量，那么

$$h\nu = E - E' \tag{1-22}$$

处在激发态的原子核向基态跃迁时，还可以通过发射核外电子的方式来完成。原子核把激发能直接交给核外电子，使它脱离原子核的束缚而成为自由电子，这个过程称为内转换（internal conversion）。被发射的电子称为内转换电子（internal conversion electron），主要是 K 壳层电子。发生内转换后，在 K 壳层上留下一个空位，接下来的过程如同电子俘获后一样，亦会产生特征 X 射线或俄歇电子。

原子核的能级之间发生跃迁时，放出 γ 光子或内转换电子的过程是相互竞争的，各自的概率与核的种类和能级有关。

四、人工放射性核素的产生

人工放射性核素在医学中有着广泛的应用，如 ^{60}Co、^{192}Ir 等。利用核反应堆生产是人工放射性核素的主要来源，制备途径有两种：①利用反应堆中的强中子束照射靶核，靶核俘获中子而生成放射性核素；②利用中子引起重核裂变，从裂变碎片中提取放射性核素。这样制备出来的核素是丰中子核素，通常具有 β$^-$ 衰变。高能加速器也可用于生产放射性核素，所制备出来的核素是贫中子核素，通常具有 β$^+$ 衰变，但多数是短寿命的。

在制备放射性核素时，如果中子束的注量率保持不变，则人工放射性核素的数目一方面以固定的产生率增加，另一方面生成的放射性核素也在衰变。

当用束密度为 φ[原子×(s·cm^2)$^{-1}$]的中子束轰击含有 N_0 个原子核的靶物质时，放射性核素随时间的变化率可表示为

$$\frac{\mathrm{d}N}{\mathrm{d}t} = N_0 \varphi \sigma - \lambda N \tag{1-23}$$

式中 N 为 t 时刻的人工放射性核素数目，σ 是靶中每一个原子核挡住入射中子而发生各种核反应的有效截面积（核反应截面）。

利用初始条件（$t = 0$ 时，$N = 0$），解式（1-23）得

$$N(t) = \frac{N_0 \varphi \sigma}{\lambda}(1 - \mathrm{e}^{-\lambda t}) \tag{1-24}$$

放射性活度随时间的变化

$$A(t) = \lambda N(t) = N_0 \varphi \sigma (1 - \mathrm{e}^{-\lambda t}) = N_0 \varphi \sigma (1 - 2^{-\frac{t}{T_{1/2}}}) \tag{1-25}$$

由式（1-25）知，当时间延长，放射性活度的增长不是线性的，而是趋向饱和值，即人工放射性核素的产生率 $N_0 \varphi \sigma$。因此，无限制地延长靶核照射时间不能提高放射性活度，一般应选择照

射时间小于 5 个半衰期。

表 1-1 和表 1-2 分别列出反应堆生产的和加速器生产的医学上常用的放射性核素。表 1-3 列出一些常用的放射性核素发生器。

表 1-1　反应堆生产的医用放射性核素

放射性核素	半衰期	核反应
^{51}Cr	27.7d	$^{50}Cr(n,\gamma)^{51}Cr$
^{99}Mo	66.02h	$^{98}Mo(n,\gamma)^{99}Mo$
^{125}I	60.2d	$^{124}Xe(n,\gamma)^{125}Xe\rightarrow^{125}I$
^{131}I	8.04d	$^{130}Te(n,\gamma)^{131m}Te\rightarrow^{131}Te\rightarrow^{131}I$
^{133}Xe	5.25d	$^{132}Xe(n,\gamma)^{133}Xe$
^{153}Sm	46.8h	$^{152}Sm(n,\gamma)^{153}Sm$
^{3}H	12.33a	$^{6}Li(n,\alpha)^{3}H$
^{14}C	5 730a	$^{14}N(n,p)^{14}C$
^{32}P	14.3d	$^{32}S(n,p)^{32}P$

表 1-2　加速器生产的医用放射性核素

放射性核素	半衰期	核反应
^{11}C	20.4min	$^{10}B(d,n)^{11}C$, $^{11}B(d,2n)^{11}C$, $^{14}N(p,\alpha)^{11}C$
^{13}N	9.96min	$^{12}C(d,n)^{13}N$, $^{10}B(\alpha,n)^{13}N$
^{15}O	2.03min	$^{14}N(d,n)^{15}O$
^{18}F	109.8min	$^{18}O(p,n)^{18}F$, $^{16}O(^{3}He,p)^{18}F$
^{67}Ga	78.3h	$^{66}Zn(d,n)^{67}Ga$, $^{67}Zn(p,n)^{67}Ga$, $^{68}Zn(p,2n)^{67}Ga$
^{111}In	2.83d	$^{109}Ag(\alpha,2n)^{111}In$, $^{111}Cd(p,n)^{111}In$
^{123}I	13.0h	$^{124}Te(p,2n)^{123}I$, $^{121}Sb(\alpha,2n)^{123}I$
^{201}Tl	74h	$Hg(d,xn)^{201}Pb\rightarrow^{201}Tl$, $^{203}Tl(p,3n)^{201}Pb\rightarrow^{201}Tl$

表 1-3　常用的放射性核素发生器

母体核素	母体核素半衰期	子体核素	子体核素半衰期	子体核素主要光子能量 /keV
^{99}Mo	66.02h	^{99m}Tc	6.02h	140
^{113}Sn	115d	^{113m}In	99.5min	392
^{68}Ge	288d	^{68}Ga	68min	511
^{62}Zn	9.3h	^{62}Cu	9.7min	511
^{81}Rb	4.6h	^{81m}Kr	13s	190
^{82}Sr	25.5d	^{82}Rb	75s	511
^{87}Y	80h	^{87m}Sr	2.8h	388
^{132}Te	78h	^{132}I	2.28h	668
^{188}W	69.4d	^{188}Re	16.9h	155

第三节　X 射线的产生

1895 年, 德国的物理学家伦琴在稀薄气体放电的研究过程中发现了 X 射线, 为纪念伦琴的伟大发现, 也称 X 射线为伦琴射线。

一、X射线的产生机制

高速带电粒子撞击物质受阻而突然减速时能产生X射线,此过程的主要影响因素取决于电子束和X射线靶两种载体的行为特征。

1.连续X射线　X射线管发出的X射线含有多种波长成分,将其强度按波长的顺序排列,可得X射线谱。研究X射线谱可用X射线射谱仪。如图1-2是钨靶X射线管所发射的X射线谱示意图:上部分是谱线强度与波长的关系曲线;下部分是照在底片上的X射线谱。由图1-2可知,X射线谱通常分为两种类型,一类是连续X射线谱(continuous X-ray spectrum),即上图曲线和下图照片上的背景相对应的包括各种不同波长的X射线;另一类是特征X射线谱(characteristic X-ray spectrum),

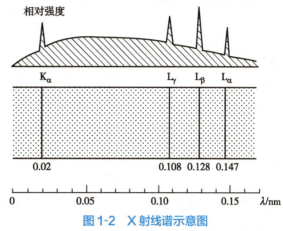

图1-2　X射线谱示意图

也称标识X射线谱,即上图曲线几个凸出的尖端和下图照片上几条明显谱线相对应的特定波长的X射线,如图中标记的K_{α}、L_{α}、L_{β}、L_{γ}。

经典的电磁学理论指出:当一个带电体在外电场中速度发生变化时,带电体将向外辐射电磁波。当高速电子穿过靶原子时,若它能够完全避开轨道电子,就有可能会非常接近原子核,并受其影响。由于电子带负电,原子核带正电,那么在它们之间就会有静电吸引。高速电子越接近原子核,它受到原子核的电场影响就越大。因为原子核中包含许多质子,并且质子与高速电子间距离又十分小,因此这个电场是非常强的。当高速电子经过原子核时会慢下来,并改变其原有的轨迹。按照上述理论,电子将向外辐射电磁波而损失能量ΔE,电磁波的频率由$\Delta E = h\nu$确定。电子的这种能量辐射称为轫致辐射(bremsstrahlung),这种辐射所产生的能量为$h\nu$的光子称为X射线光子。

轫致辐射是辐射损失的一种。如图1-3所示,由于每个高速电子与靶原子作用时的相对位置不同,所以各相互作用对应的辐射损失也不同,因而发出的X射线光子的能量也互不相同。当高速电子基本上没有受原子核影响的时候,就会产生能量相对低的X射线光子,此时电子仍有较大的动能,将继续与靶中的其他原子发生作用。当高速电子直接撞击在原子核上,电子失去了它的全部动能,产生的X射线光子的能量等于入射电子的动能。一般地,能量介于这两个极值之间的X射线光子出现的频率比较高。大量的X射线光子组成了具有频率连续的X射线发射谱。图1-4是使用钨靶X射线管,管电流保持不变,将管电压从20kV逐步增加到50kV,同时测量各波段的相对强度来绘制成X射线发射谱。

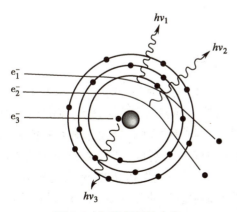

图1-3　轫致辐射的产生

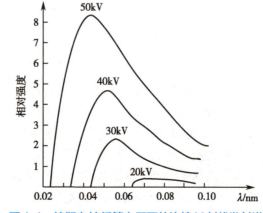

图1-4　钨靶在较低管电压下的连续X射线发射谱

11

由图 1-4 可以看出，连续谱的 X 射线强度是随波长的变化而连续变化的。每条曲线都有一个峰值；曲线在波长增加的方向上都无限延展，但强度越来越弱；在波长减小的方向上，曲线都存在一个最短波长 λ_{min}，称为短波极限（short-wavelength limit）。

我们知道，光子能量的最大极限（$h\nu_{max}$）等于入射电子在 X 射线管加速电场中所获得的能量 eU，即

$$h\nu_{max} = eU \qquad (1\text{-}26)$$

最大光子能量对应的光子最短波长为

$$\lambda_{min} = \frac{hc}{eU} \qquad (1\text{-}27)$$

这里 h、c 和 e 分别是普朗克常数、光速和电子的电量，将这些常数值代入式（1-27）得

$$\lambda_{min} = \frac{1.24}{U}\text{nm} \qquad (1\text{-}28)$$

式中 U 是管电压，以"kV"为单位。显然，连续 X 射线的最短波长只与管电压有关，而与其他因素无关。

例 1-5 若 X 射线管两极间的管电压为 70kV，求从阴极射线管发射的电子（初速度为 0）到达阳极靶时的速度及连续谱中的最短波长。

解：若不考虑相对论效应电子，即忽略电子因速度而引起的质量变化，电子到达阳极靶时的动能等于加速电场对它做的功，即

$$\frac{1}{2}m_e \upsilon^2 = eU$$

$$\upsilon = \sqrt{\frac{2eU}{m_e}}$$

已知电子的静止质量为 $m_e = 9.11 \times 10^{-31}$kg，电子电量 $e = 1.60 \times 10^{-19}$C，管电压 $U = 70$kV，代入上式可得

$$\upsilon = \sqrt{\frac{2 \times 1.60 \times 10^{-19} \times 70 \times 10^3}{9.11 \times 10^{-31}}}\text{m} \cdot \text{s}^{-1} = 1.6 \times 10^8 \text{m} \cdot \text{s}^{-1}$$

显然，电子的速度已接近光速，所以应考虑相对论效应。此时电子到达阳极靶时的动能应写成 $(m - m_e)c^2$，式中 m 为电子到达阳极靶、速度为 υ 时的质量，m_e 为电子的静止质量，因而有

$$(m - m_e)c^2 = eU$$

即

$$\left(\frac{1}{\sqrt{1 - \frac{\upsilon^2}{c^2}}} - 1\right)m_e c^2 = eU$$

整理得

$$\upsilon = c\sqrt{1 - \frac{1}{(1 + \frac{eU}{m_e c^2})^2}} = 1.4 \times 10^8 \text{m} \cdot \text{s}^{-1}$$

根据短波极限式（1-28）得

$$\lambda_{min} = \frac{1.24}{U} = \frac{1.24}{70}\text{nm} = 0.018\text{nm}$$

2. 特征 X 射线　当高速电子在较低管电压控制下与各种靶材料作用时，产生的都是连续 X 射线构成的连续谱。但是，当管电压调至高于靶材料的某一特征电压值时，会在相应的连续 X 射线谱上冒出若干高强度的亮线。这是由于连续 X 射线产生的过程中，当加速电子的能量 eU 大于靶材料内层电子的结合能时，就有一定概率产生这种特殊的 X 射线。图 1-5 绘出了钨靶在较高电压下的 X 射线谱，当管电压增加到 70kV 以上时，连续 X 射线谱在 0.02nm 附近叠加了 4 条谱线，在曲线上出现了 4 个高峰。电压继续升高时，连续 X 射线谱的强度和短波极限发生很大变化，但这 4 条谱线在图中的位置却始终不变，即它们的波长不变。这些谱线的波长决定于阳极

靶的材料。不同元素制成的靶具有不同的线状光谱，它们可以作为这种元素的标识，因此称这些线状 X 射线谱为特征（标识）X 射线谱。

图 1-6 显示了特征 X 射线的产生过程。入射电子与靶原子的内层电子发生作用，使内层电子获得能量成为自由电子，当外层电子向内层电子空穴跃迁时，释放的能量以 X 射线光子的形式辐射出去，产生特征 X 射线。此时，特征 X 射线光子的能量就等于这两个轨道电子结合能之差。由于原子能级是分立的，所以由这种能级跃迁产生的电磁辐射波长不连续，呈分立的线状谱。特征 X 射线中以激发最靠近原子核的 K 层电子而形成能级跃迁的电磁辐射能量为最高，称作 K 线系，它们由分别来自 L、M、N 等外层电子跃向 K 层跃迁产生的谱线构成。当靶原子中的其他层电子被击出时，也会产生类似 K 层的 L、M、N 等特征 X 射线。欲使内层电子成为自由电子，外界激发能量必须大于该层电子在原子中的结合能。由于 K 层结合能最大，所以特征辐射一旦发生，线系中各谱线均会出现。但 L、M、N 等线系的光子能量小，辐射强度较弱，通常都被 X 射线管的管壁吸收而不能发射出去，只有光子能量较大的 K 系射线能穿过管壁而成为 X 射线谱中的特征 X 射线。因此一般以列出 K 线系的特征辐射为主。由于原子能级是确定不变的，因此在管电压升高时，特征 X 射线的谱线位置不变，即波长不变，仅辐射强度加大。

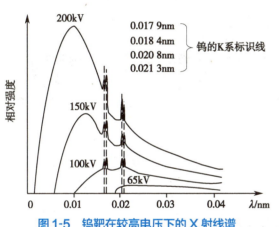

图 1-5　钨靶在较高电压下的 X 射线谱　　　　图 1-6　特征 X 射线的产生

轨道电子从外层向内层的跃迁产生了特征 X 射线。由于不同原子的电子结合能不同，其产生的特征 X 射线的能量也不同。之所以称这种类型的 X 射线辐射为特征辐射，是因为它代表了靶原子的特点。随着靶原子的原子序数的增加，特征 X 射线的能量也会增加。

从前面的讨论可知，只有当入射电子的动能大于靶原子的某一壳层电子的结合能时，才能产生特征 X 射线。而入射电子的动能完全由管电压决定。因此，管电压 U 必须满足式（1-29）的关系

$$eU \geqslant W_i \tag{1-29}$$

式中 W_i 为第 i 层的结合能。当 $eU = W_i$ 时，$U = W_i/e$ 为最低管电压，称为 i 线系特征 X 射线的激发电压。表 1-4 列出几种靶材料的 K 线系和 L 线系的激发电压。

表 1-4　几种靶材料产生 K、L 线系特征 X 射线的激发电压

靶材料	原子序数	K 线系激发电压 /kV	L 线系激发电压 /kV
铝（Al）	13	1.56	0.09
铜（Cu）	29	8.89	0.95
钼（Mo）	42	20.00	2.87
钨（W）	74	69.51	12.09
铅（Pb）	82	88.00	15.86

二、X 射线辐射场的空间分布

1. X 射线强度 X 射线强度（intensity of X-ray）定义为单位时间内通过垂直于 X 射线传播方向上的单位面积的光子能量的总和。

（1）X 射线强度的基本性质：X 射线强度是由光子数目和光子能量两个因素决定的。在医学应用中，常用 X 射线的量和质来表示 X 射线的强度。量是 X 射线光子的数目，质是 X 射线光子的能量。

设在单位时间内通过单位横截面积上的 X 射线光子数目为 N，每个光子的能量为 $h\nu$，则单能 X 射线的强度 I 为

$$I = N \cdot h\nu \tag{1-30}$$

可见，单能 X 射线的强度与光子数目成正比。

对于具有不同能量的有限种光子组成的线状谱，其强度表示为

$$I = \sum_{i=1}^{n} N_i \cdot h\nu_i \tag{1-31}$$

式中 N_i 为每秒通过单位横截面积、频率为 ν_i 的 X 射线光子的数目，$h\nu_i$ 为每个频率为 ν_i 的 X 射线光子的能量。连续 X 射线能谱的强度为

$$I = \int_{0}^{E_{max}} E \cdot N(E) \, dE \tag{1-32}$$

式中 $N(E)$ 为每秒通过单位横截面积、能量为 E 的 X 射线光子数。X 射线能谱的曲线下所包括的总面积代表 X 射线的总强度。

在 X 射线诊断的医学应用中，连续 X 射线的总强度（$I_连$）与管电压（U）、管电流（i）、靶原子序数（Z）的关系可用式（1-33）近似表示

$$I_连 = k_1 i Z U^n \tag{1-33}$$

其中，常数 $k_1 = (1.1 \sim 1.4) \times 10^{-9}$，对诊断 X 射线 $n = 2$。

对于 K 线系特征 X 射线的强度（I_k）可用式（1-34）表示

$$I_k = k_2 i (U - U_k)^n \tag{1-34}$$

式中 U_k 为 K 线系激发电压，k_2 和 n 均为常数，n 等于 $1.5 \sim 1.7$。

在 X 射线管中产生的 X 射线，若将占比例极少的特征 X 射线忽略不计，则 X 射线的产生效率就等于 X 射线功率（X 射线强度）与高速电子流的功率之比，即

$$\eta = \frac{k_1 i Z U^2}{iU} = k_1 Z U \tag{1-35}$$

例如，在 100kV 管电压下，电子撞击在钨靶上，X 射线的产生效率为 0.9%。

（2）X 射线的量与质：X 射线的量决定于 X 射线束中的光子数。由于 X 射线光子能量大，穿透本领强，因此直接准确测定 X 射线的量是困难的。实际中是利用 X 射线的电离、感光和荧光等特性，制成不同的仪器来间接测量 X 射线的辐射量。较好的方法是用 X 射线在空气中产生电离电荷的多少来间接测量 X 射线的照射量，进而反映 X 射线强度的大小。

管电压一定时，X 射线管的管电流大小反映了阴极灯丝发射电子的情况。管电流大，表明单位时间撞击阳极靶的电子数多，由此产生的 X 射线光子数也正比增加，照射时间长，X 射线量也正比增加。因此，在 X 射线诊断中作为一种简便的近似方法，可以用 X 射线管的管电流与照射时间的乘积来间接反映 X 射线的量，通常以毫安秒（mAs）为单位。

X 射线的质又称线质，它表示 X 射线硬度（hardness of X-ray），即穿透物质的本领。X 射线的质只与光子能量有关，而光子能量又与管电压和滤过的厚度有关。管电压愈高，电子到达阳极靶时具有的速度愈大，电子的能量愈大，产生连续 X 射线的波长更短，穿透物质的本领更强；而附加滤过愈厚，软射线成分被吸收愈多，X 射线的有效能量提高，线质变硬。所以，X 射线的质

可由管电压和滤过来间接表示。

（3）影响 X 射线强度的因素：影响 X 射线强度（量与质）的因素很多，也很复杂。如表 1-5，主要因素有：①靶物质的原子序数愈高，原子核电场愈强，连续辐射的概率增大。靶原子序数不仅能影响 X 射线的量，还对 X 射线的有效能量（X 射线质）有一定的影响。当原子序数提高时，高能 X 射线数量的增加远大于低能 X 射线数量的增加。随着原子序数的增加，其相应的电子结合能亦提高，直接导致更高能量的特征辐射。②管电流只影响 X 射线的量，管电流越大，表明单位时间撞击阳极靶的电子越多，产生的 X 射线强度也就越大。③管电压增加时，虽然灯丝发射电子的数目没变，但每个电子所获得能量增大，因而产生高能 X 射线的成分增多，且数量增大。只有管电压大于激发电压时才能产生特征 X 射线，而特征 X 射线的能量与管电压无关。④附加滤过的总体结果就是伴随着 X 射线量的减少，提高了 X 射线束平均能量，有时也称其为 X 射线束的硬化。不过，特征 X 射线和 X 射线的最大能量并没有受影响。⑤此外，电压的脉动及距离的变化也影响 X 射线的强度。

表 1-5　各种因素对 X 射线强度的影响

影响因素（增加）	影响的结果	
	X 射线的质	X 射线的量
毫安秒	不变	增加
管电压	增加	增加
靶原子序数	增加	增加
滤过	增加	降低
距离	不变	降低
电压脉动	降低	降低

2．X 射线强度的空间分布　从 X 射线管焦点上产生的 X 射线，在空间各方向上的分布是不均匀的，即在不同方位角上的辐射强度是不同的。这种不均匀的分布称为辐射强度空间分布或称辐射场的角分布。实验表明，X 射线辐射强度在空间的分布情况很复杂，主要取决于入射电子的能量、靶材料及靶的厚度等因素。

（1）薄靶周围 X 射线强度的空间分布：研究辐射场的空间分布必须从薄靶入手。由于从靶上辐射出的光子数量及出射角度与入射电子能量和靶原子的 Z 有关，为简化起见，将电子能量及 Z 均恒定，但电子能量的恒定则要求电子在入射靶的过程中能量没有损耗。电子在深入物质的过程中约在 10^{-6}m 内有 0.5keV 的损失，当能量损失 $\Delta E << E$ 时，这种厚度的靶可视为薄靶，即入射电子能量认为不变。

薄靶产生的 X 射线强度的角分布，如图 1-7 所示。在不同角度上的矢径长度代表在该方向上的 X 射线强度。曲线 A 表示以 34keV 的电子冲击 20nm 厚的铝箔所获得的 X 射线强度分布情况。图中可见，低能电子束冲击薄靶产生的 X 射线强度分布，主要集中在与电子束成垂直的方向上，沿着电子束方向上 X 射线强度相对较小，与电子束相反方向上 X 射线强度近似为零。靶越薄，上述结论越正确。图 1-7 中曲线 A 表示的最大强度在 55° 附近。曲线 B 和曲线 C 分别表示10MeV 和 20MeV 的电子束轰击 0.05mm 厚的钨片所产生的 X 射线强度分布，明显可以看出，高能电子束冲击薄靶时产生的 X 射线集中向前方，X 射线束变窄。图 1-7 为 X 射线强度分布的剖面图，若以电子束入射方向为轴旋转一周，可得 X 射线强度在空间的角分布的立体图。

图 1-8 表示一薄靶在不同管电压下产生的 X 射线强度在靶周围分布的情况。工作电压在100kV 左右时，X 射线在各方向上强度基本相等，当管电压升高时，X 射线最大强度方向逐渐趋向电子束的入射方向，其他方向的强度分布所占比重逐渐减少，X 射线的强度分布趋于集中。这种高能 X 射线强度的空间分布与电子加速器的实验结果基本一致。

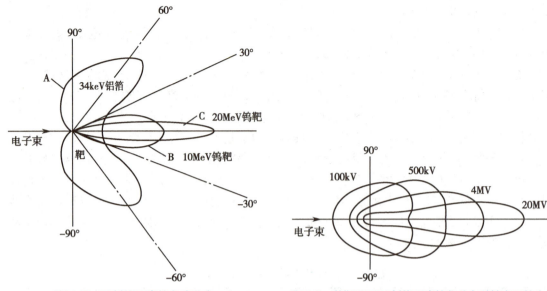

图1-7　X射线强度的角度分布　　　　图1-8　薄靶周围X射线强度的角分布随管电压的变化

根据薄靶产生X射线的空间分布特点,在管电压较低时,利用反射式靶在技术上有好处;但对使用超高压X射线管时,管电压过高,考虑能量分布因素,则需采用穿透式靶,电子从靶的一面射入,X射线从另一面射出。加速器产生的高能X射线用的就是穿透式靶。

(2) 厚靶周围X射线强度的空间分布:用于医疗诊断方面的X射线管,其阳极靶较厚,称为厚靶X射线管。当高能电子轰击靶面时,由于原子结构的"空虚性",入射的高速电子不仅与靶面原子相互作用辐射X射线,而且还穿透到靶物质内部一定的深度,不断地与靶原子作用,直至将电子的能量耗尽为止。因此,除了靶表面辐射X射线外,在靶的深层,如图1-9中的O点,也能向外辐射X射线。为便于应用方面的研究,仅讨论在投照方向(即OA、OB、OC)上的X射线强度分布。由图1-9可见,从O点辐射出的X射线,愈靠近OC侧,穿过靶的厚度愈厚,靶本身对它的吸收也愈多;愈靠近OA侧,靶对它吸收愈少。因此,愈靠近阳极一侧X射线辐射强度下降得愈多。而且靶倾角θ愈小,下降的程度愈大。这种愈靠近阳极,X射线强度下降愈多的现象,就是所谓的"足跟"效应,也称阳极效应(anode effect)。由于诊断X射线管靶倾角小,X射线能量不高,足跟效应非常显著。目前临床上解决阳极效应的主要方法是在X射线管的窗口加梯形或楔形滤过板。其厚度大的一侧朝向灯丝,薄的方向对着阳极靶,来综合由阳极效应引起的强度不均匀分布。

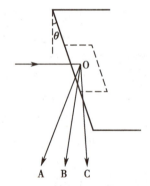

图1-9　厚靶阳极效应示意图

阳极效应的另一个重要后果就是改变了焦点的大小和形状。在X射线照射野中,靠近阳极侧的有效焦点比靠近阴极侧的要小一些。某些乳腺X射线摄影设备制造厂家正是利用了这一特性,调整X射线管的倾角,从而沿着胸壁产生更小的焦点。

第四节　带电粒子与物质的相互作用

具有一定能量的带电粒子入射到靶物质中,与物质原子发生作用,主要方式有:①与核外电子发生非弹性碰撞;②与原子核发生非弹性碰撞;③与原子核发生弹性碰撞;④与原子核发生核反应。

当带电粒子与靶物质原子核库仑场发生相互作用时,不辐射光子,也不激发原子,只改变带电粒子的运动方向和速度,则此相互作用满足动能和动量守恒,属弹性碰撞,也称弹性散射。碰撞发生后,绝大部分能量被散射的带电粒子带走。若是重带电粒子,由于质量大,与原子核发生弹性碰撞时运动方向改变小,散射现象不明显,因此它在物质中的径迹比较直。相反,电子质量很小,与原子核发生弹性碰撞时运动方向改变会很大,而且还会与轨道电子发生弹性碰撞。经多次散射后,电子在物质中的径迹很曲折。

弹性碰撞发生的概率很小,与带电粒子的种类和能量有关。对于能量在 $10^4 \sim 10^6 \mathrm{eV}$ 范围的电子,发生弹性碰撞的概率仅占 5%。当电子能量高出这个范围时,弹性碰撞发生的概率进一步减小。只有当带电粒子的能量很低、其速度比玻尔轨道的电子速度($2.183 \times 10^8 \mathrm{cm \cdot s^{-1}}$)小很多时,才会有明显的弹性碰撞过程。重带电粒子发生弹性碰撞的概率相对会更小一些。

当一个重带电粒子具有足够高的能量(约 100MeV),有一个或数个核子被入射粒子击中,并且碰撞距离小于原子核半径时,被撞粒子将在受激后离开原子核,其飞行方向主要倾向于粒子入射方向。失去核子的原子核处于高能的激发态,将通过发射所谓的"蒸发粒子"(主要是一些较低能量的核子)和 γ 射线而退激。当核反应发生时,入射粒子的一部分动能被中子和 γ 射线带走,而不是以原子激发和电离的形式被局部吸收,因此这将影响吸收剂量的空间分布。比如对于质子束,若在计算剂量时未考虑核反应,计算值将会偏高 1%~2%。对于电子束,核反应的贡献与韧致辐射比可以忽略。

一、碰 撞 损 失

带电粒子因与核外电子的非弹性碰撞,导致物质原子电离和激发而损失的能量称为碰撞损失或电离损失。线性碰撞阻止本领[记作 S_{col} 或 $\left(\dfrac{\mathrm{d}E}{\mathrm{d}l}\right)_{\mathrm{col}}$]和质量碰撞阻止本领[记作 $\left(\dfrac{S}{\rho}\right)_{\mathrm{col}}$ 或 $\dfrac{1}{\rho}\left(\dfrac{\mathrm{d}E}{\mathrm{d}l}\right)_{\mathrm{col}}$]是描述碰撞(电离)损失的两个物理量。线性碰撞阻止本领(linear collision stopping power)是指入射带电粒子在靶物质中通过单位长度路程时电离损失的平均能量,其 SI 单位是 $\mathrm{J \cdot m^{-1}}$,还常用到 $\mathrm{MeV \cdot cm^{-1}}$ 这一单位。质量碰撞阻止本领(mass collision stopping power)等于线性碰撞阻止本领除以靶物质密度,其 SI 单位是 $\mathrm{J \cdot m^2 \cdot kg^{-1}}$,还常用到 $\mathrm{MeV \cdot cm^2 \cdot g^{-1}}$。

根据量子电动力学理论,可导出重带电粒子和电子的质量碰撞阻止本领计算公式。

二、辐 射 损 失

当带电粒子从原子核附近掠过时,在原子核库仑场的作用下,运动方向和速度发生变化,一部分动能变成具有连续能谱的 X 射线辐射出来,即韧致辐射。与线性碰撞阻止本领和质量碰撞阻止本领类似,用线性辐射阻止本领(linear radiative stopping power)[记作 S_{rad} 或 $\left(\dfrac{\mathrm{d}E}{\mathrm{d}l}\right)_{\mathrm{rad}}$]和质量辐射阻止本领(mass radiative stopping power)[记作 $\left(\dfrac{S}{\rho}\right)_{\mathrm{rad}}$ 或 $\dfrac{1}{\rho}\left(\dfrac{\mathrm{d}E}{\mathrm{d}l}\right)_{\mathrm{rad}}$]描述单位路程长度和单位质量厚度的辐射能量损失。根据量子电动力学理论,可推得

$$\left(\frac{S}{\rho}\right)_{\mathrm{rad}} \propto \frac{z^2 Z^2}{m^2} N E \tag{1-36}$$

式中 z 为带电粒子的电荷数;Z 为靶原子的原子序数;N 为单位质量靶物质中的原子数;m 为带电粒子的静止质量;E 为带电粒子的能量。

三、总阻止本领

总阻止本领是碰撞阻止本领与辐射阻止本领之和。总质量阻止本领(total mass stopping power)

定义为带电粒子在密度为 ρ 的介质中穿过路程 $\mathrm{d}l$ 时,各种作用方式的总能量损失 $\mathrm{d}E$ 除以 $\rho\mathrm{d}l$ 而得的商,用符号 $\frac{1}{\rho}\left(\frac{\mathrm{d}E}{\mathrm{d}l}\right)$ 或 $\frac{S}{\rho}$ 表示。

对于电子,在常规能量范围内,总能量损失可认为就是电离损失和辐射损失之和,其他作用过程的能量损失可以忽略不计,即

$$\frac{S}{\rho}=\left(\frac{S}{\rho}\right)_{\mathrm{col}}+\left(\frac{S}{\rho}\right)_{\mathrm{rad}} \tag{1-37}$$

对于重带电粒子,辐射损失可以忽略,式(1-37)可改写为

$$\frac{S}{\rho}=\left(\frac{S}{\rho}\right)_{\mathrm{col}} \tag{1-38}$$

电子的辐射损失和电离损失的相对权重可用式(1-39)表示

$$\frac{(S/\rho)_{\mathrm{rad}}}{(S/\rho)_{\mathrm{col}}}\approx\frac{ZT}{800\mathrm{MeV}} \tag{1-39}$$

这里,T 是高速电子的动能(以 MeV 为单位),Z 是靶物质的原子序数。

电离损失与辐射损失相等时的电子能量称为临界能量。随物质的原子序数或有效原子序数增加,电子的临界能量减少。

四、传能线密度

事实上在物质中,带电粒子总的能量中,往往有很大部分通过电离过程传递给了能量超过 100eV 的电子,此类电子称为 δ 粒子。δ 粒子因具有相当高的能量,可以按其独自路径在物质中穿行一段距离,沿途继续产生电离和激发。在水或软组织中,δ 粒子的动能 Δ 如为 100eV,约能穿越 2nm,相当于分子双螺旋结构的直径。也就是说,在组织中,能量为 100eV 的 δ 粒子,只能在 2nm 这样局部的范围内转移它们的能量。因此,带电粒子在物质中穿行 $\mathrm{d}l$ 路程时,其所损失的能量 $\mathrm{d}E$ 可分为 3 部分:

$$\mathrm{d}E=\mathrm{d}E_{\text{结合能}}+\mathrm{d}E_{\delta\leqslant\Delta}+\mathrm{d}E_{\delta>\Delta} \tag{1-40}$$

式中 $\mathrm{d}E_{\text{结合能}}$ 是电离、激发时,为克服电子结合能所消耗的能量之和,这部分能量确实在发生电离、激发的那个部位被吸收的;$\mathrm{d}E_{\delta\leqslant\Delta}$ 是动能不大于 Δ 的那些 δ 粒子动能的总和,这部分能量是能在与 Δ 相应的局部空间范围内传递的;$\mathrm{d}E_{\delta>\Delta}$ 则是动能大于 Δ 的那些 δ 粒子动能的总和,这部分能量就不认为是在与 Δ 相应的局部空间范围内传递的。由此可见,电离过程中带电损失的能量,并非全部会发生在电离的那个部位被吸收,而是有相当部分被释放出的 δ 粒子带走了。

为了定量估计特定的局部范围内物质吸收能量的密集程度,引入传能线密度(linear energy transfer),也称为"受约束的线碰撞阻止本领",用符号"LET"表示。

给定物质对特定能量带电粒子的传能线密度(L_{Δ})定义为:

$$L_{\Delta}=\mathrm{d}E_{\Delta}/\mathrm{d}l \tag{1-41}$$

其中,$\mathrm{d}E_{\Delta}$ 是带电粒子穿过 $\mathrm{d}l$ 路程时在电离激发过程中总共损失的(包括电离、激发时为克服结合能所消耗的)能量 $\mathrm{d}E_{\mathrm{col}}$ 与电离过程中释放出的动能超过特定 Δ(eV)值的所有 δ 粒子动能的总和 $\mathrm{d}E_{\delta>\Delta}$ 的差。因此,传能线密度(L_{Δ})还可以表示为:

$$L_{\Delta}=S_{\mathrm{col}}-\mathrm{d}E_{\delta>\Delta}/\mathrm{d}l \tag{1-42}$$

其中,S_{col} 是线性碰撞阻止本领;$\mathrm{d}E_{\delta>\Delta}/\mathrm{d}l$ 则是带电粒子穿过单位长度路程时,电离过程中释放出的所有动能超过 Δ 值的所有 δ 粒子动能的总和。

传能线密度(L_{Δ})的 SI 单位是 $\mathrm{J\cdot m^{-1}}$,实际工作中常用 $\mathrm{keV\cdot\mu m^{-1}}$。所以,若带电粒子的传能线密度为 $L_{100,\text{组织}}=1.5\mathrm{keV\cdot\mu m^{-1}}$,那么它就表示带电粒子穿过 1μm 路程时,由于电离、激发,在与 100eV 对应的 2nm 局部空间范围内被吸收的能量总共是 1.5keV。

当 $\Delta = \infty$，则 LET 在数值上与阻止本领相同。

X、γ 射线和中子虽不是直接电离粒子，但它们在与物质相互作用后可产生次级带电粒子，故 LET 的概念也适用于它们。

在辐射研究领域中，常依辐射的传能线密度大小，把电离辐射分为高 LET 辐射和低 LET 辐射。高 LET 辐射就是辐射效应的诱发效能高于 ^{60}Co γ 射线或 250kV X 射线的一类辐射。例如，质子、中子、α 粒子等均属此类。低 LET 辐射就是辐射效应的诱发效能与 ^{60}Co γ 射线或 250kV X 射线相仿的一类辐射，属于此类辐射的有光子、电子、β 粒子等。

五、射　程

带电粒子在与物质相互作用的过程中不断损失动能，最终将动能耗尽而停止运动（不包括热运动）。粒子沿入射方向从入射位置至完全停止位置所经过的距离称为射程（range）。由于粒子的运动轨迹是曲折的，因此射程总是小于实际路程（路径长度）。粒子与物质的相互作用是一个随机过程，即使能量相同，路径长度和射程均仍可能不一样，整个粒子束的路径长度和射程将构成统计分布。平均路径长度用来描述路径分布特点，而平均射程和外推射程等概念用来描述射程分布特点。

射程既可以通过理论计算，也可通过实验测量。测量的条件为：一束单能平行粒子束垂直入射到不同厚度的吸收块上，用探测器测量穿过吸收块的粒子数。设 $N(t)$ 是通过厚度 t 的粒子数，则平均射程为

$$\bar{R} = \frac{1}{N_0} \int_0^{\infty} t[-\mathrm{d}N(t)/\mathrm{d}t]\,\mathrm{d}t \tag{1-43}$$

重带电粒子因其质量大，与核外电子的一次碰撞只损失小部分能量，运动方向改变也很小，并且与原子核发生弹性散射的概率小，其运动轨迹比较直，因此粒子数随吸收块厚度变化曲线表现为开始时平坦部分和尾部的快速下降部分。电子因其质量小，每次碰撞的电离损失和辐射损失比重带电粒子大得多，运动方向也有大改变，路径曲折，因此与原子核发生弹性碰撞的概率大，粒子的射程分布在一个很宽范围，即电子射程发生了较严重歧离，因此粒子数随吸收块厚度变化曲线呈逐渐下降趋势，如图 1-10 所示。

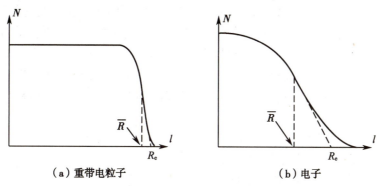

（a）重带电粒子　　　　　　　（b）电子

图 1-10　粒子数随吸收块厚度变化曲线

外推射程（R_e）定义为粒子数随吸收块厚度变化曲线最陡部分作切线外推与横坐标相交，相交位置对应的吸收块厚度。

第五节　X(γ)射线与物质的相互作用类型

X(γ)射线与物质相互作用的主要过程有光电效应、康普顿效应和电子对效应，其他次要的作用过程有相干散射和光核反应。

一、光电效应

1. 作用过程 能量为 $h\nu$ 的 X(γ)光子通过物质时,与物质原子的轨道电子发生相互作用,把全部能量传递给电子,光子消失,获得能量的电子挣脱原子束缚成为自由电子(称为光电子);原子的电子轨道出现一个空位而处于激发态,它将通过发射特征 X 射线或俄歇电子的形式很快回到基态,这个过程称为光电效应(photoelectric effect),如图 1-11 所示。

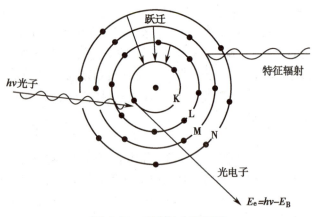

图 1-11 光电效应示意图

由能量守恒定律知,发生光电效应时,入射 X(γ)光子能量 $h\nu$ 和光电子动能 E_e 满足关系

$$h\nu = E_e + E_B \tag{1-44}$$

式中 E_B 为原子第 i 层电子的结合能,与原子序数和壳层数有关。

2. 作用截面 入射光子与物质中的一个原子或电子发生一次特定相互作用的"概率"(可能性),称为"原子截面"或"电子截面",用符号 σ 表示。截面 σ 具有面积的量纲,通常以 b(靶恩)为单位,$1b = 10^{-28} m^2$。虽然光电效应看起来是十分简单的过程,但是计算相互作用概率是非常复杂的。在诊断 X 射线光子能量范围内,光电效应原子截面 σ_τ 与光子能量、原子序数间的关系可表示为

$$\sigma_\tau \propto \frac{Z^4}{(h\nu)^3} \tag{1-45}$$

式(1-45)表明:随原子序数的增大,光电效应发生的概率迅速增加,也就是说,电子在原子中束缚得越紧,其参与光电效应的概率越大;光电效应截面与光子能量的 3 次方成反比,随能量增大,光电效应发生的概率迅速减小。当光子的能量小于 K 壳层的结合能时,光电效应仅发生在 L 壳层或离原子核更远的壳层;当光子的能量等于或大于 K 壳层的结合能时,光电效应主要发生在 K 壳层。这说明光电效应的概率在光子能量等于 K、L 等壳层结合能时发生突然的跳变,概率最大。光电效应发生的概率突变的地方称为吸收限(absorption edge)。图 1-12 给出了 W、Mo、Cu 的光电效应原子截面,从图中可以看出 Cu、Mo、W 的 K 吸收限分别为 8.98keV、20.00keV、69.5keV。

入射 X 射线的能量最终转化为两部分,一部分为次级电子(光电子和俄歇电子)的动能,另一部分为特征 X 射线能量。在 X 射线诊断摄影中,光电效应与其他相互作用相比占主要地位;对于低原子序数的人体组织,轨道电子的结合能约为 0.5keV,而低能 X 射线的光电效应只能产生低能次级电子,这时的辐射损失能量可以忽略。

3. 光电子的角分布 相对于 X 射线光子的入射方向,光电子沿不同角度方向出射概率不同,形成所谓的角分布,如图 1-13 所示。从图 1-13 看出,在 0° 和 180° 方向没有光电子,而在某一角度光电子出现概率最大;随入射 X 射线光子能量增加,角分布逐渐倾向沿光子入射方向。

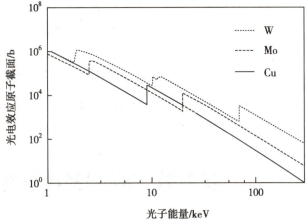

图 1-12 W、Mo、Cu 的光电效应原子截面与光子能量的关系

4．诊断放射学中的光电效应   诊断放射学中的光电效应，可从利弊两方面进行评价。有利的方面，能产生质量好的影像，其原因是：①不产生散射线，大大减少了照片的灰雾；②可增加人体不同组织和造影剂对射线的吸收差别，产生高对比度的 X 射线照片，对提高诊断的准确性有好处。钼靶乳腺 X 射线摄影，就是利用低能 X 射线在软组织中因光电吸收的明显差别产生高对比度照片的。有害的方面是，入射 X 射线通过光电效应可全部被人体吸收，增加了受检者的剂量。从全面质量管理观点来说，应尽量减少每次 X 射线检查的剂量。为此，应设法减少光电效应的发生。由于光电效应发生概率与光子能量的 3 次方成反比，利用这个特性在实际工作中采用高千伏摄影技术，从而达到降低剂量的目的。不过在乳腺 X 射线摄影中，要注意平衡对比度和剂量之间的矛盾。

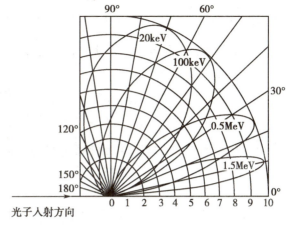

图 1-13   光电子出射的角分布

二、康普顿效应

1．作用过程   当入射 X（γ）光子和原子内一个轨道电子发生相互作用时，光子损失一部分能量，并改变运动方向，电子获得能量而脱离原子，这个过程称为康普顿效应（Compton effect）。损失能量后的 X（γ）射线光子称为散射光子，获得能量的电子称为反冲电子。考虑到相对康普顿效应占优势的光子能量范围，轨道电子的结合能很小，因此在推导有关的计算公式时，往往忽略结合能的作用，把康普顿效应视为光子和处于静止的"自由"电子之间的弹性碰撞，如图 1-14 所示。

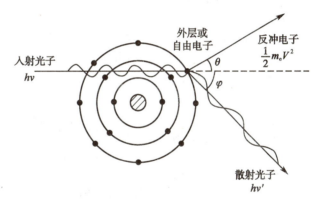

图 1-14   康普顿效应示意图

设散射光子与入射方向成 φ 角，反冲电子与入射方向成 θ 角。碰撞中光子损失能量等于反冲电子的动能 T。设散射前光子的频率为 ν，散射后为 ν'，根据能量守恒得

$$h\nu - h\nu' = T \tag{1-46}$$

若反冲电子的动量为 P_e，根据动量守恒，互相垂直两方向动量分量为

$$\frac{h\nu}{c} = \frac{h\nu'}{c}\cos\varphi + P_e\cos\theta$$

$$0 = \frac{h\nu'}{c}\sin\varphi - P_e\sin\theta$$

另外，从相对论中可知电子的动能和动量之间的关系为

$$T + m_0 c^2 = \sqrt{(m_0 c^2)^2 + (p_e c)^2}$$

以上四式联立，并考虑到 $\lambda\nu = c$，最后整理得

$$\lambda' - \lambda = \frac{h}{m_0 c}(1 - \cos\varphi) \tag{1-47}$$

式（1-47）为入射光子被静止质量为 m_0 的电子散射到角度 φ 时波长的改变。其改变量与电子的静

止质量 m_0 和散射角 φ 有关，与入射光子波长无关。$\dfrac{h}{m_0 c} = 0.002\,43\mathrm{nm}$，称为电子的康普顿波长。

利用前面公式还可求出散射光子能量 $h\nu'$ 和反冲电子的动能 T

$$h\nu' = \frac{h\nu}{1 + \alpha(1 - \cos\varphi)} \tag{1-48}$$

$$T = h\nu - h\nu' = \frac{\alpha(1 - \cos\varphi)}{1 + \alpha(1 - \cos\varphi)} h\nu \tag{1-49}$$

式中 α 为入射 X(γ) 光子能量 $h\nu$ 和电子的静止能量 $m_0 c^2$ 的比值，$m_0 c^2 = 0.511\mathrm{MeV}$。

反冲角 θ 和散射角 φ 之间的关系为

$$\mathrm{ctg}\,\theta = (1 + \alpha)\,\mathrm{tg}\,(\varphi/2) \tag{1-50}$$

式（1-48）和式（1-49）说明，当入射 X(γ) 光子能量一定时，散射光子能量随 φ 增大而减少，相应地反冲电子动能将增大。在 φ 一定的情况下，散射光子能量随入射光子能量增加而增加，但增加速度逐渐减慢；反冲电子动能随入射光子能量增加而同速增加。

当 $\varphi = 0°$ 时，$h\nu' = h\nu$，$T = 0$，即未发生散射，入射光子从电子旁掠过。

当 $\varphi = 90°$ 时，$h\nu' = h\nu/(1 + \alpha)$，$T = \alpha h\nu/(1 + \alpha)$。由于 $(1 + \alpha) > \alpha$，故 $h\nu' < h\nu/\alpha = 0.511\mathrm{MeV}$，说明不管入射光子能量有多高，90° 方向散射光子能量最大不超过 0.511MeV。

当 $\varphi = 180°$ 时，$h\nu' = h\nu/(1 + 2\alpha)$，$T = 2\alpha h\nu/(1 + 2\alpha)$，散射光子能量最小，相应地反冲电子动能最大。由于 $(1 + 2\alpha) > 2\alpha$，故 $h\nu' < h\nu/2\alpha = 0.256\mathrm{MeV}$，说明不管入射光子的能量有多高，180° 方向散射光子的能量最大不超过 0.256MeV。

例 1-6　若能量为 20keV 的光子与物质发生康普顿散射，则反冲电子获得的最大能量是多少？

解：当光子波长改变最大时（$\varphi = 180°$），转移给电子的能量最大。最大改变波长为

$$\Delta\lambda_{\max} = \lambda' - \lambda = 0.002\,43\,(1 - \cos 180°) = 0.004\,86\,(\mathrm{nm}) \cong 0.005\,(\mathrm{nm})$$

20keV 光子的波长为

$$\lambda = \frac{1.24}{h\nu} = \frac{1.24}{20} = 0.062\,(\mathrm{nm})$$

在 180° 方向上散射光子的波长为

$$\lambda' = \lambda + \Delta\lambda = 0.062 + 0.005 = 0.067\,(\mathrm{nm})$$

散射光子的能量为

$$h\nu' = \frac{1.24}{\lambda'} = \frac{1.24}{0.067} = 18.6\,(\mathrm{keV})$$

这样，反冲电子的能量 T 为

$$T = h\nu - h\nu' = 20 - 18.6 = 1.4\,(\mathrm{keV})$$

通过此题进一步说明了，当低能光子与物质发生康普顿作用时，入射光子的大部分能量被散射光子带走，反冲电子仅获得很少的能量。

2. 作用截面　如在前面所提到的，康普顿效应是光子和"自由"电子之间的相互作用。实际上，这意味着入射光子的能量比电子的结合能必须大很多，这与光电效应形成一个对比，当入射 X(γ) 光子的能量等于或大于电子的结合能，光电效应最可能发生。因此，在 K 层电子结合能以上，随着入射光子能量的增加，光电效应随能量很快降低，康普顿效应变得越来越重要。实验和理论都证明康普顿效应电子截面 σ_e 可表示为

$$\sigma_e \propto \frac{Z^0}{h\nu} \tag{1-51}$$

式（1-51）表明，康普顿效应电子截面与入射光子能量成反比，与原子序数无关。相应地，康普顿效应原子截面 σ_c 为

$$\sigma_c = Z \cdot \sigma_e \tag{1-52}$$

3. 散射光子和反冲电子的角分布　由式（1-48）知，散射光子可在 0°～180° 的整个空间范围内散射，反冲电子只可能出现在 0°～90° 的范围内。图 1-15 和图 1-16 分别给出了康普顿散射光子和反冲电子的角分布。图中曲线上任何一点到 0 点的距离表示在该方向上散射线或反冲电子的强度。随着入射 X 光子能量的增大，散射光子和反冲电子的角分布都趋向前方。

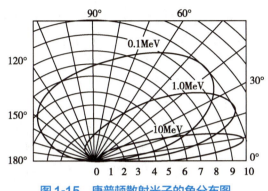

图 1-15　康普顿散射光子的角分布图

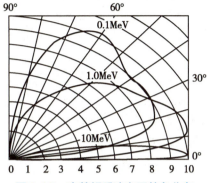

图 1-16　康普顿反冲电子的角分布

4. 诊断放射学中的康普顿效应　康普顿效应中产生的散射线是辐射防护中必须引起注意的问题。在 X 射线诊断中，从受检者身上产生的散射线能量与原射线相差很少，并且散射线比较对称地分布在整个空间，这个事实必须引起重视，并采取相应的防护措施。另外，散射线增加照片的灰雾，降低了影像的对比度，但与光电效应相比，受检者的剂量较低。

三、电子对效应

1. 作用过程　当光子从原子核旁经过时，在原子核库仑场的作用下形成一对正负电子，此过程称为电子对效应（electron pair effect），如图1-17 所示。电子对效应除涉及入射光子和轨道电子以外，还需要有原子核参加，才能满足动量守恒。

因为原子核的质量很大，故它所获得的能量可忽略，因此可认为 X(γ)光子能量全部转变为一对正负电子的静止能量 $2m_0c^2$ 和动能 E_+ 和 E_-。由能量守恒得

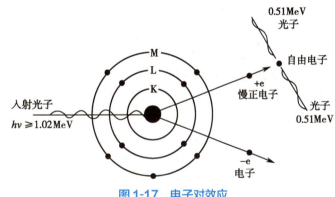

图 1-17　电子对效应

$$h\nu = E_+ + E_- + 2m_0c^2 \tag{1-53}$$

由此可知，只有当入射光子能量大于 $2m_0c^2 = 1.02\text{MeV}$ 时，才能发生电子对效应。对一定能量的入射光子，电子对的动能之和为常数，但单个电子的动能可以取 0 到 $(h\nu - 2m_0c^2)$ 之间的任意值。正负电子的角分布与光子能量的关系和光电子与能量的关系相似，即随入射 X(γ)光子能量的增加，正负电子的角分布取向于光子的入射方向。

获得动能的正负电子在物质中通过电离或辐射的方式损失能量。当正电子停止下来时，它和一个自由电子结合而转变为两个光子，此过程称为电子对湮没，湮没时放出的光子属湮没辐射。根据能量守恒和动量守恒，两个光子的能量均为 0.511MeV，飞行方向正好相反。

2. 作用截面　实验和理论证明，电子对效应原子截面 σ_p 可表示为

$$\text{当 } h\nu > 2m_0c^2 \text{ 时} \quad \sigma_p \propto Z^2 h\nu$$

$$当 h\nu >> 2m_0c^2 时 \quad \sigma_p \propto Z^2\ln(h\nu) \tag{1-54}$$

由此可见，电子对效应原子截面与 Z^2 成正比，随原子序数增大而迅速增加；当能量较低时，随 X(γ) 光子能量线性增加；高能时，随 X(γ) 光子能量的变化逐渐变慢。

四、X(γ)射线与物质的其他相互作用

除上述 3 种主要相互作用过程外，与辐射防护相关的过程还有相干散射和光核反应。

相干散射(coherent scattering)也称为经典散射或瑞利散射，这个过程可用 X(γ) 光子的波动性加以说明。入射光子和束缚较牢固的内壳层轨道电子发生弹性散射(也称为电子的共振)。在此过程中，一个束缚电子吸收入射光子而跃迁到高能级，随即又放出一个能量约等于入射光子能量的散射光子。由于束缚电子未脱离原子，故反冲体是整个原子，从而光子的能量损失可忽略不计。相干散射是 X(γ) 光子与物质相互作用中唯一不产生电离的过程。在整个诊断 X 射线的能量范围内都有相干散射产生，不过所占比例很小，对辐射屏蔽的影响不大，但在总的衰减系数计算中要考虑相干散射的贡献。相干散射原子截面 σ_{coh} 与原子序数和入射 X(γ) 光子能量的关系可表示为

$$\sigma_{coh} \propto \frac{Z^2}{(h\nu)^2} \tag{1-55}$$

所谓光核反应，就是光子与原子核作用而发生的核反应。这是一个光子从原子核内击出数量不等的中子、质子和 γ 光子的作用过程。对不同物质，只有当光子能量大于该物质发生核反应的阈能时，光核反应才会发生。其发生率不足主要作用过程的 5%。因此，从入射光子能量被物质所吸收的角度考虑，光核反应并不重要。但应注意到，某些核素在进行光核反应时不但产生中子，而且反应的产物是放射性核素。光核反应在诊断 X 射线能量范围内不可能发生。

五、各种相互作用的相对权重

光电效应、康普顿效应和电子对效应是 X(γ) 光子与物质相互作用的 3 种主要形式，它们与 X(γ) 光子能量、吸收物质原子序数的关系各不相同，表现为对不同原子序数在不同能量范围，它们的作用截面占总截面的份额有变化。如图 1-18 所示，左侧曲线表示光电效应截面 σ_τ 和康普顿效应截面 σ_c 相等，右侧曲线表示康普顿效应截面 σ_c 和电子对效应截面 σ_p 相等。在 10keV～100MeV 能量范围的低能端部分光电效应占优势，中间部分康普顿效应占优势，高能端部分电子对效应占优势。

在实验室里，根据人体软组织特性与水相似，常用水代替人体中的低原子序数物质，如肌肉、脂肪、体液等，用钙代替人体内的中等原子序数物质，如骨骼。在 X 射线造影检查中要用到的阳性造影剂，它属于高原子序数物质，常以碘化钠为代表。表 1-6 给出了不同能量 X 射线对水、骨骼、碘化钠的光电效应的百分数(其余为康普顿散射和相干散射，Z 为有效原子序数)。从表 1-6 中可以看出，随着能量的增加，发生光电效应的概率下降，但原子序数增加时，光电效应的概率增加。对 20keV 的低能 X 射线，不管吸收物质的原子序数如何，主要是光电效应。但对高原子序数的碘化钠来说，在整个诊断用 X 射线能量范围内(10～100keV)，均以光电效应为主；而对原子序数较低的水和骨骼，随 X 射线能量的增加，康普顿散射占

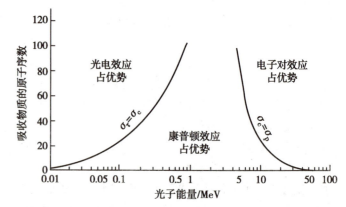

图 1-18　三种主要相互作用与光子能量、吸收物质原子序数的关系

主要地位。应指出，随 X 射线能量的提高，X 射线透过的比率也增加，当 X 射线能量为 100keV 时，透过人体的 X 射线约占 30%。

表1-6　光电效应的百分数

X 射线能量 /keV	水（$Z=7.4$）	骨骼（$Z=13.8$）	碘化钠（$Z=49.8$）
20	65%	89%	94%
60	7%	31%	95%
100	2%	9%	88%

再以手部摄片为例，说明不同能量 X 射线通过人体不同组织的衰减差别。可以只考虑骨骼和软组织的对比，用水代表软组织。20keV 的低能 X 射线在不同组织中均以光电效应为主，这时骨的衰减是水的 6 倍，这样大的差别在 X 射线照片上呈现出强烈的对比。如果使用 100keV 的 X 射线摄影，则衰减的差别就没有那么大，虽然这时骨骼对 X 射线的衰减仍比水大，但差别仅为 0.6 倍，所以影像的对比明显下降。这是因为随着射线能量的增加，散射作用占绝对优势，而光电效应占很小的份额，这时骨骼与水的衰减差别完全决定于密度的差别。

第六节　X(γ)射线在物质中的衰减

X(γ)射线在其传播过程中的强度减弱，包括距离所致的衰减（扩散衰减）和物质所致的衰减（吸收衰减）两种形式。

对于 X(γ)射线点源在向空间各方向辐射时，若不考虑物质的吸收，则与普通点光源一样，在半径不同各球面上的 X(γ)射线强度与距离（即半径）的平方成反比，这一规律称为 X(γ)射线强度衰减的平方反比定律。该定律只在真空中成立，但在空气中由于衰减很少，可忽略不计。故在 X 射线摄影中，可通过改变 X 射线管焦点到胶片的距离来调节 X 射线的强度。

当 X(γ)射线通过物质时，X(γ)射线与物质中的原子发生光电效应、康普顿效应和电子对效应等，在此过程中由于散射和吸收导致入射方向上的 X(γ)射线强度衰减。这是 X 射线摄影、透视及 X-CT 检查的基本依据，同时也是屏蔽防护设计的理论根据。

一、X(γ)射线与物质相互作用系数

1. 线性衰减系数　若一个入射粒子与物质的相互作用有多种相互独立的作用方式，则相互作用总截面等于各相互作用截面之和

$$\sigma = \sum_j \sigma_j \qquad (1\text{-}56)$$

考虑单能平行 X(γ)射线束水平入射到物质中，如图 1-19 所示。设吸收物质单位体积的原子数为 n，密度为 ρ；在厚度 $x=0$ 处，X 射线束入射强度为 I_0；在厚度 x 处，出射强度为 I；穿过 dx 薄层时，X(γ)射线与吸收物质可能发生光电效应、康普顿效应、电子对效应等形式的相互作用，这时探测器测量到的是未与物质发生相互作用的光子，因而测量到的 X(γ)射线强度变化为 $-dI$。

由截面定义可得如下的微分方程

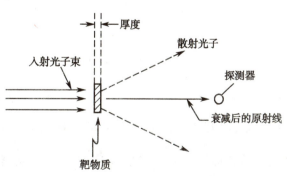

图 1-19　单能平行 X(γ)射线光子束被物质衰减示意图

$$-\mathrm{d}I = \sigma In\mathrm{d}x \qquad (1\text{-}57)$$

根据初始条件 $x=0$ 时，$I=I_0$，求解上述微分方程得

$$I = I_0\mathrm{e}^{-\sigma nx} = I_0\mathrm{e}^{-\mu x} \qquad (1\text{-}58)$$

$$\mu = \sigma n \qquad (1\text{-}59)$$

μ 表示 X（γ）射线与每单位厚度物质发生相互作用的概率，称为线性衰减系数（linear attenuation coefficient），SI 单位是 m^{-1}。另一方面，由式（1-57）和式（1-59）得

$$\mu = \frac{-\mathrm{d}I}{I\mathrm{d}x} \qquad (1\text{-}60)$$

可见线性衰减系数也表示 X（γ）射线束穿过吸收物质时在单位厚度上入射 X（γ）射线光子数减少的百分数。线性衰减系数是光子束能量和吸收物质材料的函数，线性衰减系数越小，X（γ）射线的穿透能力越强。

对于每一种相互作用形式，可以定义相应的线性衰减系数，总线性衰减系数等于各种相互作用的线性衰减系数之和

$$\mu = \sum_j \mu_j \qquad (1\text{-}61)$$

由于线性衰减系数与吸收物质的密度成正比，而物质密度会随温度和气压的变化而变化，因此线性衰减系数也将随温度和气压的变化而变化。为了避开与物质密度的相关性，故引入质量衰减系数 μ/ρ，它定义为线性衰减系数除以物质密度，SI 单位是 $\mathrm{m}^2 \cdot \mathrm{kg}^{-1}$。质量衰减系数表示 X（γ）射线光子与每单位质量厚度物质发生相互作用的概率。由于质量衰减系数与物质密度无关，无论物质的热力学状态如何，它的质量衰减系数都是相同的，因此在许多情况下，使用质量衰减系数比线性衰减系数方便。

由式（1-59）可得质量衰减系数和吸收物质原子截面之间的关系，即

$$\frac{\mu}{\rho} = \sigma \frac{n}{\rho} \qquad (1\text{-}62)$$

式（1-62）表明，质量衰减系数是吸收物质原子截面与单位质量物质中的原子数的乘积。

2. 质能转移系数和质能吸收系数 当一个 X（γ）射线光子与吸收物质相互作用时，一部分能量以散射辐射的方式从吸收体中辐射掉，另一部分转化为高速电子的动能。为了方便描述 X（γ）射线与物质相互作用过程中能量的转移和吸收，引入能量转移和能量吸收系数。

线性能量转移系数定义为 X（γ）射线光子在物质中穿行单位距离时，由于各种相互作用能量转移给次级电子动能的份额，记作 μ_{tr}，SI 单位为 m^{-1}。设光子的能量为 $h\nu$，其中转移给带电粒子的动能的部分为 E_{tr}，则 μ_{tr} 和 μ 的关系可表示为

$$\mu_{\mathrm{tr}} = \mu \frac{E_{\mathrm{tr}}}{h\nu} \qquad (1\text{-}63)$$

X（γ）射线光子与物质作用的每一种形式都可能有能量转移，因此定义总线性能量转移系数

$$\mu_{\mathrm{tr}} = \sum_j \mu_{\mathrm{tr},\,j} \qquad (1\text{-}64)$$

质能转移系数（mass-energy transfer coefficient）定义为 $\mathrm{d}E_{\mathrm{tr}}/E$ 除以 $\rho\mathrm{d}l$ 而得的商，即

$$\frac{\mu_{\mathrm{tr}}}{\rho} = \frac{1}{\rho E} \cdot \frac{\mathrm{d}E_{\mathrm{tr}}}{\mathrm{d}l} \qquad (1\text{-}65)$$

式中 ρ 为物质密度，E 是入射 X（γ）射线光子能量，$\left(\dfrac{\mathrm{d}E_{\mathrm{tr}}}{E}\right)/\rho\mathrm{d}l$ 是入射 X（γ）射线光子穿过"质量厚度"为 $\rho\mathrm{d}l$ 的物质层时，其能量因相互作用而转移给次级电子动能的份额。

质能吸收系数（mass-energy absorption coefficient）定义为 X（γ）射线在物质中穿过单位质量厚度时，其能量真正被受照物质吸收的比率。X（γ）射线光子转移给次级电子的动能，有一部分

通过韧致辐射而损失掉，真正被物质吸收的能量应等于 X(γ) 射线光子转移给次级电子的动能减去因辐射而损失的能量，因此质能吸收系数 μ_{en}/ρ 和质能转移系数之间的关系为

$$\frac{\mu_{en}}{\rho} = \frac{\mu_{tr}}{\rho}(1-g) \tag{1-66}$$

式中 g 为电离辐射产生的次级电子消耗于韧致辐射的能量占其初始能量的份额。g 的大小与电子的动能有关，能量越高，g 值越大；g 值也与物质的原子序数有关，高原子序数的物质，其 g 值也越高。在空气中对于 ^{60}Coγ 射线，g=0.32%，对于最大能量小于 300keV 的 X 射线，g 值可忽略不计。

质能转移系数和质能吸收系数均与质量衰减系数具有相同的单位，都是 $m^2 \cdot kg^{-1}$。在计算吸收剂量及研制各种 X(γ) 射线剂量仪时常用到质能吸收系数。

例 1-7　一束 1MeV 的单能 10^4 个光子通过 $5kg \cdot m^{-2}$ 的空气薄层时，已知：μ/ρ=0.006 35$m^2 \cdot kg^{-1}$，μ_{tr}/ρ=0.002 80$m^2 \cdot kg^{-1}$，μ_{en}/ρ=0.002 78$m^2 \cdot kg^{-1}$，求在空气中转移给电子的全部能量和被吸收的全部能量各是多少？

解：光子与空气相互作用而衰减的光子数 ΔN 为

$$\Delta N \approx |\mu N_0 \Delta x| = \frac{\mu}{\rho} \cdot N_0 \cdot \rho \Delta x = 0.006\ 35 \times 10^4 \times 5 = 318$$

每次相互作用，光子转移给电子的平均能量为

$$E_{tr} = \frac{\mu_{tr}}{\mu} E = \frac{\mu_{tr}/\rho}{\mu/\rho} E = \frac{0.002\ 80}{0.006\ 35} \times 1 = 0.441 MeV$$

被吸收的平均能量为 $E_{en} = \dfrac{\mu_{en}/\rho}{\mu/\rho} E = \dfrac{0.002\ 78}{0.006\ 35} \times 1 = 0.438 MeV$

因此，在空气中转移给电子的全部能量和被吸收的全部能量各为

$$\Delta N \cdot E_{tr} = 318 \times 0.441 = 140.20 MeV$$

$$\Delta N \cdot E_{en} = 318 \times 0.438 = 139.30 MeV$$

可见，1MeV 光子能量，转移给次级电子的能量为 0.441MeV，其余 0.559MeV 为散射线能量。而 0.441MeV 的能量中 0.438MeV 被空气吸收，0.003MeV 变成连续 X 射线了。因此，转移给电子的能量大部分将被物质吸收。

二、X(γ)射线在物质中的衰减规律

1. 单能 X(γ)射线在均匀物质中的衰减　单能 X(γ)射线在物质中的衰减可分为窄束和宽束两种情况来讨论。所谓窄束 X(γ)射线是指不包括散射线成分的射线束，衰减规律可用式（1-58）来表示，即单能窄束 X(γ)射线强度随吸收物质厚度的增加，按指数规律衰减。

一般地，X(γ)射线强度衰减到其初始值一半时所需某种物质的衰减厚度定义为半值层（half-value layer，HVL）。对单能 X(γ)射线而言，半值层与线性衰减系数的关系可表示为

$$HVL = \frac{\ln 2}{\mu} = \frac{0.693}{\mu} \tag{1-67}$$

与线性衰减系数意义一样，HVL 亦是 X(γ)射线能量和衰减物质材料的函数，当衰减材料确定时，HVL 表示该种物质对 X 射线的衰减能力。HVL 越小，说明该种物质对 X(γ)射线的衰减能力越强。

实际上 X(γ)射线束大多为宽束，而真正窄束的情况很少。所谓宽束 X(γ)射线是指含有散射线成分的 X 射线束。若把图 1-19 中的窄束改为宽束，此时探测器记录的 X(γ)射线光子不但有未经相互作用的原射线光子，而且还有在吸收物质中产生的散射光子。结果探测器的计数要比窄束时增多，线性衰减系数也不再是一个常数，而是与物质厚度、几何条件、空间距离以及光子的能量有关。宽束 X(γ)射线的衰减规律可以在窄束衰减规律基础上加以修正，即

$$I = BI_0 e^{-\mu x} \tag{1-68}$$

式中 B 是积累因子，表征散射光子对辐射衰减的影响，定义为物质中给定点的光子计数率与未经

相互作用的原射线光子计数率之比，即

$$B = \frac{N}{N_n} = \frac{N_n + N_s}{N_n} = 1 + \frac{N_s}{N_n} \tag{1-69}$$

式中，N_n 为物质中给定点上未经相互作用的原射线光子计数率；N_s 为该点的散射线光子计数率；N 为该点的总计数率，$N = N_n + N_s$。式(1-69)明确地表示了积累因子的物理意义，其大小反映了在给定点散射光子对总光子数的贡献。显然，对宽束而言 B 总是大于 1；在理想窄束条件下，$B = 1$。B 的大小与物质厚度、原子序数和几何条件、源与吸收体和考虑点之间的相对位置，以及 X 射线光子能量等因素有关，可以通过近似计算法求得

$$B = 1 + \mu x \tag{1-70}$$

在屏蔽设计中，积累因子是一个重要的因素。若用窄束的衰减规律来处理宽束的问题，将会过高估计吸收体的衰减能力，对屏蔽是不安全的。

2. 连续 X 射线在均匀物质中的衰减　窄束和宽束 X(γ) 射线的指数衰减规律只是对单能的 X(γ) 射线而言。一般情况下，X 射线束是由能量连续分布的光子组成。当穿过一定厚度的物质时，各能量成分衰减的情况并不一样，它不遵守单一的指数衰减规律，因此连续 X 射线的衰减规律比单能 X 射线复杂得多。理论上，连续能谱的窄束 X 射线的透过强度可表示为各种能量 X 射线束透过强度之和，因此

$$I = I_{01}e^{-\mu_1 x} + I_{02}e^{-\mu_2 x} + \cdots + I_{0n}e^{-\mu_n x} \tag{1-71}$$

式中，I_{01}、I_{02}、$\cdots$、I_{0n} 表示各种能量 X 射线束的入射强度；μ_1、μ_2、$\cdots$、μ_n 表示各种能量 X 射线的线性衰减系数；x 为吸收物质层的厚度。

如果知道连续 X 射线的能谱 $N(E)$，则衰减规律可进一步表示为

$$I = \int_0^{E_{max}} N(E) E e^{-\mu(E)x} dE \tag{1-72}$$

此表达式具有更广泛的用途和意义。

连续 X 射线是能量从最小值到最大值之间各种光子组合成的混合射线束，当它们通过物质层时，量和质都有变化。特点是：X 射线强度变小，硬度增大（质提高）。这是由于低能光子容易被吸收，使 X 射线束通过物质后高能光子的比率相对变大的缘故。如图 1-20 所示，最高能量为 100keV 的连续 X 射线束，初始平均能量为 40keV，光子数 1 000 个，在水平通过第一个 1cm 厚的水层后，光子数衰减了 35%，平均能量提高到 47keV；在第二个等厚水层中，光子数仅衰减 27%，余存光子中高能光子占的比率更大，平均能量提高到 52keV；如此下去，X 射线的平均能量将逐渐提高，并接近入射线的最高能量。

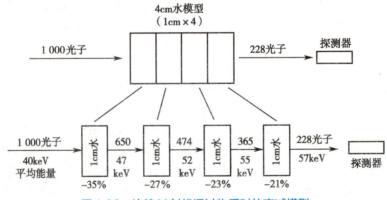

图 1-20　连续 X 射线通过物质时的衰减模型

以半对数坐标作图，吸收物质的厚度为横轴，透过的光子数为纵轴，若与相同条件下的单能 X 射线比较，如图 1-21，可以看出连续能谱 X 射线有更大的衰减。

图 1-22 表示不同厚度的吸收体对 X 射线能谱的影响,若从 A 到 D 厚度依次增加,X 射线束相对强度会不断减弱,低能成分也很快减弱,高能成分的比率不断增加,X 射线的能谱宽度(光子能量范围)则逐渐变窄。利用这些衰减特点可以调节 X 射线的量与质。X 射线管电压的峰值决定 X 射线束的光子的最大能量,用滤过的方法,可使其线束的平均能量接近最大能量。可见 X 射线管的管电压与滤过是决定 X 射线质的重要条件。

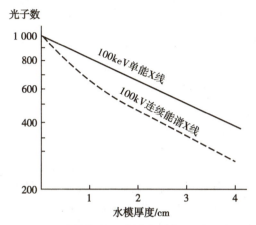

图 1-21　连续能谱 X 射线与单能 X 射线通过物质时衰减的比较

图 1-22　连续能谱 X 射线随吸收物质厚度的变化

3. 影响 X 射线衰减的因素　从以上的讨论中可以看出,决定 X 射线衰减的因素有: X 射线的能量、吸收物质的性质、组成吸收物质的原子序数及每千克物质所含有的电子数。

(1) X 射线能量对衰减的影响:入射光子能量越大,X 射线的穿透本领越强。在 10~100keV 能量范围内,X 射线与物质的作用截面将随入射光子能量的增加而减小,线性衰减系数也随着入射光子的能量增加而减小;表 1-7 给出的是不同能量的单能 X 射线通过 10cm 厚的水模时透过光子的百分数。显然,随着光子能量的增加,透过光子所占的百分数亦增加。其中,低能光子绝大部分通过光电效应而被衰减,只有极少数的低能光子透过。随着 X 射线能量的增加,康普顿散射占了优势。但作为总体效应,无论何种作用占优势,都可以说是射线能量越高,衰减越少。

表 1-7　单能窄束 X 射线透过 10cm 水模的百分数

能量 /keV	透过百分数 /%	能量 /keV	透过百分数 /%
20	0.04	60	13.0
30	2.5	80	16.0
40	7.0	100	18.0
50	10.0	150	22.0

(2) 物质的原子序数对衰减的影响:理论表明,光电效应的衰减系数与原子序数的 3 次方成正比,康普顿散射衰减系数与原子序数成正比。因此,物质的原子序数越高,吸收 X 射线越多。

对于较低原子序数的物质,遵守透射量随入射光子的能量增加而增加,但对于高原子序数的物质则不一定符合这一规律,当入射光子能量增加时,透射量还可能突然下降。这种现象的产生是由于原子的 K 边界限吸收(特征辐射)造成的。图 1-23 表示了铅($Z=82$)和锡($Z=50$)的衰减曲线。在锡的 K 结合能(29keV)处,其质量衰减系数发生突变超过铅元素,这种现象一直持续到 88keV。在 29~88keV,锡比铅对 X 射线具有更强的吸收衰减本领。这个能量范围正好是医学诊断用 X 射线的范围,因此在医学诊断 X 射线的范围内,锡比铅的屏蔽防护性能好。

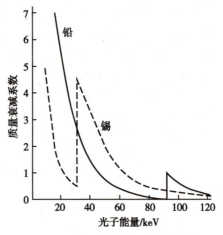

图 1-23　铅和锡的衰减曲线对比

（3）物质密度对衰减的影响：X 射线和物质的相互作用概率，与物质单位体积的原子、电子数成正比。X 射线的衰减与物质密度成正比。人体中除骨骼外，其他组织的有效原子序数几乎相同，但是由于密度不同，X 射线通过各组织时的衰减也不同，故而产生 X 射线影像。

（4）每千克电子数对衰减的影响：X 射线的衰减与物质内一定厚度中的电子数有关。电子数多的物质比电子数少的物质对 X 射线的衰减更强。

（侯立霞　刘　岩　谢晋东）

第二章　剂量学基础

教学基本要求

1. 掌握　粒子注量、能注量及其关系，照射量（率）、吸收剂量（率）和比释动能的基本定义和物理意义，以及常用电离辐射量的基本计算方法。

2. 熟悉　带电粒子平衡概念和空腔理论及其应用。

3. 了解　辐射量及单位的应用类别。

辐射剂量学是用理论或实践的方法研究电离辐射与物质的相互作用过程中能量传递的规律，并用来预测、估计和控制有关辐射效应的学科。辐射剂量学的研究范围包括：电离辐射能量在物质中的转移、吸收规律，受照物质内的剂量分布及其与辐射场的关系，辐射剂量与有关的辐射效应的关系以及辐射剂量的测量、计算方法等。辐射剂量学已广泛应用于医疗、辐射防护、生产和科研等方面。在这里主要介绍描述辐射场的量和辐射与物质相互作用的量，以及空腔理论。

第一节　描述辐射场性质的量

电离辐射存在的空间称为辐射场，由辐射源产生。按辐射种类，辐射源可分为 X 射线源、γ射线源、中子辐射源和 β 粒子辐射源等，与它们相应的辐射场称为 X 射线辐射场、γ 射线辐射场、中子辐射场和 β 粒子辐射场等。在应用放射线过程中，需要定量分析射线在辐射场中的分布。这种分布可以用粒子注量、能注量等描述辐射场性质的量来直接表征。

一、粒 子 注 量

图 2-1 表示的是一个非平行辐射场的情况。假若以辐射场中某点 P 为中心画出一个小的球形区域，这样粒子可以从各个方向进入大圆截面积（过球心 P）为 da 的球体。如果从各个方向进入该球体的粒子总数为 dN，则 dN 除以 da 的商，即定义为辐射场中 P 点处的粒子注量（particle fluence）

$$\Phi = \frac{\mathrm{d}N}{\mathrm{d}a} \tag{2-1}$$

Φ 的 SI 单位是 m^{-2}。

由于小球内的大圆可任意选取，对无论从任何方向入射到小球上的粒子，都可选取出相应的大圆截面。故国际辐射单位与测量委员会（International Commission on Radiation Units and Measurements，ICRU）定义的粒子注量不仅适用于平行辐射场，也适用于非平行辐射场。也就是说，粒子注量与粒子的入射方向无关。在一般情况下，通过单位截面的粒子数不等于粒子注量，只有在粒子单向平行垂直入射的特殊情况下才等于粒子注量。

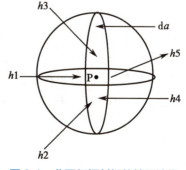

图 2-1　非平行辐射场的粒子注量

在实际中遇到的辐射场是一种非常复杂的能量演变空间，其中每个粒子不可能都具有相同的能量。即使从辐射源发出时其初始能量相同（单能），进入物质后，由于相互作用，其能量沿着各自的轨迹逐渐减少，最后为零。因此辐射场任何一点（任何一小球体范围），其射线粒子具有从 E_{max} 到 0 的各种可能的能量，此时粒子注量计算公式为

$$\Phi = \int_0^{E_{max}} \Phi_E \mathrm{d}E \tag{2-2}$$

式中，Φ_E 表示每单位能量间隔内的粒子注量，它定义为进入小球内能量介于 E 到 $(E+\mathrm{d}E)$ 之间的粒子数与该球体大圆截面积的比值。

在辐射防护实践中，辐射特征量随时间变化的规律具有重要的研究意义。这里常用粒子注量率（particle fluence rate）表征粒子注量在辐射场中随时间变化的速率。因此粒子注量率 $\dot{\Phi}$ 定义为：

$$\dot{\Phi} = \frac{\mathrm{d}\Phi}{\mathrm{d}t} \tag{2-3}$$

它表示在单位时间内进入单位截面积球体内的粒子数。在辐射防护中，表示单位时间内粒子注量的增量，粒子注量率的 SI 单位为 $\mathrm{m}^{-2} \cdot \mathrm{s}^{-1}$。

二、能 注 量

除了用粒子数目，还可以通过辐射场中某点粒子携带的能量来表征辐射场的性质。能注量就是为此目的而引入的一个量。

能注量（energy fluence）定义为进入辐射场内某点处截面积为 $\mathrm{d}a$ 的小球体内所有粒子的能量（不包括静止能量）之和 $\mathrm{d}E_{fl}$ 除以 $\mathrm{d}a$ 所得的商，即

$$\Psi = \frac{\mathrm{d}E_{fl}}{\mathrm{d}a} \tag{2-4}$$

对于单能光子束，$\mathrm{d}E_{fl}$ 就是光子数 $\mathrm{d}N$ 与光子能量 $h\nu$ 之积，即

$$\mathrm{d}E_{fl} = \mathrm{d}N \cdot h\nu \tag{2-5}$$

Ψ 的 SI 单位是 $\mathrm{J} \cdot \mathrm{m}^{-2}$。

$\dot{\Psi}$ 为单位时间内能注量的增量，称为能注量率（energy fluence rate），SI 单位为 $\mathrm{J} \cdot \mathrm{m}^{-2} \cdot \mathrm{s}^{-1}$。

三、粒子注量与能注量的关系

粒子注量 Φ 和能注量 Ψ 都是描述辐射场性质的物理量，二者之间的关系是：

对单能辐射场有

$$\Psi = \Phi \cdot E \tag{2-6}$$

对非单能辐射场有

$$\Psi = \int_0^{E_{max}} \Phi_E E \mathrm{d}E \tag{2-7}$$

式（2-6）和式（2-7）中，E 为粒子能量，Φ_E 是同一位置粒子注量的微分能量分布。

实际上，到达辐射场任一点的粒子未必都有相同的能量。因而，上述的粒子注量 Φ、粒子注量率 $\dot{\Phi}$、能注量 Ψ、能注量率 $\dot{\Psi}$ 都存在按粒子能量的分布，简称谱分布。谱分布有微分分布和积分分布两种形式。这里，以粒子注量、能注量的谱分布为例来讨论。

特定位置上，粒子注量和能注量按粒子能量的微分谱分布（Φ_E，Ψ_E），是指单位能量间隔内，能量为 E 的那些粒子构成的粒子注量或能注量

$$\Phi_E = \frac{\mathrm{d}\Phi(E)}{\mathrm{d}E} \tag{2-8}$$

$$\Psi_E = \frac{\mathrm{d}\Psi(E)}{\mathrm{d}E} = \frac{\mathrm{d}\Phi(E)}{\mathrm{d}E}E \tag{2-9}$$

其中,$\mathrm{d}\Phi(E)=\Phi_E\cdot\mathrm{d}E$ 和 $\mathrm{d}\Psi(E)=\Psi_E\cdot\mathrm{d}E$ 分别是能量在 $E\sim(E+\mathrm{d}E)$ 之间的粒子构成的粒子注量和能注量。粒子注量微分谱分布的 SI 是 $\mathrm{m}^{-2}\cdot\mathrm{keV}^{-1}$。显然,粒子注量率微分谱分布的 SI 是 $\mathrm{m}^{-2}\cdot\mathrm{s}^{-1}\cdot\mathrm{keV}^{-1}$。

粒子注量、能注量按粒子能量的积分谱分布 $[\Phi(E),\Psi(E)]$,是指能量从最小值到特定能量 E(即累加终点)为止的粒子累计构成的部分粒子注量或部分能注量

$$\Phi(E)=\int_0^E \Phi_E\cdot\mathrm{d}E \tag{2-10}$$

$$\Psi(E)=\int_0^E \Psi_E\cdot\mathrm{d}E \tag{2-11}$$

显然,如果式(2-10)和式(2-11)中的累加终点扩大到 ∞,即可得到相关位置上由各种能量的粒子构成的全部粒子注量或全部能注量。

既然 Φ_E 代表单位能量间隔内进入单位截面积小球的能量为 E 的粒子数,由这些粒子带来的能量就为 $E\cdot\Phi_E$,因此,到达相关位置上粒子的平均能量便为

$$\overline{E}=\frac{\int_0^\infty E\cdot\Phi_E\cdot\mathrm{d}E}{\int_0^\infty \Phi_E\cdot\mathrm{d}E} \tag{2-12}$$

这里,分子代表由各种能量的粒子带到相关位置上的总能量,分母就是到达相关位置的粒子总数。

第二节　描述电离辐射与物质相互作用的量

一、照　射　量

X(γ)射线穿过空气时,与空气中的原子相互作用从而产生高能的次级电子,然后再由这些次级电子导致空气电离。这些次级电子在使空气产生离子对的过程中,最后全部损失本身的能量。X(γ)射线的能量越高、数量越多,对空气的电离本领越强,被电离的总电荷量越多。因此,次级电子在空气中产生的任何一种离子(电子或正离子)的总电荷量,反映着 X(γ)射线对空气的电离本领。照射量就是根据对空气的电离本领的大小来度量 X(γ)射线的一个物理量。

1.照射量及其单位　照射量(exposure)是指 X(γ)射线在质量为 $\mathrm{d}m$ 的空气中释放出的所有次级电子完全被空气阻止时(这意味着 100% 的能量转换,没有剩余能量),在空气中形成的同一种符号的离子总电荷的绝对值 $\mathrm{d}Q$ 除以 $\mathrm{d}m$ 所得的商,即

$$X=\frac{\mathrm{d}Q}{\mathrm{d}m} \tag{2-13}$$

照射量是度量 X(γ)辐射对空气电离本领的一个物理量,不能用于其他类型辐射(如中子或电子束等)和其他物质。根据照射量的定义,$\mathrm{d}Q$ 中不包括次级电子发生轫致辐射被吸收后产生的电离。由于现有技术还不能对能量很低和很高的 X(γ)射线的照射量做精确测量,因此,照射量实际仅适用于光子能量介于几千电子伏至几兆电子伏范围内的 X(γ)射线。

照射量的 SI 单位,按定义是 $\mathrm{C}\cdot\mathrm{kg}^{-1}$,没有专门名称。人们习用照射量的专用单位是伦琴,用符号 R 表示。1 伦琴就是在 1kg 空气中产生库仑的电荷量,即

$$1\mathrm{R}=2.58\times10^{-4}\mathrm{C}\cdot\mathrm{kg}^{-1}$$

或　　　　　　　　　　　$$1\mathrm{C}\cdot\mathrm{kg}^{-1}=3.877\times10^{-3}\mathrm{R}$$

另外,暂时还用毫伦、微伦等单位。

为了确定辐射场中某点的照射量,须知道 X(γ)射线在该点某个空气体积 $\mathrm{d}V$ 中产生的次级电子在空气中所造成的总电离的情况。由于 X(γ)射线在 $\mathrm{d}V$ 空气中产生的次级电子具有一定的射程,它们在空气中所形成的离子对不仅分布在空气体积 $\mathrm{d}V$ 内,而且还有一部分离子分布在 $\mathrm{d}V$ 之外。故在确定照射量时,所有这些离子的电荷都应计算在内。而空气体积 $\mathrm{d}V$ 外产生的次级电

子所形成的离子即使分布在空气体积 $\mathrm{d}V$ 之内,在确定照射量时也不应计算在内。

照射量率(exposure rate)$\dot{X}$ 即为照射量随时间的变化率,或称作单位时间内照射量的增量。即

$$\dot{X} = \frac{\mathrm{d}X}{\mathrm{d}t} \tag{2-14}$$

照射量率的 SI 单位为 $\mathrm{C \cdot kg^{-1} \cdot s^{-1}}$。旧单位是 $\mathrm{R \cdot s^{-1}}$、$\mathrm{R \cdot min^{-1}}$、$\mathrm{R \cdot h^{-1}}$ 等。

2. 照射量与能注量的关系　对于单能 $\mathrm{X}(\gamma)$ 射线,在空气中某点的照射量 X 与同一点上的能注量 Ψ 之间有以下关系

$$X = \Psi \cdot \frac{\mu_{en}}{\rho} \cdot \frac{e}{\overline{W}} \tag{2-15}$$

式中 μ_{en}/ρ 是给定的单能 $\mathrm{X}(\gamma)$ 射线在空气中的质能吸收系数;e 是电子的电荷;$\overline{W} = 33.97\mathrm{eV}$,是电子在空气中每形成一个离子对所消耗的平均能量。

式(2-15)中每个量均取 SI 单位,则照射量 X 的单位为"$\mathrm{C \cdot kg^{-1}}$"。如果照射量的单位用"R"表示,式(2-15)可写为

$$X = 3.877 \times 10^3 \cdot \Psi \cdot \frac{\mu_{en}}{\rho} \cdot \frac{e}{\overline{W}} \tag{2-16}$$

代入 $\overline{W}$ 和 e 的数值后,式(2-16)可改写为

$$\frac{\Psi}{X} = 8.73 \times 10^{-3} \cdot \frac{\rho}{\mu_{en}} \tag{2-17}$$

式中 Ψ/X 是每伦琴的能注量,它表示在空气中某点产生 1 伦琴照射量所需的能注量。

同样,可以导出每伦琴的光子注量。

如果知道连续 X 射线在空气中某点的能谱 $N(E)$,则照射量可由式(2-18)计算

$$X = \int_0^{E_{max}} N(E) \cdot E \cdot \frac{\mu_{en}(E)}{\rho} \cdot \frac{e}{\overline{W}} \cdot \mathrm{d}E \tag{2-18}$$

二、比释动能

1. 比释动能及其单位　照射量是以电离电量的形式间接反映 $\mathrm{X}(\gamma)$ 射线在空气中的辐射强度大小的物理量,它不能反映出射线在吸收介质中能量的转移过程。射线的吸收及其引起的效应直接取决于射线在介质中的能量转移。当间接致电离辐射在辐射场中与物质相互作用时,首先是间接致电离粒子将能量传给直接致电离粒子,然后直接致电离粒子再在物质中引起电离、激发,导致粒子的能量最后被物质所吸收。辐射剂量学中以比释动能描述间接致电离粒子与物质相互作用时,传递给直接致电离粒子能量的大小。

比释动能(kinetic energy released in material,Kerma)K 是指不带电电离粒子(光子或中子)与物质相互作用时,在单位质量物质中由间接致电离辐射所产生的全部次级带电粒子的初始动能之和。它等于 $\mathrm{d}E_{tr}$ 除以 $\mathrm{d}m$ 所得的商

$$K = \frac{\mathrm{d}E_{tr}}{\mathrm{d}m} \tag{2-19}$$

式中,$\mathrm{d}E_{tr}$ 为间接致电离辐射在给定物质的体积元 $\mathrm{d}m$ 内,释放出来的全部带电粒子的初始动能总和。比释动能虽只适用于度量间接致电离辐射,但适用于任何物质。

比释动能的 SI 单位 $\mathrm{J \cdot kg^{-1}}$,专用单位为戈瑞(Gy)

$$1\mathrm{Gy} = 1\mathrm{J \cdot kg^{-1}} \tag{2-20}$$

同样,根据辐射场实际情况,也有毫戈瑞(mGy)、微戈瑞(μGy)等。单位时间内比释动能的增量,称为比释动能率(Kerma rate),单位为 $\mathrm{J \cdot kg^{-1} \cdot s^{-1}}$。

2. 比释动能构成　在第一章中已了解,带电粒子的能量损失同时存在碰撞损失和辐射损失两种可能。对于光子,必须考虑其次级电子能量的碰撞损失和辐射损失,特别是光子能量很高

时，其次级电子能量的辐射损失会十分明显。

因为受光子照射的物质中，在所关注的一点处，物质吸收的辐射能量直接依赖于次级电子能量的碰撞损失。因此，出于实际需要，依次级电子的能量归宿，光子的比释动能 K 可分为碰撞比释动能 K_{col} 和辐射比释动能 K_{rad}：

$$K = K_{col} + K_{rad} \tag{2-21}$$

若次级电子能量辐射损失的平均份额为 $\overline{g}$，则：

$$K_{rad} = K \cdot \overline{g} \tag{2-22}$$

$$K_{col} = K \cdot (1 - \overline{g}) \tag{2-23}$$

显然，光子的碰撞比释动能就是单位质量物质中，光子释放出的所有次级电子的初始动能，而后以电离、激发方式损失的能量总和。

3. 照射量与比释动能的关系　对于一种给定的单能间接致电离辐射，辐射场中某点的比释动能 K 与能注量 Ψ 之间存在如下关系

$$K = \Psi \cdot \frac{\mu_{tr}}{\rho} \tag{2-24}$$

在带电粒子平衡条件下，如果由次级带电粒子产生的轫致辐射损失的能量忽略不计，则有 $\mu_{en}/\rho = \mu_{tr}/\rho$。在空气中，代入此条件并将式（2-15）和式（2-24）联用，可求得

$$K = X \cdot \frac{\overline{W}}{e} \tag{2-25}$$

一般吸收物质的辐射光子能量较低时，X（γ）射线在空气中的比释动能与照射量间的关系可用式（2-25）表达。

三、吸收剂量

1. 吸收剂量及其单位　比释动能所描述的是间接致电离辐射在介质中转移给次级带电粒子的能量。在辐射场中，次级带电粒子获取的能量一部分用于电离、激发，另一部分则转化为轫致辐射。轫致辐射是带电粒子与物质作用时，能量直接转换成电磁辐射发射出去，因此在考虑吸收问题时不包括这部分能量。射线所引起的各种效应只与其在介质中用于电离和激发的能量有关，这些能量是射线真正在介质中所"沉积"的能量。射线在介质中所"沉积"的能量越多，即介质吸收的辐射能量越多，则由辐射引起的效应就越明显。辐射剂量学以"吸收剂量"来衡量物质吸收辐射能量的多少，并以此研究能量吸收与辐射效应的关系。

吸收剂量（absorbed dose）D 为电离辐射授予单位质量为 dm 的介质的平均能量 dE_{en}，即 dE_{en} 除以 dm 所得的商

$$D = \frac{dE_{en}}{dm} \tag{2-26}$$

式中 dE_{en} 是任何电离辐射授予质量为 dm 的介质的平均授予能。它是进入质量为 dm 的体积元内的全部带电粒子和不带电粒子能量的总和，与离开该体积元的全部带电粒子和不带电粒子能量的总和之差，再减去在该体积内发生任何核反应或基本粒子反应所增加的静止质量的等效能量。对某一物质来说，在一定体积内接受的平均授予能越多，则吸收剂量越大。

吸收剂量适用于任何类型的电离辐射和受到照射的任何物质。而不同物质吸收辐射能量的本领不同。因此，讨论吸收剂量必须说明是什么物质的吸收剂量，并应明确辐射类型和特定的位置。

吸收剂量的 SI 单位是 $J \cdot kg^{-1}$，专用单位与比释动能的单位相同，也叫"戈瑞"，简称"戈"，用符号"Gy"表示。在放射剂量治疗学中，计算患者剂量和处方剂量时，为了方便，通常使用厘戈瑞（cGy）作为吸收剂量单位

$$1Gy = 100cGy$$

吸收剂量沿用旧单位拉德，符号记作"rad"。

$$1rad = 10^{-2}Gy$$

各种辐射的生物效应，不仅与吸收剂量的大小有关，还与吸收的速率有关，是一个随时间变化的函数，因此需引入吸收剂量率的概念。一般说来，吸收剂量率（absorbed dose rate）$\dot{D}$表示单位时间内吸收剂量的增量。即

$$\dot{D} = \frac{dD}{dt} \tag{2-27}$$

吸收剂量率的SI单位用$J\cdot kg^{-1}\cdot s^{-1}$表示，其专用单位为$Gy\cdot s^{-1}$。

例2-1　某一质量为0.5g的物质，在10s内吸收电离辐射的平均能量为200erg（尔格），求该物质的吸收剂量和吸收剂量率。

解：根据题意义已知：$dm = 0.5g = 5 \times 10^{-4}kg$

$$dE_{en} = 200erg = 2 \times 10^{-5}J$$

$$dt = 10s$$

则该物质的吸收剂量和吸收剂量率分别为

$$D = \frac{dE_{en}}{dm} = \frac{2 \times 10^{-5}}{5 \times 10^{-4}} = 0.04Gy = 40mGy$$

$$\dot{D} = \frac{dD}{dt} = \frac{40}{10} = 4mGy \cdot s^{-1}$$

通过解此题可以理解吸收剂量和吸收剂量率的概念，以及掌握旧单位与SI单位的换算。

2. 照射量与吸收剂量的关系　在带电粒子平衡的条件下，单能辐射场中同一点吸收剂量与能注量的关系是

$$D = \Psi \cdot \frac{\mu_{en}}{\rho} \tag{2-28}$$

在空气介质中，根据式（2-15）和式（2-28），可得吸收剂量与照射量的关系为

$$D_a = X \cdot \frac{\overline{W}}{e} \tag{2-29}$$

式中角标a表示空气介质，若$\overline{W}$取33.97eV，则有

$$D_a(J\cdot kg^{-1}) = X(C\cdot kg^{-1}) \times 33.97(J\cdot C^{-1}) \tag{2-30}$$

进一步，若吸收剂量的单位为Gy，照射量以常用单位R表示，则有

$$D_a(Gy) = X(R) \times 0.876 \times 10^{-2}(Gy\cdot R^{-1}) \tag{2-31}$$

由式（2-28）可知，若有两种物质在同样条件下受到X(γ)光子的照射，则它们的吸收剂量与质能吸收系数成正比。即

$$D_1/D_2 = (\mu_{en}/\rho)_1/(\mu_{en}/\rho)_2 \tag{2-32}$$

所以，只要知道一种物质中的吸收剂量，即可算出同时照射情况下另一种物质的吸收剂量。

由式（2-30）和式（2-32），可以得到物质中的吸收剂量D_m和空气中照射量X之间的关系

$$D_m = 33.97\frac{(\mu_{en}/\rho)_m}{(\mu_{en}/\rho)_a} \cdot X \tag{2-33}$$

式中照射量X用SI单位量度。引入f值表达，式（2-33）写成

$$D_m = f \cdot X \tag{2-34}$$

其中

$$f = 33.97\frac{(\mu_{en}/\rho)_m}{(\mu_{en}/\rho)_a}$$

f称为照射量-吸收剂量转换系数，或称作照射量-吸收剂量转换因子。它是以"$C\cdot kg^{-1}$"表示的照射量换算成以"Gy"为单位的吸收剂量的一个系数。

转换因子f值取决于光子能量和被照射物质的性质。表2-1给出了水、骨骼和肌肉对不同能量光子的f值。

表2-1　水、骨骼和肌肉在不同光子能量下的 f 值　　　　单位: Gy·kg·C^{-1}

光子能量/MeV	水	骨骼	肌肉
0.010	35.35	137.21	35.85
0.020	34.15	163.95	35.50
0.030	33.68	170.16	35.27
0.040	34.03	160.47	35.62
0.050	34.57	138.76	35.89
0.060	35.08	112.79	36.01
0.080	36.12	74.03	36.40
0.100	36.74	56.20	36.74
0.200	37.71	37.95	37.33
0.300	37.44	36.36	37.09
0.400	37.44	35.97	36.98
0.500	37.44	35.85	37.09
0.600	37.44	35.85	37.09
0.800	37.40	35.66	37.05
1.000	37.40	35.74	37.05
2.000	37.44	35.70	36.98
3.000	37.29	35.97	36.98
4.000	37.13	36.05	36.74
5.000	36.98	36.20	36.59
6.000	37.21	36.78	36.78
8.000	37.05	37.05	36.59
10.00	36.24	37.21	36.01

由此可见，水的 f 值与肌肉的相近，而对于低能光子即使照射量相同，骨骼的吸收剂量也要比肌肉高出 3～4 倍，可是由实验表明，这时脂肪的吸收剂量却只有肌肉的一半左右。然而当光子能量超过 0.200MeV 后，对于相同的照射量，各种物质的吸收剂量都非常接近。

若求某种物质的吸收剂量时，只要在物质待测点位置留一个小腔，然后将电离室放入，测出小腔内空气的照射量 X，再根据 f 值，就可以计算出物质内该点的吸收剂量。

例2-2　用电离室测得体模内一点照射量率为 2.58×10^{-5}C·kg^{-1}·h^{-1}，已知光子的能量为 0.10MeV，求体模该位置的吸收剂量率和体模 15min 内的吸收剂量。

解: 已知 $\dot{X} = 2.58 \times 10^{-5}$C·kg^{-1}·h^{-1}; 查表 2-1 得: $f_{水} = 36.74$Gy·kg·C^{-1}。因此

$$\dot{D}_{水} = 36.74 \times 2.58 \times 10^{-5} = 9.48 \times 10^{-4} \text{Gy·h}^{-1}$$

$$D_{水} = 9.48 \times 10^{-4} \times \frac{1}{4} = 2.37 \times 10^{-4} \text{Gy}$$

第三节　带电粒子平衡

一、带电粒子平衡

以上已经给出了辐射剂量学中 3 个比较重要的辐射特征量，即照射量 X、比释动能 K 和吸收剂量 D。其中照射量是通过电离空气的电荷多少，以间接的方式反映辐射场强度的特征量，而吸收剂量和比释动能则是从射线能量转移的角度反映物质在与射线相互作用时，物质所吸收的射线能量。它们之间既相互联系，又有本质区别。利用照射量可计算空气的比释动能和吸收剂量，利用比释动能可计算吸收剂量。在讨论三者关系的时候必须附加条件，而带电粒子平衡或广义的带电粒子平衡就是其中最重要的条件之一。

如图 2-2 所示,设均匀介质受到 X(γ) 射线的照射,光子通过相互作用,在介质内部中释放出次级电子。为简化分析,假设所有这些带电粒子在介质中具有相同的方向和能量,且呈现直线轨迹,其射程和方向如图 2-2 中虚线箭头所示。在介质内部取一小体积 dV,若 dV 在介质表面附近,穿过 dV 的次级电子轨迹数量较少;随着 dV 向介质深处移动,因光子相互作用释放出更多的电子,电子轨迹数量增加。这一过程如图 2-2 底部的方框所示,其中每个小方框表示介质内部不同深度处的体积 dV。假设光子束在介质中没有衰减,dV 移至一定深度后,所有离开 dV

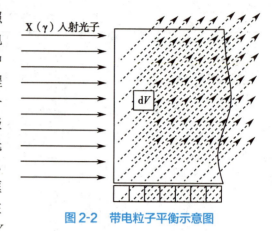

图 2-2 带电粒子平衡示意图

的次级电子数量及带走的能量等于进入 dV 的次级电子数目及带入的能量,则称在 dV 处存在"带电粒子平衡(charged particle equilibrium,CPE)"。

设 dE_{en} 表示介质某体积元吸收的能量,dE_{tr} 为射线转移给该体积元的能量,dE_{out} 表示次级电子从体积元中带出的能量,dE_{in} 为体积元外产生的次级电子带入体积元的能量。则有

$$dE_{en} = dE_{tr} - dE_{out} + dE_{in}$$

当达到"带电粒子平衡"时,$dE_{out} = dE_{in}$,因此有

$$dE_{en} = dE_{tr}$$

由此可知,达到带电粒子平衡的条件是:①小体积 dV 周围的 X(γ) 辐射场必须是均匀的,以使 dV 周围 X(γ) 光子释放出的电子注量率保持不变。这不仅要求 dV 周围的辐射强度和能谱不变,而且要求 dV 周围(图中虚线以内部分)的介质是均匀介质。②小体积 dV 在各方向离介质边界的距离 d 要足够大,至少大于次级电子在介质中的最大射程 Z_{max}。

严格讲,上述条件难以实现,特别是靠近辐射源处,辐射强度随位置变化显著;另外,在两种介质交界处附近为非均匀介质,都不可能满足带电粒子平衡的必要条件。但在实践中,需要对某些条件作适当的近似处理,以便在一定的精度范围内,可认为带电粒子平衡成立。当 X(γ) 射线能量较低[设低于 ^{60}Co γ 射线能量(1.25MeV)]时,由于次级电子射程相对较短,X(γ) 光子的衰减可以忽略,则在受照射的某些介质中,可认为近似存在带电粒子平衡。

二、吸收剂量与比释动能的关系

如上所述,在带电粒子平衡的情况下,间接致电离辐射在质量为 dm 内的物质中交给带电粒子的能量 dE_{tr} 等于该体积元内物质所吸收的能量 dE_{en},因此

$$D = \frac{dE_{en}}{dm} = K_{col} \approx \frac{dE_{tr}}{dm} = K \tag{2-35}$$

式(2-35)表明,在带电粒子平衡的条件下,吸收剂量等于碰撞比释动能。若不考虑带电粒子由于轫致辐射而损耗的能量,吸收剂量等于比释动能。但带电粒子的一部分能量有可能转变为轫致辐射而离开质量元 dm,因此这时轫致辐射的能量损失不能忽略,吸收剂量与比释动能的关系为

$$D = K(1 - \bar{g}) = K_{col} \tag{2-36}$$

然而,除了高能电子与物质作用情况外,一般轫致辐射损失的平均份额 $\bar{g}$ 都很小,可以忽略不计,式(2-36)回归到式(2-35)。

如上所述,当满足带电粒子平衡条件,且次级电子产生的轫致辐射可忽略时,吸收剂量和比释动能相等。但是若带电粒子平衡条件不能成立,为使两者之间能进行数值转换,吸收剂量和比释动能关系为

$$D = K(1 - \bar{g})q_e = K_{col}q_e \tag{2-37}$$

式中 q_e 为带电粒子平衡系数,随物质深度会发生变化。根据带电粒子平衡条件,物质表面的任意点不存在带电粒子平衡。从对图 2-2 的分析可知,在均匀介质表面附近,射线转移给体积 dV 的能量大于介质在该体积吸收的能量,所以吸收剂量小于碰撞比释动能,此时处于带电粒子平衡的建立区,$q_e < 1$。随着 dV 在介质中所处深度增加,次级电子越来越多地进入该体积内,dV 的吸收剂量快速增加。当深度等于带电电子的最大射程时,dV 内达到带电粒子平衡,即在 Z_{max} 处吸收剂量达到最大值等于碰撞比释动能,$q_e = 1$。在理想状态下,可忽略入射辐射在物质中的衰减,则碰撞比释动能恒定,这种平衡在更深的深度上得以保持,该过程如图 2-3(a)所示。但在实际情况中,入射辐射随深度会出现衰减,碰撞比释动能随着介质深度的增加而缓慢降低,如图 2-3(b)所示。吸收剂量超过 Z_{max} 处对应的最大值后,dV 内进入"瞬时带电粒子平衡"状态,此时吸收剂量大于碰撞比释动能,$q_e > 1$,该比值通常是恒定的。

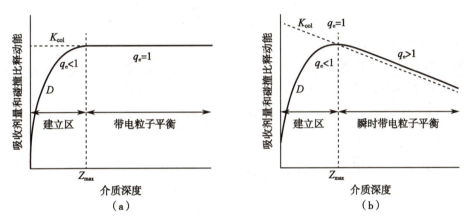

图 2-3 吸收剂量和碰撞比释动能相对关系随介质深度的变化
(a)理想状态;(b)实际情况。

第四节 空 腔 理 论

为了测量在介质中的吸收剂量,必须将对辐射灵敏的仪器(剂量计)引入介质中。一般情况下,剂量计中的灵敏介质与被测介质不是同一种材料。设定好条件的空气常被用来做剂量计中的灵敏介质,因此,剂量计内介质所处的空间又被称作空腔(cavity)。空腔理论(cavity theory)即以辐射与不同物质作用的相关性为依据,将辐射剂量计在灵敏介质(空腔)中的吸收剂量与空腔周围待测介质的吸收剂量,用数学模型表述和应用的理论。

一、布拉格 - 戈瑞空腔理论

与光子在空腔介质中产生的次级带电粒子的射程相比,空腔可划分为较小、中等、较大 3 种尺度。如果带电粒子(电子)的射程比空腔直径大很多,可认为空腔尺度较小;反之,如果带电粒子(电子)的射程比空腔直径小很多,可认为空腔尺度较大;中等则代表带电粒子(电子)射程与空腔直径是相近的。空腔理论根据空腔直径的大小建立了不同的数学模型。布拉格 - 戈瑞理论适用于很小的空腔,由 Bragg 在 1910 年提出,并随后由他的博士研究生 Gray 完成。该理论主要有两个假设:

(1)空腔的直径比带电粒子在其中的射程小很多,以至于空腔的存在不造成辐射场的扰动。

(2)空腔中的吸收剂量仅仅是由穿过空腔的带电粒子产生的,即忽略光子在空腔中的相互作用。

第 1 个假设等效于要求空腔中的带电粒子注量等于介质中的。在带电粒子平衡和瞬时带电粒子平衡区域内,这种情况确实存在。另外,空腔的存在总是引起一定程度的注量干扰,这就要求引入注量干扰因子。

第 2 个假设表明在空腔中沉积剂量的所有电子是在空腔外产生并完全穿过空腔。因此,在空腔中既没有次级电子产生,也没有次级电子被阻止在内。

设在一均匀介质 m 中,有一充有空气的气腔 a,如图 2-4 所示,X(γ) 射线等电离辐射,在介质中产生的次级电子穿过气腔时会在其中产生电离,假定气腔的直径远小于次级电子的最大射程。

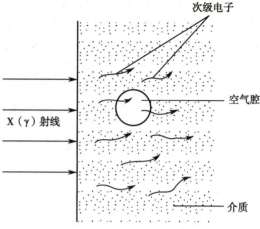

图 2-4　布拉格-戈瑞空腔理论示意图

在上述 2 个假设下,根据布拉格-戈瑞空腔理论,空腔周围介质 m 的吸收剂量 D_m 与空腔中气体 a 的吸收剂量 D_a 间的关系是

$$\frac{D_m}{D_a} = \frac{(\overline{S}/\rho)_m}{(\overline{S}/\rho)_a} = \left(\frac{\overline{S}}{\rho}\right)_a^m \tag{2-38}$$

式中 $\left(\dfrac{\overline{S}}{\rho}\right)_a^m$ 是介质 m 与空腔中气体 a 的平均质量阻止本领之比。

二、其他大小的空腔

当包围空腔 a 的腔壁材料 w 的厚度达到可以保证几乎在它的整个体积内带电粒子平衡,但是它的吸收剂量不会干扰其所浸入介质 m 中的光子注量,而且包围 w 的介质 m 所在区域也处于带电粒子平衡条件下时,如图 2-5 所示。

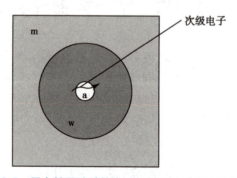

图 2-5　具有较厚腔壁的空腔与其浸入介质的示意图

此时,包围空腔的材料 w 的吸收剂量和介质 m 的吸收剂量关系为

$$\frac{D_m}{D_w} = \frac{\left(\dfrac{\mu_{en}}{\rho}\right)_m}{\left(\dfrac{\mu_{en}}{\rho}\right)_w} \tag{2-39}$$

式 (2-39) 是质能吸收系数的比值,隐含 3 个条件:①两种介质 w 和 m 中都存在带电粒子平衡;②光子束是单能的;③两种介质的光子注量相同。

如果 w 和 m 元素组成不相似,边界处光子的后向散射会显著改变光子注量,而与空腔的尺寸无关。

当光子辐射两种物质时，可对式（2-39）在光子能谱上积分

$$\frac{D_{\mathrm{m}}}{D_{\mathrm{w}}} = \frac{\int_0^{h v_{\max}} \left(\frac{\mathrm{d}\varPhi}{\mathrm{d}h v}\right)_{\mathrm{m}} \left(\frac{\mu_{\mathrm{en}}}{\rho}\right)_{\mathrm{m}} h v \mathrm{d}(h v)}{\int_0^{h v_{\max}} \left(\frac{\mathrm{d}\varPhi}{\mathrm{d}h v}\right)_{\mathrm{m}} \left(\frac{\mu_{\mathrm{en}}}{\rho}\right)_{\mathrm{w}} h v \mathrm{d}(h v)} \equiv \left(\frac{\bar{\mu}_{\mathrm{en}}}{\rho}\right)_{\mathrm{w}}^{\mathrm{m}} \tag{2-40}$$

式中$(\bar{\mu}_{\mathrm{en}}/\rho)_{\mathrm{w}}^{\mathrm{m}}$是介质和空腔壁的平均质能吸收系数的比值。

三、电离室实用剂量学

在放射诊断学中，经常使用电离室来测量吸收剂量。电离室的室壁即为一个大空腔，除了含有气体，其厚度足以保证室壁带电粒子平衡。如果室壁 w 元素的组成与介质 m 的组成相似，且介质中也存在带电粒子平衡，可以使用式（2-39）或式（2-40）将介质中的吸收剂量与室壁中的吸收剂量联系起来测量剂量。根据 Bragg-Gray 条件，电离室中的气体主要受到室壁中释放的带电粒子的辐射。考虑室壁厚度，式（2-38）中的介质 m 应用室壁材料 w 替代，则可得

$$\frac{D_{\mathrm{w}}}{D_{\mathrm{a}}} = \left(\frac{\bar{S}}{\rho}\right)_{\mathrm{a}}^{\mathrm{w}} \tag{2-41}$$

结合式（2-39），可获得电离室所插入的介质的吸收剂量

$$D_{\mathrm{m}} = D_{\mathrm{a}} \left(\frac{\bar{S}}{\rho}\right)_{\mathrm{a}}^{\mathrm{w}} \left(\frac{\bar{\mu}_{\mathrm{en}}}{\rho}\right)_{\mathrm{w}}^{\mathrm{m}} \tag{2-42}$$

如果已知空腔中气体产生的电荷 Q 和空腔中气体质量 m_{a}，则式（2-42）可表示为

$$D_{\mathrm{m}} = \frac{Q}{m_{\mathrm{a}}} \overline{W}_{\mathrm{a}} \left(\frac{\bar{S}}{\rho}\right)_{\mathrm{a}}^{\mathrm{w}} \left(\frac{\bar{\mu}_{\mathrm{en}}}{\rho}\right)_{\mathrm{w}}^{\mathrm{m}} \tag{2-43}$$

式中$\overline{W}_{\mathrm{a}}$为气体中形成离子对所消耗的平均能量。

当腔室壁材料与腔室内气体原子成分相同时，腔室气体吸收剂量和腔室壁吸收剂量相等，式（2-42）和式（2-43）可分别简化为

$$D_{\mathrm{m}} = D_{\mathrm{a}} \left(\frac{\bar{\mu}_{\mathrm{en}}}{\rho}\right)_{\mathrm{a}}^{\mathrm{m}} \tag{2-44}$$

$$D_{\mathrm{m}} = \frac{Q}{m_{\mathrm{a}}} \overline{W}_{\mathrm{a}} \left(\frac{\bar{\mu}_{\mathrm{en}}}{\rho}\right)_{\mathrm{a}}^{\mathrm{m}} \tag{2-45}$$

在实践中使用式（2-42）至式（2-45）并非易事，因为一般不知道光子和电子的能谱，而且电荷也很难被完全收集。然而，这是针对用于放射诊断仪器校准的标准电离室进行的，对不完全电荷收集和原子成分不匹配，应用校正因子。将标准电离室与待校准的仪器进行比较，用特性良好的光子束照射两者，光子束的质与临床束的质相当。

（高智贤）

第三章　电离辐射的基本测量

教学基本要求

1. **掌握**　电离辐射探测器的种类及其测量原理。
2. **熟悉**　电离室剂量计、半导体剂量计和释光剂量计的工作原理和特性。
3. **了解**　其他剂量计的原理、特性及应用。

为确定电离辐射的存在并且定量地加以表述,需要专门的测量仪器。另一方面,通过计算得到的辐射剂量值是否正确,采用的辐射防护措施能否满足防护安全的要求,也必须通过实际的测量来验证。

电离辐射与物质相互作用产生的各种效应,是电离辐射剂量探测的物理基础。根据探测器工作介质以及发生效应的不同,探测器可以分为几种类型:气体探测器(利用射线在气体中产生的电离效应)、半导体探测器(利用射线在半导体中产生的电子和空穴)、闪烁探测器(利用射线在闪烁体中产生的发光效应),此外还有其他类型的探测器,如释光探测器、固体径迹探测器等。

本章首先对最早出现的电离室剂量计进行介绍,之后介绍探测效率和分辨率更高的半导体剂量计和释光剂量计,最后将胶片剂量计、正比计数管、盖革-米勒计数管和闪烁计数器4种常用探测器作为其他剂量计一并进行介绍。

第一节　电离室剂量计

电离室(ionization chamber)是最早应用于电离辐射的气体探测器,迄今已有100多年的历史,至今仍被广泛应用。电离室根据测量目的的不同,其大小规格不一,可以是一个特殊的密闭房间,也可以像一只精致的手电筒。电离室测量吸收剂量的基本过程是,先测量电离辐射在与物质相互作用过程中产生的次级粒子的电离电荷量,通过计算得出剂量值。

一、自由空气电离室

自由空气电离室是根据照射量的定义设计的一个封闭系统,如图 3-1 所示。它主要由两个相互平行的平板形电极构成,极间相互绝缘并分别连接到电源高压的正负端,电极间充有空气。电离室的一个极板与高压源的正端或负端相连;另一极板与静电计输入端相连,构成收集极。以收集极确定边界的两个电极间(存在电场)的区域即为电离室的灵敏体积。在灵敏体积外的电极称为保护极,它使灵敏体积边缘处的电场保持均匀,并同时使绝缘子的漏电流不流经测量回路,减少对被测信号的影响。当电离辐射如X(γ)射线射入电离室时,经与其中的空气介质相互作用,产生次级电子,这些电子在其运动径迹上使空气的原子电离,产生一系列正负离子对。灵敏体积内是电子平衡区,在电场作用下,电子、正

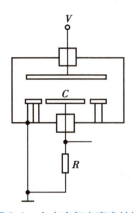

图 3-1　自由空气电离室结构

离子分别向两极漂移，引起相应极板的感应电荷量发生变化，从而在外接电路中形成电离电流。在电子平衡条件下，测量到的电荷理论上应为次级电子所产生的全部电离电荷量。

实际测量中，射线束是发散的，如果射线束所张的立体角不太大，且忽略射线束的衰减，则收集电极收到的离子总电荷量 Q，在数值上等于

$$Q = \int_{f+l}^{f+l+L} \Psi_s \left(\frac{\mu_{en}}{\rho} \right) \frac{e}{W} \rho_0 a_s \mathrm{d}s \tag{3-1}$$

式中 a_s 与 Ψ_s 分别是距 X 射线源 S 处射线束的截面积和相应的能注量，μ_{en}/ρ 是空气的质能吸收系数，$a_s \mathrm{d}s$ 是介于 $s \sim (s+\mathrm{d}s)$ 的测量体积元，ρ_0 是标准状态下的空气密度，f 是射线源到光栏的距离，l 是光栏到收集板前沿的距离，L 是收集板有效长度，如图 3-2 所示。

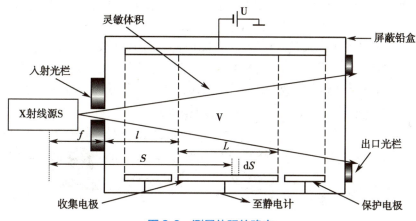

图 3-2　测量体积的确定

在发散的情况下，能注量按离开射线源距离的平方而减少，而射线束的截面积则随这一距离的平方而增大。因而在离开射线源的不同距离上，射线束的截面积与该截面上的能注量的乘积为常数，即

$$a_s \Psi_s = a_0 \Psi_0 \tag{3-2}$$

式中，a_0 和 Ψ_0 分别是入口光栏处射线束的截面积和相应的能注量。

将式（3-2）代入式（3-1）可得

$$Q = \int_{f+l}^{f+l+L} \Psi_0 \left(\frac{\mu_{en}}{\rho} \right) \frac{e}{W} \rho_0 a_0 \mathrm{d}s = \Psi_0 \left(\frac{\mu_{en}}{\rho} \right) \frac{e}{W} \rho_0 a_0 L \tag{3-3}$$

式中，$\Psi_0 \left(\dfrac{\mu_{en}}{\rho} \right) \dfrac{e}{W}$ 就是 X 射线束在入口光栏处的照射量 X_0，因此

$$X_0 = \frac{Q}{\rho_0 a_0 L} \tag{3-4}$$

在实际应用中，电离室的输出信号电流约在 10^{-10}A 量级，为弱电流，必须使用静电计（弱电流放大器）对其放大，此类静电计通常被称为剂量测量仪，其详细内容可参照有关文献和技术手册。

自由空气电离室一般为国家一级或二级剂量标准实验室所配置，作为标准，对现场使用的电离室型剂量仪进行校准，因此又称作标准型电离室。

二、指形电离室

标准型电离室的体积庞大，应用技术复杂。当 X（γ）光子能量较高时，建立"电子平衡"的空气厚度较大，因此不能用作现场测量仪器。指形电离室就是根据自由空气电离室的原理，为现场使用而设计的，又称实用型电离室。

如果我们将"收集电极"外的空气进行压缩，如图 3-3（a）所示，假定空气外壳的半径等于电离辐射在空气中产生的次级电子的最大射程，满足进入气腔中的电子数与离开的电子数相等，

则既能满足"电子平衡"条件，同时又可以大幅度缩小电离室的体积。此条件下的电离室可认为与自由空气电离室具有相同的功能。如果将图 3-3（a）中的空气外壳压缩，则可形成图 3-3（b）所示的固体空气等效外壳。所谓空气等效（air-equivalent）就是该种物质的有效原子序数与空气有效原子序数相等。由于固体空气等效材料的密度远大于自由空气密度，该种材料中达到电子平衡的厚度可远小于自由空气厚度。例如，对 100～250kV 的 X 射线，其空气等效壁的厚度约为 1mm，就可达到电子平衡。根据上述设想而制成的指形电离室的剖面图如图 3-3（c）所示。在电离室的内壁涂有一层导电材料，形成一个电极；另一个电极位于中心作收集极，用较低原子序数材料（如石墨或铝）制成。空气腔产生的电离电荷，是由室壁中的次级电子所产生的。为使指形电离室与自由空气电离室具有相同的效应，它的室壁应与空气外壳等效，即在指形电离室壁中产生的次级电子数和能谱与在空气中产生的一样。指形电离室壁材料一般选用石墨、酚醛树脂和塑料等，它们的有效原子序数略小于空气的有效原子序数。比如空气的有效原子序数是 $\bar{Z} = 7.78$，而石墨的有效原子序数是 $\bar{Z} = 7.67$。所以用作室壁的材料如石墨这种室壁材料在空气腔中产生的电离电荷也会略小于自由空气电离室。为此，选用有效原子序数略大的材料制成中心收集极，并注意其几何尺寸和在空腔中的位置，可部分补偿室壁材料的不完全空气等效。

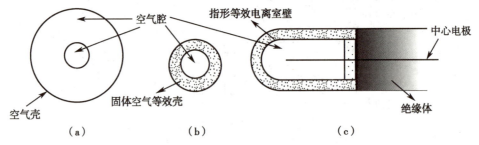

图 3-3　指形电离室结构示意图

三、特殊电离室

指形电离室不适合测量表面剂量，对于高能光子束，为了测量在建立区内的剂量，探测器必须很薄以至于穿过灵敏体积时没有剂量梯度；另外，电离室受照射野的影响不明显。为达上述要求，设计了一些特殊电离室如外推电离室和平行板电离室。

外推电离室实际上是一个空腔体积可以改变的平行板电离室，早先是为测量 X（γ）射线吸收剂量设计的，现在更多地用来测定电子束的吸收剂量。通过测量以电极间距离作为函数的单位体积内的电流，然后利用外推空腔体积无限小时（电极间距离为零）来估计表面剂量。

平行板电离室除电极间距离不能变化外，类似于外推电离室。平行板电离室电极间的距离很小（约 2mm），壁或窗非常薄（0.01～0.03mm）。许多国家和国际学术组织都推荐使用平行板电离室来校准放射治疗中的电子束。

四、电离室工作特性

为了保证电离室测量的精度，除定期（每年一次）将其和静电计送国家标准实验室校准外，在实际使用中，还应了解电离室本身具有的特性并按照测量要求给予必要的修正。

1. 电离室的方向性　电离室结构决定其具有角度依赖性。电离室的灵敏度会受电离辐射入射方向的影响。电离室的角度依赖性直接影响电离室的灵敏体积，同时指形电离室的角度依赖性还与中心电极和室壁制作工艺如室壁厚度的均匀性等有关。正确的使用方法是，平行板电离室应使其前表面垂直于射线束的中心轴，指形电离室应使其主轴线与射线束入射方向垂直。图 3-4 是常用的 Farmer 2571 0.6 cc 型指形电离室灵敏度与射线束入射角度的关系曲线。

2. 电离室的饱和效应　X（γ）射线进入电离室并电离空气产生正、负离子。如果在室壁和收集极间加上电压形成电场，会使离子定向移动，并被收集电极收集形成电流。入射电离辐射强度不变时，电离电流与电离室工作电压关系如图 3-5 所示。如果电压较低，室内离子会因热运动由密度大处向密度小处产生扩散运动；同时，正、负离子在达到收集极前可能相遇复合成原子或分子而损失一部分由电离辐射产生的离子对数，从而表现为较小电流值。工作电压越低，正负离子的复合与扩散作用显得越突出。当加大电压时，电流值渐渐增大，最后达到某一饱和值（AB 段）。这种状态是产生的离子被全部收集的状态。此时的电离电流称为电离室饱和电流（saturation current of ionization chamber），它与电极电压无关。因此，应用电离室测量时要在饱和状态下进行。图 3-5 曲线也称为电离室的"饱和特性曲线（saturation specialty）"。

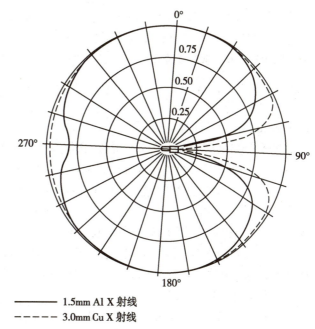

1.5mm Al X 射线
3.0mm Cu X 射线

图 3-4 Farmer 指形电离室灵敏度与射线束角度关系

　　但是在实际应用过程中，图 3-5 中 AB 饱和区段表示的电离室收集极电流并非恒值，随工作电压增加而有一定的增加，这主要是由于边缘效应的影响。当工作电压改变时，电离室灵敏体积会有微小改变，正负离子的复合并不能完全消除，以及绝缘材料的漏电流等，都是造成饱和区电流变化的重要原因。饱和区的长度及其电流变化是衡量电离室饱和特性的主要技术指标。

　　3. 电离室的杆效应　在辐射场中，因为电离室的金属杆、绝缘体和电缆会在电场中产生微弱的电流，叠加在电离室的信号电流中，形成电离室杆的泄漏，这一效应称为杆效应（pole effect）。

　　对于 X(γ)射线，其杆效应表现有明显的能量依赖性，能量越大，杆效应越明显。而对电子束，杆效应的表现不甚明确。另一特点是，当电离室受照范围较小时，杆效应影响较大，而当受照长度增大到超过 10cm 时，杆效应对系统的影响不明显。

　　杆效应主要影响电离室的灵敏度。一般情况下其影响较小（＜1.0%），但有的电离室也会高达 10%，故在实际应用中应尽力避免并给予校正。方法参照图 3-6 的提示，即具体测量时，电离室若转至虚线所示方位时，受照射长度保持不变，杆效应发生率将相对降低。

　　4. 电离室的复合效应　如上所述，电离室即使工作在饱和区，也存在正、负离子复合效应的影响，并随辐射类型和辐射强度（注量率）变化，这种影响可用收集效应表示。收集效应为电离室收集的离子对数与由电离辐射产生的离子对数之比。显然，收集效应值越大，电离室的复合效应越小。复合效应的校正，通常采用称为"双电压"的实验

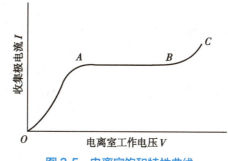

图 3-5 电离室饱和特性曲线

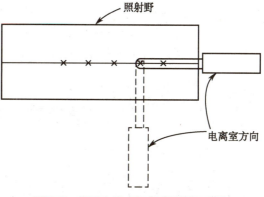

照射野

电离室方向

图 3-6 指形电离室杆效应测量示意图

方法。具体做法是，对相同的辐射场，电离室分别加两种不同的工作电压 V_1 和 V_2，其中 V_1 为常规工作电压，并且 V_1 与 V_2 的比值要大于或等于3，得到不同工作电压时的收集电荷数 Q_1 和 Q_2，然后利用国际原子能机构(IAEA)技术报告丛书第277号中所推荐的二次多项式计算得出复合校正因子 P_s

$$P_s = a_0 + a_1\left(\frac{Q_1}{Q_2}\right) + a_2\left(\frac{Q_1}{Q_2}\right)^2 \tag{3-5}$$

式中 a_0、a_1、a_2 为实验拟合系数。

实验证实电离室的复合效应依赖于电离室的几何尺寸、工作电压的选择和正负离子产生的速率。对医用加速器的脉冲式辐射，特别是脉冲扫描式辐射，复合效应的校正尤为重要；但对连续式电离辐射，如放射性核素产生的 γ 射线，复合效应非常小。

5. 电离室的极化效应　对给定的电离辐射，电离室收集的电离电荷会因收集极工作电压极性的改变而变化，这种变化现象称为极化效应(polarization effect)。当电离室正常工作在饱和区时，引起极化效应的主要原因是：①对指形电离室，因电离室的电极结构的形式，造成空间电荷的分布依赖于电离室收集极的极性。因为正负离子的迁移率不同，造成收集效率的差异。这一差异可通过提高收集极电压而减少，但并不能最终消除。②由高能光子产生的高能次级电子如康普顿电子可形成康普顿电流，这也会因收集极不同的极性增加或减少信号电流。消除这一误差，可通过变换电离室工作电压的极性，将不同极性电压测量结果的平均值，视为真实的电离电流。③电离室灵敏体积以外收集到的电流，也会引起极化效应。电离室的极化效应对电子束测量的影响，要高于对光子测量的影响，并随电子束能量的减少而增加。与杆效应一样，可以通过电离室的设计和辅助电路削弱电离室的极化效应。

6. 环境因素对工作特性的影响　非密封型电离室在现场使用时，室腔中的空气质量随环境温度和气压变化而改变，直接影响电离室的测量灵敏度，校正系数与温度和气压的关系为

$$K_{pt} = \frac{273.2 + t}{273.2 + T} \cdot \frac{101.3}{P} \tag{3-6}$$

式中 T 为电离室在国家实验室校准时的温度，一般为20℃；t 为现场测量时温度；P 为现场测量时的气压，以千帕为单位。

电离室工作环境中空气的相对湿度的影响一般比较小。如电离室校准时的相对湿度为50%，若现场测量时的相对湿度在20%～70%范围内，不需要对电离室的灵敏度作相对湿度的校正。

综上所述，电离室有其固有的一些特性。为保证吸收剂量测量的精度，除对其正确使用外，在选择时也应该注意其相关的技术指标。放射治疗测量用的电离室应具备的性能技术指标是①漏电流：电离辐射照射前5min内漏电流应小于 10^{-14}A，照射后1min内漏电流应小于 5×10^{-13}A 和5min内小于 10^{-13}A；②重复性：^{60}Co 照射5Gy，读数重复性在0.5%以内；③杆效应：10cm×35cm照射野，电离室主轴与照射野长轴平行，照射后的读数与照射野旋转90°后的读数差别应小于0.5%；④能量响应：电离室对中低能 X 射线的响应与 ^{60}Co γ 射线（测量时带平衡帽）的响应系数差别小于5%；⑤角度依赖性：指形电离室沿其主轴旋转，角度依赖性应小于0.5%；⑥极化效应：X(γ)射线辐射条件下，改变电离室收集极的极性，电离室响应差别应小于0.5%；⑦收集效率：用"双电压"法测量直线加速器 X 射线辐射场，剂量率为4Gy·min^{-1}，收集效率应好于99.5%；⑧环境影响：非密封型电离室的灵敏体积，应在1h内达到与环境的热平衡。

第二节　半导体剂量计

一、工 作 原 理

半导体剂量计(semiconductor dosimeter)使用的探测器实际上是一种特殊的 PN 型二极管。根据

半导体理论，两种导电类型半导体材料结合在一起时，在结合部会形成一个空间电荷区，它的作用犹如两个电极之间的绝缘层，当这种探测器受到电离辐射照射时会产生电离，从而形成新的载流子——电子和空穴对，如图 3-7。在电场作用下，它们很快分离并分别被"拉"到正极和负极，形成脉冲信号，在外电路形成电离电流。电离电流的大小正比于入射辐射的强度，因此半导体探测器与空气电离室工作原理类似，由此，有人称半导体探测器为"固体电离室"。

半导体剂量仪有很多优点，用硅晶体制成的半导体探测器与空气电离室相比较，具有极高的灵敏度。因为硅的密度为 $2.3g \cdot cm^{-3}$，远远高于空气密度（$0.001\,29g \cdot cm^{-3}$），同时在硅晶体中产生一个离子对（电子 - 空穴对），只需辐射

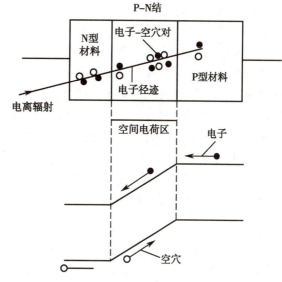

图 3-7　半导体探测器的测量原理图

能量 3.5eV，而在空气中需要 33.97eV，所以相同体积的半导体探测器，要比空气电离室的灵敏度高 18 000 倍左右。这样的半导体探头可以做得非常小（$0.3\sim0.7mm^3$），除常规用于测量剂量梯度比较大的区域，如剂量建成区、半影区的剂量分布和用于小照射野剂量分布的测量外，半导体探测器越来越被广泛用于患者治疗过程中的剂量监测。

二、半导体剂量计工作特性

像其他电离辐射剂量仪一样，半导体探测器在实际使用中也受到一些限制。应特别注意以下 3 点：

1. 由于硅的原子序数（$Z=14$）比水的有效值高，对中低能 X 射线（200keV 以下）的反应截面大，这样在大照射野的边缘或深处测量时，会影响剂量分布。为克服这一缺陷，往往在探头的侧面及底部增加一层屏蔽材料，起滤过低能光子的作用。不过这样做会导致半导体探头的方向性效应的变化。

2. 由于热效应的影响，半导体探测器即使工作在无偏压状态，也会产生"暗"电流，这一现象在低剂量率辐射场中较为明显。且对 N 型半导体探测器的影响比对 P 型的影响要大，因此在治疗中常选用 P 型半导体探测器作患者治疗中的剂量测量。

3. 高能辐射轰击硅晶体，会使其晶格发生畸变，导致探头受损，灵敏度下降。如 20MeV 电子束对探头的损伤要比 8MV X 射线的损伤大 20 倍左右。

因此在实际使用中，对每一个半导体探头都应做上述诸多因素的修正，并定期校验。

第三节　释光剂量计

一、热释光剂量计

热释光剂量计（thermoluminescence dosimeter）由热释光测量元件——热释光剂量片及其读取装置构成，其中热释光剂量片是具有晶格结构的固体。其基本原理如图 3-8 所示，根据固体能带理论，具有晶体结构的固体因含有杂质，或组成晶格的原子（离子）缺位、错位，造成晶格缺陷，称为"陷阱"。当价带上的电子获得电离辐射的能量，跃迁到导带，不稳定而落入"陷阱"。剂量

片吸收的辐射能量越多，落入"陷阱"的电子数目亦越多。如对该物质加热，会使电子重新回到价带上，并将电离辐射给予的能量以可见光的形式辐射出去。发光强度与"陷阱"所释放的电子数成正比，而电子数又与物质吸收辐射能量有关。经过标定，可测量吸收剂量。常用的热释光剂量片为氟化锂（LiF，TLD-100），其有效原子序数为 8.2，与软组织

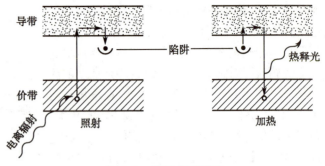

图 3-8　热释光原理图

（$\bar{Z}=7.4$）比较接近，适合临床应用。图 3-9 给出典型的热释光剂量计的框图和 LiF 的发光曲线。

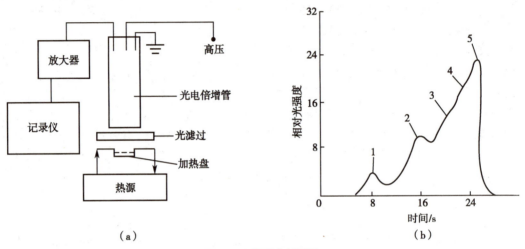

图 3-9　热释光剂量计

热释光剂量片的剂量响应与其受辐照和加热时间过程有关，在使用前必须退火。如 LiF 在照射前要经过 1h 400℃ 高温和 24h 80℃ 低温退火。它的剂量响应，一般在 10Gy 以前呈线性变化，大于 10Gy 则出现超线性现象。其灵敏度基本不依赖于 X（γ）射线光子的能量，但对于低于 10MeV 的电子束，灵敏度下降 5%～10%。

用热释光剂量片进行测量的装置叫热释光仪，是用来读出剂量片所存储的辐射能量的装置。将被照射过的热释光剂量片放入热释光测读仪的加热单元中加热，剂量片受热发光，经滤光后照射到光电倍增管上，并将其转换为电流信号，经电流／频率转换后，以脉冲频率形式输送给计数系统，再进行记录或存储打印。

热释光剂量片经加热后，其贮存的能量信息会全部释放，因此它不能重复读数。但是热释光剂量元件可以重复使用。用高温退火炉对元件加温后（热释光仪具备此项功能），其因受到射线照射后进入带电中心陷阱中的电子全部逸出，可恢复辐射之前的状态。

选择发光效率高、曲线简单、易于成型、物理和化学性能稳定的热释光剂量片，制成不同形状及大小。在剂量建成区、近距离治疗放射源周围的剂量分布测量，以及患者剂量监测和剂量比对等特别需要场合使用特别方便。热释光剂量计由于其灵敏度高、量程范围宽、体积小、重量轻、携带方便、材料来源丰富并且实用性强，因此被广泛应用于 X（γ）射线的个人剂量监测以及辐射场所和环境监测。

二、光激发光剂量计

光激发光的发光机制基本上和热释光是一样的，主要的区别在于热释光是通过加热激发释放荧光，而光激发光是用可见光激发释放荧光。光激发光过程可以通过选择激发光的波长来释

放一般热释光过程无法释放的被较深的电子陷阱俘获的电子,因此测量的灵敏度较高。

目前可用于光激发光剂量计的测量元件基本上可以分为天然材料和合成材料两大类。石英是目前研究得最多的天然材料,在激发光能量为 1.9～2.5eV 时,石英所产生的荧光辐射强度与激发光的能量之间存在线性关系,石英的光激发光灵敏度与石英在受照前是否加热有很大关系,如果石英受照前在 800℃加热 60min,其灵敏度可比未加热的石英高出一个数量级。

目前研究过的人工合成材料主要有陶瓷和热释光材料,典型日用陶瓷材料的光激发光强度从 10mGy 到 20Gy 之间与受照剂量呈线性关系。由于光激发光的发光机制基本上与热释光一样,因此从现有的热释光材料中筛选光激发光材料一直是光激发光辐射剂量测量研究的重点。已经筛选过的热释光材料有:LiF,CaF_2,CaS,KCl,$NaCl$,$CaSO_4$,MgB_4O_7,Al_2O_7 以及硅玻璃等。$\alpha\text{-}Al_2O_3:C$ 是目前唯一的商用光激发光剂量计材料,它是一种非常灵敏的光激发光材料,其灵敏度是作为热释光材料的 2～4 倍,剂量响应在 5μGy～100Gy 为线性关系。

光激发光测量系统有两种方式:连续式和脉冲式。

连续式测量系统是指荧光在光激发过程中被连续监测,直到所有被俘获的电子全部被清除。一般采用卤灯为激发光源,激发出的荧光用滤片与激发光分离。

脉冲式测量系统一般有两种测量方式:一种是在激发过程和激发后测量总的荧光强度,这种测量方式适用于测量高剂量;另一种是在激发光脉冲信号结束后才测量荧光强度,这种测量方式适用于测量低剂量。采用脉冲式测量系统,每次只读取剂量计的部分信号,使得剂量计可以反复读取多次。脉冲式测量系统一般采用氙激光灯作为激发光源,激发出的荧光信号与激发光脉冲信号用滤片加开关分离。

图 3-10 是光激发光剂量计测量装置示意图。由光源产生激发光,经滤片或者计算机控制的开关生成连续或脉冲激发光,样品受激发后释放出的荧光信号直接从样品反面用光电倍增管测量,荧光信号由滤片或计算机控制的开关与激发光分离。根据测量的需要,样品可以加热或者冷却。

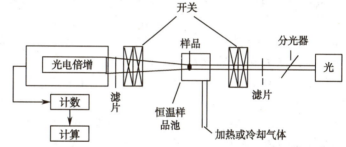

图 3-10　光激发光剂量计测量装置示意图

光激发光方法与热释光方法相比,具有的优点是:①光激发光方法是一种光学过程,减少了热释光方法必需的加热过程,避免了因加热而带来的一些问题,如热淬灭、加热速率对灵敏度的影响等;②光激发光方法的剂量线性范围比热释光方法更宽;③激发源为激光,因此每次可只读取一小部分剂量,剂量计可以多次读取数据。

第四节　其他剂量计

一、胶片剂量计

射线通过人体在胶片上成像是临床影像诊断不可缺少的方法,同时也可以利用其原理进行放射治疗的剂量测定。当射线穿过感光胶片时,胶片中的灵敏物质如溴化银便形成潜影,经过化学处理(显影、定影)后,其光学密度发生改变,变化程度与胶片吸收辐射能量的多少有关,这种关系在一定的剂量范围内呈线性。在实际应用中,选择特定胶片,控制剂量水平在感光曲线的线性范围内,即可用光学密度曲线来分析相对的剂量曲线。在临床放射治疗中,主要用胶片剂量计(film dosimeter)来获得一组完整的剂量曲线或复杂照射技术的等剂量曲线。这种方法比较方便和快捷,它已广泛地应用于高能光子和电子束的测量中。

由于胶片剂量测定法的特征,胶片在受到辐射照射后形成潜影的过程,以及在显影、定影中处理信息的过程,均受环境因素影响较大。比如高温、高湿环境都会使潜影有很大的衰退,而且这种冲洗变化还会影响密度值所对应的剂量值。因此要注意胶片冲洗温度及方法,最好采用自动控制系统控制药液温度。对于不同的辐射,感光胶片密度与剂量值的响应也不同。另外,胶片使用前应该用不透光的黑纸妥善密封。

胶片在剂量学中的应用主要有3方面:①检查照射野的平坦度和对称性;②获取临床常用剂量学数据,如高能X(γ)射线的离轴比、电子束的百分深度剂量和离轴比;③验证剂量分布,如相邻照射野间剂量分布的均匀性、治疗计划系统剂量计算的精确度。测量时应保持胶片与模体紧密贴合,以免空气间隙造成不规则的花斑和条纹;如果胶片放置于照射野中心轴平面内,应保证胶片边缘与模体边缘齐,以保证图像质量。

二、正比计数管

由前文电离室剂量计可知,电离室产生的离子对是直接收集的,输出信号幅度很小,给测量带来困难。于是,在电离室的基础上,又出现了另一种气体探测器——正比计数管。它的特点是可使入射粒子产生的离子对在计数管内部的强电场区发生增殖,从而使输出的脉冲幅度放大一定倍数,便于后期的测量。

1. 正比计数管的工作原理 正比计数管通常为圆柱形,见图3-11,圆柱的外壳是阴极,中央是一根极细而均匀的金属钨丝作为阳极。在正比计数管的阴极和阳极之间加上电压,当辐射入射到管内时,管内的气体将产生电离,且正、负离子分别向阴极、阳极运动。这些离子在运动过程中又与其他气体分子碰撞,产生新的电离。这些由新电离产生出来的

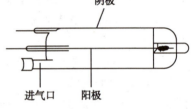

图3-11 圆柱形正比计数管的结构

离子又能使其他气体分子继续电离。由此一次接一次的电离形成电子"雪崩",我们称之为放电。每产生一次放电,在外线路上就形成一个脉冲。这个过程实质是一个由于气体放大使离子成倍数增加的过程。于是,在收集电极上感生的脉冲幅度,将是原电离感生的脉冲幅度的 M 倍,即

$$V = -\frac{MNe}{C_0}$$

常数 M 称为气体放大系数,其大小取决于所充气体的性质、压强、电极半径和工作电压等,正比计数管常用的气体为氩、甲烷、90% 氩 + 10% 甲烷、96% 氦 + 4% 异丁烷等。N 为原电离离子对数,C_0 为两电极间的电容,e 为单位电荷,负号表示负极性脉冲。处于此种工作状态下的气体探测器就是正比计数器。图3-12所示为 α、β 粒子的电离作用与外加电压的关系曲线,可以直观地看出电离室、正比计数管和盖革-米勒计数管3种气体探测器特性曲线的差异。

2. 正比计数管的工作特性 正比计数管相比于电离室脉冲幅度较大,比电离室脉冲大 $10^2 \sim 10^4$ 倍,因此不必用高增益的放大器;灵敏度较高,原则上只要有一对离子即

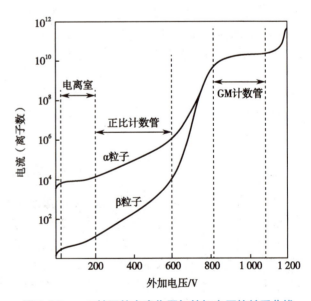

图3-12 α、β 粒子的电离作用与外加电压的关系曲线

可被分辨,因此适合于探测低能或低比电离的粒子,如β、γ和X射线以及高能快速粒子等,探测下限可达250eV;相比于盖革-米勒计数管,正比计数管的脉冲宽度窄,分辨时间短,可做快速计数。

正比计数管的主要缺点是脉冲幅度随工作电压变化较大,且容易受外来电磁干扰,因此对电源的稳定性要求较高。

三、盖革-米勒计数管

盖革-米勒计数管(Geiger-Müller counter tube,G-M计数管)是一种结构和放电机制与正比计数器类似的气体探测器,它由盖革(Geiger)和米勒(Müller)两位科学家联合发明。

1.G-M计数管的结构　G-M计数管有各种各样的结构,较为常用的是棒状和钟罩形计数管。它由3部分组成,即外壳、阳极、阴极。计数管的内部充以工作气体,其构造如图3-13所示。

G-M计数管的阴极用铜或不锈钢制作。阳极用钨丝制作,位于计数管中心。阴极环绕阳极。钟罩形计数管还设有端窗。为减少对α、β粒子的吸收,端窗用薄云母片制作。G-M计数管的外壳用玻璃或金属制作,这种计数管的外壳也是阴极。

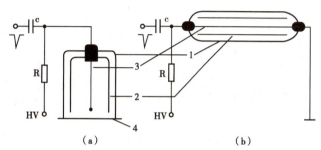

1. 外壳；2. 阴极；3. 阳极；4. 端窗。

图3-13　G-M计数管构造图
(a)钟罩形计数管；(b)棒状计数管。

2.G-M计数管的工作原理　G-M计数管的放电机制与正比计数管相似,但特点不同,正比计数管的电子雪崩只限于阳极丝附近的局部区域,电子雪崩可自行终止。但在G-M计数管的阳极丝周围有更强的电场,可使大量气体分子进入激发态,不断地形成雪崩现象,称为自持放电,此时其输出电压脉冲的幅度与入射粒子能量和性质无关。脉冲信号的强弱主要取决于两个因素:一是G-M计数管的端电压;另一个因素就是辐射场的剂量大小。因此,我们在确定了G-M计数管的工作电压后,即可以由此测量辐射量的大小。

G-M计数管的工作气体是在氮、氖等气体中加入乙醇、甲酸乙酯等有机气体或微量卤素气体。这种添加的有机气体和卤素气体是用来起淬灭作用的,相应的此类G-M计数管又称作有机管和卤素管。

3.G-M计数管的特性　将一给定辐射照射在G-M计数管上,改变加在计数管上的电压求计数率,得到的G-M计数管特性曲线形状与图3-5(电离室的饱和特性曲线)相似。实验以计数率为纵坐标。开始计数的电压称为起始工作电压,当计数率达到基本恒定的坪区,则是放射计数的有效测试段。因此,实际工作时G-M计数管工作电压应选择在坪中央或稍低一些。质量好的G-M计数管不仅坪长,而且坪的斜率也要尽量小。

G-M计数管每发生一次放电后,就有正离子残存在阳极周围,由于这种空间电荷的作用,即使下一个辐射粒子进来,G-M计数管也不能立即响应。这个G-M计数管不能工作的时间称为死时间,一般为几百微秒。

充入有机气体的G-M计数管有一定寿命,一般为$10^8 \sim 10^9$个计数。这是由于每次放电都有少量淬灭气体被分解。但用卤素气体为淬灭气体的G-M计数管,由于管内卤素气体在放电被分解后还会再次结合。所以不会因为放电而缩短寿命。

入射到G-M计数管上的辐射粒子数或光子数与计数管给出的脉冲数之比,称为G-M计数管的探测效率(detection efficient)。对于α、β粒子之类的带电粒子,只要修正了入射窗的吸收损失,G-M计数管的探测效率可达到100%。对于γ射线,由于它可以与计数管内气体或阴极物质相互作用产生次级电子,这些次级电子射入管内灵敏区引起放电,所以效率较低。对于能量从几百千电子伏到几兆电子伏的γ射线,其计数效率只在百分之几的水平。

四、闪烁计数器

1. 闪烁计数器原理和特性 闪烁计数器（flicker counter）又称闪烁探测器或闪烁探头。其探测原理是：利用辐射使某些物质产生荧光的特性，当射线与闪烁体作用时，在闪烁体内将产主荧光。这种荧光很微弱，而且持续时间也很短。利用光电倍增管可以使荧光放大并转换成脉冲或电流信号，再由电子学线路进行测量，从而达到测量辐射的目的。

闪烁体有固体、液体和气体，种类和形状可任意选择，可以做成适合探测各种辐射的探测器。其特点是：①对于γ射线和中子的辐射有较高的探测灵敏度；②时间分辨力好；③可根据其输出信号进行脉冲幅度分析，达到能量测量目的。

2. 闪烁计数器的构造 闪烁计数器由闪烁体、光电倍增管、前置放大器3部分组成。所有器件均装在一个密封闭光的匣子里。其计数原理如图3-14所示。

3. 闪烁体 由荧光物质组成，常用的有碘化钠（铊激活）[NaI（Tl）]、硫化锌（银激活）[ZnS（Ag）]及塑料闪烁体等，有单晶也有粉末。可根据不同测量任务进行选择。当辐射入射到闪烁体上面时，闪

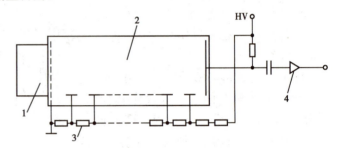

1. 闪烁体；2. 光电倍增管；3. 分压器；4. 前置放大器。

图3-14 闪烁计数器原理图

烁体内的原子中电子因受激脱离原来的轨道，成为自由电子。当这些电子由激发态返回基态时，把受激能量转化成光子释放出来，产生闪光。这种闪光持续时间很短，约10ns，而且很微弱。

4. 光电倍增管 属于电真空器件，由玻璃壳、光阴极、多个倍增电极和阳极构成，如图3-15（a）所示。

由闪烁体转换来的光子射到阴极上，并在阴极又打出电子。光电倍增管阴极与阳极之间加以高电压[图3-15（b）]，而且此高压被管中的打拿极分割串联，各倍增电极由分压电阻给出一级比一级高的电压。当光阴极打出电子后，电子就在光电倍增管高压所形成的电场中由阴极经各倍增电极跑向阳极，这就形成了电流，电流在光电倍增管阳极负载电阻R_a上产生输出电压。

仅由光阴极打出的电子跑向阳极所形成的电流是极弱的。然而，由于电子从阴极跑向阳极的过程中经过许多倍增电极，而倍增电极的作用是，当每个电子打在上面后，又产生许多新的电子，每一个倍增电极都有这种作用。因此光阴极打出的电子跑向阳极的过程是电子倍增的过程，最后被阳极收集起来形成较强的电流。在阳极负载电阻R_a上产生较大的脉冲信号。

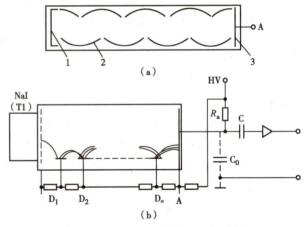

1. 光阴极；2. 倍增电极；3. 阳极。

图3-15 光电倍增管

需要注意的是，光电倍增管对光很敏感，使用时一定要避光，在通有高压的情况下不能打开密封匣子。为减小暗电流，还要保持光电倍增管清洁干燥。

不论是正比计数管、G-M计数管还是闪烁计数器，都是以计数的形式来测量辐射场的剂量大小，这类测量也是被广泛应用于医学放射防护的基本方法。

（段 磊）

第四章　电离辐射的生物效应

　　电离辐射作用于机体后，其能量传递给机体的分子、细胞、组织和器官，由此所造成的形态和功能的后果，称为辐射生物效应（radiation biological effect）。在 X 射线和天然放射性物质发现后不久，临床资料就证明了电离辐射对人体组织是有害的。人类为了在电离辐射应用中最大限度地获取利益，同时保护自身和后代及其他物种免受电离辐射的有害影响，在辐射生物效应方面进行了长期不懈的研究。辐射生物效应主要研究电离辐射对生物机体（特别是人体）的效应发生与发展规律、作用机制，为放射治疗和辐射防护提供生物学理论与实验依据。本章主要介绍电离辐射的损伤机制，辐射对人体的影响和辐射损伤效应。

第一节　电离辐射损伤机制

　　辐射对人体的影响是在原子水平相互作用的结果，这些原子相互作用以电离或者轨道电子激发的形式存在，结果是能量沉积在组织中，沉积的能量引起分子的变化。当一个原子被电离，它的化学性质发生了变化。如果该原子是大分子的组成部分，电离可能引起分子的破裂或分子内原子的重排。异常分子可能表现不适当的功能或功能丧失，这能导致一系列损伤或细胞死亡。这个过程是可逆的：电离的原子可以被自由电子吸引重新变为中性，分子可被修复，被电离辐射损伤的细胞和组织可再生与恢复。

　　电离辐射引起的生物效应是一个极为复杂的过程。基因组 DNA 是细胞繁殖、遗传的重要物质基础，是引起细胞一系列生化、生理变化的关键物质。按现代放射生物学观点，DNA 是电离辐射作用主要的靶，辐射生物效应是通过对 DNA 的损伤表现的。如 DNA 含量高的细胞比 DNA 含量低的细胞将有更多的可能性受到电离辐射损伤。染色体畸变是 DNA 损伤的结果，蛋白质和酶的辐射生物效应以及一些重要代谢的紊乱，均为引起机体生理和病理变化的重要因素。在射线引起上述一系列损伤的同时，机体在一定范围内进行着反馈调节、修补和修复，试图减轻和改变这些损伤，这两种相反过程的消长和变化，决定着细胞的存活、老化、癌变和死亡。

一、辐射直接作用与辐射间接作用

　　电离辐射作用于机体的损伤机制包括辐射直接作用和辐射间接作用，如图 4-1 所示。

　　1. 辐射直接作用　当人体组织受到射线照射时，电离辐射的能量直接沉积于射线径迹上的生物大分子，如核酸、蛋白质、酶、脂质等，引起这些生物大分子的电离和激发，破坏其结构和功能的生物效应，称为辐射直接作用（direct effect of radiation）。

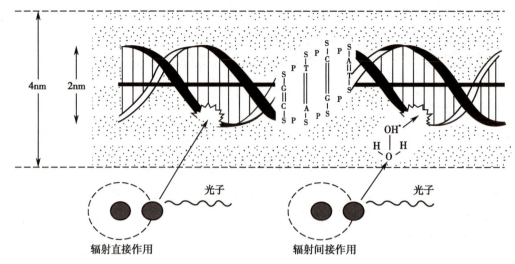

图 4-1　辐射直接作用和辐射间接作用

细胞在正常生活状态下,生物大分子存在于大量水分的环境中,而关于辐射直接作用的实验都是在干燥状态或含水量很少的大分子上进行的。只有当物质含水量极低时,才可以说辐射生物效应的发生主要是由于辐射直接作用引发的。实验证明,辐射可以引起 DNA 断裂、解聚、黏度下降等。某些酶因受到辐射作用而降低或丧失活性。此外,辐射可直接破坏膜系的分子结构,如线粒体、溶酶体、内质网、核膜和质膜,从而干扰细胞器的正常功能。

2. 辐射间接作用　生物分子并未处在射线的径迹上从而也未直接接收到射线能量,而射线能量首先作用于细胞内的溶剂分子而形成活性物质,通过这些活性物质再作用于溶质分子使其破坏,从而引起生物分子损伤。此过程中,水分子是射线能量的直接接受者,生物分子并未直接接受射线的能量,电离辐射诱发水的原发辐射产物($H\cdot$、$\cdot OH$、$e^-_{水合}$、H_2、H_2O_2 等)对机体的核酸、蛋白质、酶等生物大分子产生作用,引起这些生物大分子的损伤效应,故而称为辐射间接作用(indirect effect of radiation)。

大部分生物组织中存在大量的水,细胞是由水和各种溶质分子组成的溶液物质,当射线作用于机体时,辐射能量直接沉积于水分子上,引起水的分解,产生多种高活性、高毒性的自由基,这些自由基非常活跃,很容易与它们周围物质相互作用,使生物大分子内较弱的化学键断裂,造成生物大分子的损伤或变性。在电离辐射的间接作用中,其辐射能量沉积在水分子上,而生物效应则发生在生物大分子上。

无论辐射直接作用还是辐射间接作用,造成辐射损伤的原理均相同。即高能光子或亚原子微粒最终被生物分子破坏性吸收的结果,使组成细胞的分子结构和功能发生变化,导致由它们构成的细胞发生死亡或丧失正常的活性而发生突变。细胞死亡主要是指细胞丧失了分裂产生子细胞的能力;而细胞突变主要指癌变、基因突变和先天畸变。

虽然在实验条件下可以区分辐射直接作用和间接作用,但在活细胞内部两种作用经常是同时存在的。因此,用其中单独一种作用来解释生物效应是片面的。在活机体的放射性损伤的发生过程中,辐射直接作用和间接作用是相辅相成的。

二、原初过程与继发过程

1. 原初过程　原初过程又称辐射化学初级过程(primary process of radiation chemistry),是电离辐射直接激发或电离物质分子(原子)的过程。它是指射线作用于机体后将能量传递给生物大分子,造成机体内蛋白质、核酸蛋白、脂肪脂蛋白及酶类等生物大分子的损伤。原初过程是机体受到照射后出现临床症状和体征之前所经历的一系列变化过程。

2．继发过程　继发过程是在生物大分子损伤的基础上细胞代谢发生改变，功能、结构发生破坏，从而导致组织和器官的一系列病理改变，是机体出现临床症状以后的一系列变化。电离辐射的损伤发展过程如图4-2所示。

辐射对生物体的作用变化过程分为3个阶段：物理阶段、化学阶段和生物学阶段。物理阶段是指带电粒子和构成组织细胞的原子之间的相互作用阶段；化学阶段是指受损伤的原子和分子与其他细胞成分发生快速化学反应的时期；生物学阶段包括所有的继发过程。

在辐射作用的原初过程中，辐射能量的吸收和传递、分子的激发和电离、自由基的产生及化学键断裂等，都是在对人体辐射高度敏感的机体组织内进行的（物理阶段）。能量的吸收和传递使细胞中排列有序的大分子处于激发和电离状态，特殊的生物结构也使电子传递和自由基连锁反应得以进行，从而导致初始生化损伤（化学阶段）。由于亚细胞结构的破坏引起酶的释放，代谢的方向性和协调性的紊乱导致初始生化损伤的进一步发展，从而引起生理生化变化直至病变或死亡（生物学阶段）。

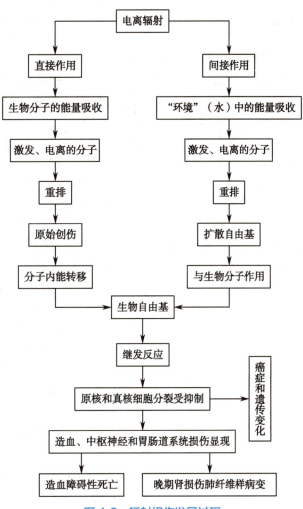

图4-2　辐射损伤发展过程

3．电离辐射的时间进程　从原初物理事件到可能在照射后数十年才出现癌症和遗传性死亡，其时间间隔跨越长达33个数量级。表4-1给出了具有代表性的3个划分阶段。

表4-1　电离辐射作用时间表

	时间/s	发生进程
物理阶段	10^{-18}	快速粒子穿过原子
	$10^{-16} \sim 10^{-17}$	电离作用：H_2O 电离为 $H_2O^+ + e^-$，生物分子 B 直接电离为 B^+
	10^{-15}	H_2O 和生物分子的激发，产生 H_2O^* 和 B^*
	10^{-14}	离子 - 分子反应，如：$H_2O^+ + H_2O \rightarrow \cdot OH + H_3O^+$
	10^{-14}	分子振动导致激发态解离，如 $H_2O^* \rightarrow \cdot OH + H\cdot$，$B^* \rightarrow B_1 + B_2$
	10^{-12}	转动弛豫，离子水合作用，如 $e^- \rightarrow e^-_{水合}$
化学阶段	$< 10^{-12}$	e^- 水合前与高浓度的活性溶质反应
	10^{-10}	$e^-_{水合}$、$\cdot OH$、$H\cdot$ 及其他基团与活性溶质的反应
	$< 10^{-7}$	刺团内水自由基之间的相互作用
	10^{-7}	自由基扩散和均匀分布
	10^{-3}	$e^-_{水合}$、$\cdot OH$、$H\cdot$ 及其他基团与低浓度活性溶质的反应
	1	自由基基本完成
	$1 \sim 10^3$	生物化学过程
生物学阶段	数小时	细胞分裂受抑制
	数天	中枢神经系统及胃肠道损伤出现
	约1个月	造血障碍性死亡
	数个月	晚期肾损伤、肺纤维样变性
	数年至数十年	癌症和遗传变化

三、辐射与自由基

辐射的自由基学说是目前被公认的研究辐射生物效应产生机制的核心理论。放射线作用于机体后,以辐射直接作用和辐射间接作用两种方式使细胞分子发生反应,造成损伤。由于机体细胞的含水量较高,一般达到70%～80%,细胞内生物大分子存在于含大量水的环境中,因此,辐射间接作用在引起生物大分子损伤中更具有实际意义。

1. 自由基的产生　自由基(free radical)是指能够独立存在、具有一个或多个未配对电子的原子、分子、离子或原子团,具有极强的活性,因此非常不稳定,存活时间少于1ms,一般寿命约为10^{-9}ms。在此期间,它可以通过细胞并在一个远处的地点反应。

当辐射作用于人体时,因为水分子占人体总质量的70%左右,水的辐射是主要的机体辐射。当水被照射,分解为另外的分子产物,这种反应称为水的放射分解。激发或电离的水分子经迅速的分子重组,产生大量活泼的自由基。它们的化学反应如下

$$激发:H_2O \rightarrow H_2O^* \rightarrow H\cdot + \cdot OH \tag{4-1}$$
$$电离:H_2O \rightarrow H_2O^+ + e^- \tag{4-2}$$
$$e^- + H_2O \rightarrow H_2O^- \rightarrow H\cdot + \cdot OH \tag{4-3}$$
$$e^- + H^+ \rightarrow H\cdot \tag{4-4}$$
$$e^- + H_2O \rightarrow e^-_{水合} \tag{4-5}$$
$$H_2O^+ + H_2O \rightarrow H_3O^+ + \cdot OH \tag{4-6}$$

式(4-5)中$e^-_{水合}$为水合电子,即原初过程释放出的电子(e^-)极化邻近的水分,成为稳定的水合电子。

水的3种主要放射分解产物($H\cdot$、$\cdot OH$和$e^-_{水合}$)能扩散一定的距离,有效地与生物分子反应。上述放射分解产物是在非常短的时间、非常小的体积内产生的,反应体积中的自由基还可发生重合反应形成次级产物(H_2、H_2O、H_2O_2)。辐射与水的全部反应可以总结为

$$H_2O \rightarrow H\cdot, \cdot OH, e^-_{水合}, H_2, H_2O, H_2O_2, H_3O^+, OH^-$$

其中$\cdot OH$自由基和水合电子$e^-_{水合}$的产出率较高,它们和各种生物分子反应能力也较强。

2. 自由基的损伤机制　自由基包含多余的能量,可以传递到另外的分子使其连接断裂,并在一定距离以外产生占位病变。自由基作为毒性因子,也能产生另外的对细胞有毒的多种产物。

放射生物作用在瞬间就可以产生大量高活性的自由基,这些自由基可以通过以下几种途径造成组织或细胞的损害。①破坏细胞膜,使细胞膜脂质过氧化,引起膜结构的破坏;②使细胞蛋白质氧化、脱氢,造成蛋白质失活、结构改变、化学链断裂,或使蛋白质交联和聚合,从而影响蛋白质的正常功能;③使糖链断裂和失活;④引起核酸损伤,造成细胞死亡。

在溶液系统中,辐射间接作用表现为溶质分子与辐射引起的溶剂分子反应产物之间的相互作用。在生物机体中,辐射间接作用表现为水的放射分解产物($H\cdot$、$\cdot OH$、H_2、H_2O_2)等对生物大分子的作用,从而引起其损伤。为了说明辐射间接作用的存在,常列举稀释效应、氧效应、温度效应和防护效应作为证据。

四、辐射靶学说

细胞中包含很多种分子,有些种类的分子是丰富存在的,但它们的辐射损伤可能不会导致能被注意到的细胞损伤,因为还有类似的分子能继续支持细胞;另一方面,细胞中还有一些并不丰富存在的分子,但却被认为对正常细胞功能特别重要,这种分子甚至可能1个细胞中仅有1个。辐射对这种分子的作用能严重影响细胞,因为没有相似分子作为替代物以维持细胞功能。这种敏感关键分子的概念是靶理论的基础。

遵从辐射靶学说(radiation target theory),活细胞内存在对射线特别敏感的区域,称作"靶"。靶的体积小,只有细胞的若干分之一,只有当辐射击中敏感的靶区时才引起致死性损伤,产生辐

射生物效应;而且细胞辐射敏感性的高低取决于靶的大小。

一个细胞照射后死亡,它所谓的靶分子一定是无活性的。电离辐射损伤总是以离散的径迹形式作用于靶部位,故辐射过程可以用靶学说的概念从特殊靶受损的角度予以考虑。基因组DNA是公认的辐射作用细胞最基本的靶分子,辐射的生物效应是通过对细胞DNA损伤表现的。有大量实验证据支持靶学说,提示靶分子就是基因组DNA,DNA是细胞繁殖、遗传的物质基础,是引起细胞一系列生化、生理变化的关键物质。开始,靶学说被用于细胞致死率,随着目前研究的深入,它也可以被应用于描述非致死性辐射产生的细胞失常。

根据辐射靶学说,细胞内存在充满靶分子的区域或者靶分子的敏感点,称作靶区(target area)。靶区被认为是随着敏感分子的运动可以随时间不断变化位置的区域。由于辐射和这些成分之间的相互作用是随机的,因此,在靶区发生电离辐射相互作用也是随机的。辐射并不专门针对靶分子,靶分子的敏感性仅仅是由于它在细胞中的重要功能。

当辐射反应不发生在靶区,此作用被称作"一击";辐射反应发生在非靶分子甚至无生物功能的分子上也可导致一击。直接和间接一击是不可能区分的。当一击通过间接效应发生,由于自由基的运动会使靶区扩大。这种增大的靶区使辐射间接作用变得更加重要。

用辐射靶学说可以解释传能线密度(LET)与辐射直接作用或间接作用之间的关系。如果低LET辐射且无氧存在时,一击在靶分子的可能性低,因为在电离事件中二者有相当大的距离。如果有氧,自由基形成并且围绕电离区的容积大,相应的一击可能增大。而当高LET辐射时,电离间距很近,因此辐射直接作用一击的可能性很高,可能比低LET、辐射间接作用更高。氧环境对高LET照射影响不大,原因是有氧时每个电离事件影响的是增加区域,虽然靶区增大,但不会导致额外的击打,因为击打的最大值已能被高LET辐射的作用产生。

射线与靶区的作用是一种随机过程,是彼此无关的独立事件,"击中"概率服从泊松分布;射线在靶区内的能量沉积超过一定值即可发生效应,不同的靶分子或靶细胞具有不同的"击中"数。按照这一学说,可根据经受照射剂量的细胞或生物分子的比例来计算靶结构的大小,还可以进一步预测引起相同辐射生物效应的不同射线的电离效率。

五、生物靶的调节作用

无论何种类型的辐射生物损伤,从发生机制上讲都是自由基对生物分子的损伤。而机体在受到照射时则会产生多种生物靶的调节作用,即具有对外来辐射进行自发地反馈调节、修补和修复细胞的功能。这种生物靶的调节和修复功能从本质上看,可以归结为抵制和清除自由基的作用。

1. 稀释效应 实验表明,用固定剂量电离辐射照射某种溶液产生的自由基数量是恒定的,即溶液中产生自由基的多少取决于辐射量大小,而与溶液浓度无关。若只考虑自由基的间接破坏作用,因为只有一定数量的自由基产生效应,所以失活的溶质分子数与溶液浓度无关,如图4-3(b)稀释效应示意图的曲线2所示。因为固定数量的自由基只能使固定数量的溶质分子失活,所以辐射间接作用过程中,随溶液浓度增加,溶质的分子数目增多,但失活的溶质分子数不变,因此,失活分子的百分数随溶液浓度的增加而下降,如图4-3(a)稀释效应示意图的曲线2所示。若辐射作用是直接的,则失活的溶质分子数将取决于受照射溶液中的溶质分子数,并与溶液浓度成正比,如图4-3(b)稀释效应示意图的曲线1所示。而失活的分子的百分数与溶液浓度无关,如图4-3(a)稀释效应示意图的曲线1所示。图4-3(a)的两条曲

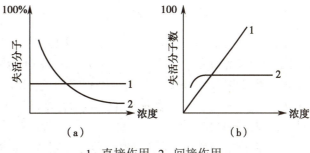

1. 直接作用;2. 间接作用。

图4-3 稀释效应示意图

线叠加可以表明，最大的相对效应发生在最稀释的溶液中，这就是稀释效应（dilution effect）。比如可以从实验中观察到，不同浓度酶溶液受到一定剂量辐射作用，当浓度相差 60 倍时，失活的酶分子数仍然相同。所以，在稀释溶液系统中辐射间接作用占主要地位。

2. 氧效应 组织在有氧状态下比在无氧状态或低氧状态下对辐射更加敏感。即受照射的生物体、组织、细胞或分子的辐射生物效应随介质中氧浓度的增加而增加的效应，称为氧效应（oxygen effect）。其原理在于，氧与辐射产生的自由基 R• 结合生成过氧化物自由基 RO_2•，引发连锁反应：RO_2• + RH → RO_2H + R•，破坏生物大分子，使其处于不可修复状态。如果缺乏氧，则不会导致上述变化，并且损伤是可以部分修复的。另外，放射肿瘤学中经常用氧增强比（oxygen enhancement ratio，OER）来定量描述氧效应，它定义为无氧状态下达到同样设定的效应所需剂量与有氧状态下达到同样效应所需剂量的比值。OER 与 LET 相关，低 LET 辐射的 OER 是高的，最大值约为 3；高 LET 辐射将减少到约为 1；X 射线和 γ 射线的 OER 值一般为 2.5～3。

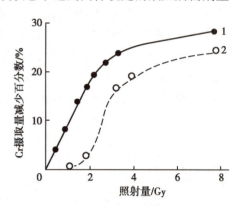

1. 100%O_2；2. 100%N_2。

图 4-4 有氧和无氧条件下胸腺细胞放射损伤的效应比较（照射后 40h）

胸腺细胞悬液在体外照射时，同样剂量下，氧环境较氮环境中损伤效应要大，图 4-4 给出了有氧和无氧条件下胸腺细胞放射损伤效应比较。

通常情况下，组织照射在富氧条件下进行。有血管的肿瘤比适当供血的肿瘤辐射敏感性低。另外，诊断用 X 射线是在富含氧的状态下施加的。临床放射治疗时用高压氧舱或让患者照射前吸氧增加血液中氧浓度，使乏氧肿瘤细胞转变为对辐射敏感的有氧细胞，可以提高放射治疗的效果。

3. 防护效应 在受辐射照射体系中，由于其他物质的存在，使一定剂量辐射诱发的损伤比没有这种物质时降低，这种效应称为防护效应（protective effect）。即其他物质对溶质起到保护作用，如某些激素和化学制剂对机体起保护作用，可降低辐射对机体的损伤效应。实验证明，在酶的稀释溶液中加入蛋白质等其他物质，可使辐射引起的酶失活率减轻，如表 4-2 所示。

表 4-2 蛋白质对脱氧核糖核酸酶的防护效应

加入物质（40μg·ml⁻¹）	脱氧核糖核酸酶失活 /%
未加物质	57
血红蛋白	19
血清球蛋白	19
卵清蛋白	5
过氧化氢酶	11
核糖核酸酶	8

注：8.7Gy X 射线照射，酶浓度为 0.5kg·L⁻¹。

防护效应的解释是基于辐射间接作用中对自由基的竞争。水中的自由基非常活泼且不具专一性，故当溶液中存在 2 种以上溶质分子时，都可以与自由基发生反应，即加入物质与原溶质争夺有限的自由基，使原溶质受自由基损害的机会减少。如果溶质是酶分子，则使其失活率减低。在某些情况下，已经失活的酶分子还可与自由基反应，这样酶就成为其本身的防护剂，从而降低进一步发生的损伤。

4. 温度效应 内、外环境温度改变导致电离辐射所诱导的不同的生物效应，称为温度效应（temperature effect）。溶液系统或机体受照射时，降低温度或使之处于冰冻状态可使辐射损伤减轻。温度效应的解释是基于低温或冰冻条件下自由基的扩散受阻。以上均以辐射间接作用为主，但对辐射直接作用的生物损伤也有一定影响，如干燥的噬菌体或过氧化氢酶在低温下需要更大的照射量才能失活。

5. 抗自由基的氧化酶系效应　电离辐射通过水的辐射降解反应产生大量的自由基，而在生物进化的过程中，动物和人类为了自身保护的需要，在自身体内形成了一系列能清除自由基的酶类，这种以酶类清除自由基的效应称为抗自由基的氧化酶系效应。人体内产生的这种酶有过氧化氢酶、过氧化物酶和超氧化物歧化酶等。

过氧化氢酶和过氧化物酶均通过催化 H_2O_2 转变为 H_2O 而产生辐射防护效应。过氧化氢酶可直接将 H_2O_2 分解为 H_2O 和 O_2；而过氧化物酶则先使 H_2O_2 去氧化特定的底物，再以该底物为氢的供体来形成 H_2O。因底物不同，过氧化物酶可分为谷胱甘肽过氧化物酶、细胞色素 C 过氧化物酶及抗坏血酸过氧化物酶。

（1）过氧化氢酶抗放射作用：清除红细胞内的 H_2O_2，防止血红蛋白氧化成高铁血红蛋白；清除微粒体中尿酸氧化酶、黄嘌呤氧化酶、α- 羟酸氧化酶等酶促反应产生的 H_2O_2；清除线粒体的 H_2O_2。

（2）过氧化物酶抗放射作用：清除有机氢过氧化，尤其是自由基造成脂质过氧化时大量产生的脂质过氧化物；在过氧化氢酶含量较低的组织中起代替作用清除 H_2O_2。

（3）超氧化物歧化酶抗放射作用：超氧化物歧化酶（SOD）是一组金属酶。按其所含金属离子的不同，可分为含铜锌离子 SOD（CuZn-SOD）、含锰离子 SOD（Mn-SOD）和含铁离子 SOD（Fe-SOD）。

在催化 O_2^- 歧化反应中会产生 H_2O_2，将 H_2O_2 分解为 H_2O 需要过氧化氢酶或过氧化物酶的参与和协同才能实现，但人体中的 O_2^- 经某些化学反应会生成毒性更强的·OH 自由基。SOD 可清除 O_2^-，有效降低·OH 的含量，从这一点来说，SOD 又被称为"一线抗氧化酶"。以下动物实验结果可以说明 SOD 的抗放射作用。

以静脉给药方法观察了 SOD 对照射小鼠存活率的影响。分别按 15mg/kg、35mg/kg、70mg/kg、100mg/kgSOD 药量静脉注射，均可降低 6.5Gy 剂量全身照射小鼠 30d 时的死亡率，其中 35mg/kg 给药量的效果最佳。如在照射前均给予 SOD，受照小鼠的死亡率可进一步降低，如表4-3 所示。

表4-3　6.5Gy 辐射量照射小鼠死亡率($n=48$)

SOD($mg \cdot kg^{-1}$)	30d 死亡率 /%
对照（ $0.1mol \cdot L^{-1}NaCl$ ）	85
15	26
35	21
70	45
100	32

抗自由基氧化酶系从细胞、器官和动物机体水平来观察，均具有明显的抗辐射间接损伤的防护作用。

第二节　辐射对人体的影响

研究辐射对人体的影响，可从辐射损伤效应发生的规律、辐射生物效应影响广度和辐射损伤出现时间的早晚等方面入手，分为随机性效应与确定性效应、躯体效应与遗传效应、近期效应与远期效应来全面而深入探查辐射生物效应及其损伤机制。

一、随机性效应和确定性效应

根据辐射生物效应发生规律与剂量之间的关系,可把辐射对人体的影响分为随机性效应和确定性效应。

1. 随机性效应（stochastic effect） 电离辐射的能量沉积是一个随机过程。因此,若在细胞内的关键"靶"体积中沉积足够的能量,即使在很小的情况下,也有可能导致细胞变异甚至死亡。大多数情况下,一个或少数细胞死亡在组织中不会产生影响,然而,导致像遗传变化或最终导致恶性肿瘤转化之类的单一细胞或少数细胞的变异却可能会产生严重后果,这些效应称为随机性效应。随机性效应的发生概率与剂量大小有关,如图4-5（a）所示;但严重程度与之并无多大关系,如图4-5（b）所示。所以,国际放射防护委员会（International Commission On Radiological Protection,ICRP）在2007年第103号出版物归纳随机性效应的概念为:随机性效应即癌症和遗传效应,包括由于体细胞突变而在受照个体内形成的癌症和由于生殖细胞突变而在其后代身上发生的遗传疾病（在103号出版物中,还新增了对胚胎和胎儿的效应以及非癌症疾病的考虑）。

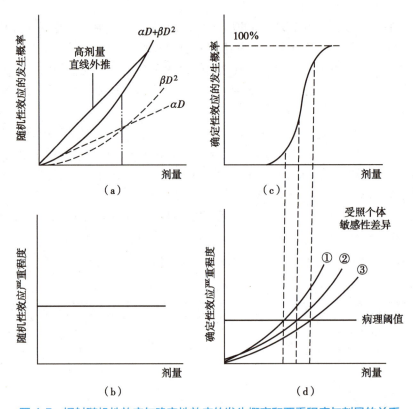

图4-5 辐射随机性效应与确定性效应的发生概率和严重程度与剂量的关系

对随机性效应定量的分析,如辐射致癌、遗传效应等,必须严格遵循流行病学的原则,包括一定规模的样本、病例的确认、合适的对照、足够长的观察时间、可靠的剂量数据等。为了慎重起见,ICRP每年都在全世界各地区各国家关于辐射致癌和遗传效应的大量数据基础上加以分析统计,并阶段性地评价、修正和颁布随机性效应的危险度估计。在2007年,ICRP第103号出版物给出了诱发随机性效应的低剂量(小剂量)概念的具体定值,即低剂量是指100mSv以下小剂量辐射。并指出:科学上有理由假设,在小剂量范围内,低于大约100mSv,癌症或遗传效应的发生随相关器官和组织的当量剂量增加而成正比地增加。这个剂量-响应模型称作"线性无阈（linear non-threshold）",或LNT模型（linear non-threshold model）。这一假设是确定辐射防护原则的重要依据。

2. 确定性效应（deterministic effect） 确定性效应又称"有害组织反应（harmful tissue reaction）"，指的是较大辐射剂量照射全部组织或局部组织，杀死相当数量的细胞，而这些细胞又不能由活细胞的增殖来补充，则这种照射可引起确定性效应。由此引起的细胞丢失可在组织或器官中产生临床可检查出的严重功能损伤。可见，确定性效应的严重程度与剂量有关，而且确定性效应存在一个阈值。当照射剂量低于此阈值时，因机体中被杀死的细胞较少，不会引起组织或器官可检查到的功能性损伤，在健康人群中引起的损害率为零。随着剂量的增大，被杀死的细胞增加，当剂量增加到一定水平即超过一个临界值时，确定性效应就会发生，且发生概率骤然上升至100%［图4-5（c）］。这个临界值即为确定性效应的阈值（threshold value），对应此值的剂量称为阈剂量（threshold dose）。在阈值以上，尽管不同亚群的个体存在差异，效应的严重程度均随剂量增加而增大，如图4-5（d）所示。

不同组织对电离辐射的响应不同，其中卵巢、睾丸、骨髓及眼晶状体属最敏感的组织。表4-4给出 ICRP 在 2007 年第 103 号出版物发布的成人受 γ 射线照射 1% 死亡率和发病率的确定性效应阈值的估算值。从表中可以看出，确定性效应的剂量阈值是相当大的，在正常情况下基本不可能达到这一水平，一般只是在放射性事故下才可能发生。

表4-4　成年人受 γ 射线照射 1% 死亡率和发病率确定性效应的急性吸收剂量的估计阈值

组织和效应	组织和器官	发生效应时间	吸收剂量估计 /Gy
发病率			1%
暂时不育	睾丸	3～9 周	0.1
永久不育	睾丸	3 周	6.0
永久不育	卵巢	<1 周	3.0
血液形成抑制	骨髓	3～7 天	0.5
皮肤潮红	皮肤（大面积）	1～4 周	<3～6
皮肤烧伤	皮肤（大面积）	2～3 周	5～10
暂时脱发	皮肤	2～3 周	4.0
青光眼	眼	几年	1.5
死亡率			
骨髓综合征			
未进行医学治疗	骨髓	30～60 天	1.0
良好医学治疗	骨髓	30～60 天	2～3
胃肠道综合征			
未进行医学治疗	小肠	6～9 天	6.0
良好医学治疗	小肠	6～9 天	>6
肺炎	肺	1～7 个月	6.0

二、躯体效应和遗传效应

按辐射生物效应影响广度，可把辐射对人体的影响分为躯体效应和遗传效应。躯体效应是界定发生在受照射者本身的效应，遗传效应是指影响受照射者后代的效应。

1．躯体效应（somatic effect）　人体有躯体细胞和生殖细胞两类细胞，它们对电离辐射的敏感性和受损后的效应是不同的。电离辐射对人体细胞的杀伤作用是诱发生物效应的根本原因。人体所有组织和器官（生殖器官除外）都是由躯体细胞组成的，通常将发生在受照射者自身的辐射健康效应称为躯体效应。电离辐射对机体的损伤，其本质是对细胞的灭活作用，当被灭活的细胞达到一定数量时，躯体细胞的损伤会导致人体器官组织发生疾病，如辐射所致的骨髓造血障碍、肿瘤、白内障、致癌效应等，严重者最终可能导致死亡。ICRP 列出与辐射有关的 12 种癌症，包括甲状腺癌、乳腺癌、肺癌、食管癌、胃癌、肝癌、结肠癌、胰腺癌、唾液腺癌、肾与膀胱肿瘤及白血病等。表4-5 中列出了 ICRP 1991 年给出的辐射致癌效应的概率。

表 4-5　各器官对总危险的相对贡献

器官或组织	致癌效应（万人·Sv^{-1}）	寿命损失/a
膀胱	30	9.8
骨髓	50	30.9
骨表面	5	15.0
乳腺	20	18.2
结肠	85	12.5
肝	15	15.0
肺	85	13.5
食管	30	11.5
卵巢	10	16.8
皮肤	2	15.0
胃	110	12.4
甲状腺	8	15.0
其余组织	50	13.7

躯体效应按其出现的范围又可分为整体效应和局部效应。整体效应如内、外照射引起的急、慢性放射病等；局部效应如放射线引起的皮肤和眼晶状体等局部损伤的效应。

2. 遗传效应（genetic effect）　遗传效应是指辐射对受照射者生殖细胞遗传物质的效应和这些效应所引起的生育方面的异常以及后代遗传性缺陷。

遗传效应是通过对生殖细胞遗传物质的损害使受照射者后代发生的遗传性异常，它是一种表现于受照射者后代的随机性效应。传统上将遗传疾病分为 3 类：单基因遗传病、染色体畸变病和多因素病。通常遗传效应具有以下一些特点：①遗传效应并不在受照射的个体本身出现，而是出现在该个体所繁衍的某些后代身上，因而效应的产生与个体受照射情况的联系不易被发现；②从生物体受照射到显现出遗传效应之间相隔的时间过长，有时超过了生物体寿命，甚至为寿命的数倍，即几个世代；③遗传效应具有可遗传性，所以从理论上讲其影响极大。

性腺受到照射，引起生殖细胞的损伤，表现为受照射者后代的遗传紊乱，即基因突变、染色体畸变等。可见，遗传效应是通过损伤亲代的生殖细胞（精子或卵子）的遗传物质（DNA）造成的，使遗传性状在子代中表现出来。

遗传效应严重程度的变化范围很大，一种是导致受照射者第一代遗传疾病的显著突变，引起儿童的先天畸形，有时会威胁生命；另一种是隐性突变，对最初几个子代的影响很小，但后代遗传损伤的总数增加了。

三、近期效应和远期效应

按辐射损伤出现时间的早晚，可把辐射对人体的影响分为近期效应和远期效应。近期效应是指辐射损伤在几分钟、几小时或几天内发生。远期效应一般发生在 6 个月或更长时间之后，可以发生在急性辐射损伤已恢复的患者中，也会发生在长期受小剂量照射的人员中。

1. 近期效应　近期效应主要见于核事故或核武器袭击的受害者，或在较长时间内受到超过剂量限值的辐射引起的全身慢性损伤，可分为急性效应和慢性效应两种。急性效应又称急性放射综合征，包括血液综合征、胃肠综合征、中枢神经综合征等，例如急性放射病和急性皮肤放射损伤均属于急性效应；而慢性放射病和慢性皮肤放射损伤则属于慢性效应；还有局部组织损伤（皮肤、性腺、肢体），血液抑制，细胞遗传损伤等。

近期效应损伤有 3 种类型：造血器官（骨髓）损伤型、消化系统（胃肠）损伤型、中枢神经（脑）损伤型。表 4-6 中列出了近期效应损伤的类型。

表4-6　近期效应损伤类型

临床症状	估计剂量/Gy
大体无症状,有时有轻度前驱症状	0.50~1
轻度急性放射病,暂时性呕吐,轻度造血功能损伤	1~4
造血功能损伤(有胃肠道损伤)	4~6
胃肠道损伤为主,造血功能严重损伤(吐泻,肠细胞剥落,淋巴组织破坏,大量便血)	6~20
中枢神经损伤,伴有剧烈发展过程,数小时或数天死亡	数十以上

2．远期效应　机体受照射后数个月至数年乃至数十年后才发生的生物效应称为远期效应(remote effect)。例如辐射致癌、辐射致白内障、遗传效应等。远期效应多发生在急性损伤已恢复的人员和长期受小剂量照射的慢性损伤人员中,可以出现在受照射者本人,也可出现在他们的后代身上。从这个角度上看,远期效应分为躯体晚期效应和遗传效应,包括白血病,其他恶性肿瘤(骨肉瘤、肺癌、甲状腺癌、乳腺癌),局部组织损伤(皮肤、性腺、眼),寿命缩短,遗传损伤等。

以造血系统辐射损伤的远期效应为例。人体在中等剂量射线作用下最早遭受到严重损伤并能危及生命的系统是以骨髓为主的造血器官。首先会产生一些造血系统损伤的近期状况。如果造血系统的近期辐射损伤较轻微,或近期效应得以消除,机体造血功能及健康状态可经数个月后得以恢复。射线在最初破坏造血系统稳定态后,造血干细胞被迫提高增殖速率,加速干细胞、祖细胞、骨髓前体细胞分裂、分化和成熟,即满足机体在当时的特定时刻对血细胞生成的迫切需要。可是,若造血干细胞长期处于异常的细胞增殖活动,缺乏必要的修复时间,就会引起造血干细胞增殖功能衰退,导致造血干细胞老化,无效造血增加,突变造血干细胞生成,微血管壁纤维化以及微循环不畅等。最后诱发再生障碍性贫血、骨髓纤维化、白血病等远期效应。

四、小剂量电离辐射的生物效应

小剂量电离辐射的剂量范围没有统一界定,但是小剂量电离辐射的特殊能量响应特性和生物效应一直是国际上关于电离辐射应用研究的热点。小剂量照射可以引起大量的电离辐射致生物损伤,但在一些特定的微剂量范围内,它却可以引起许多特殊的诱导适应性、兴奋性,甚至反转的效应。

1．低水平辐射刺激生命活动　较大剂量的电离辐射已被公认具有降低免疫力和诱发肿瘤的作用,但低剂量(又称"小剂量")或低剂量率的电离辐射对免疫系统却具有一定的刺激性作用,同时它对生物加快生长发育、延长寿命、提高生育力、抑制肿瘤、增强免疫功能和抗感染等方面具有有益的作用,这种反转效应称为辐射兴奋效应(radiation hormesis),或Hormesis效应。有关辐射兴奋效应的大量实验研究始于20世纪80年代中期的美国。低剂量指0.2Gy以内低LET值或0.05Gy的高LET值辐射;低剂量率则为0.05mGy·min^{-1}以内的各种照射。近二十余年以来,低剂量照射已大量应用于育种、种植农作物以及栽培转基因食品等方面。需要注意的是,这种免疫增强作用的意义并非代表细胞无损伤或完全受益,因为出现免疫增强的同时,染色体却有畸变。这些细胞损伤可能完全恢复,也可能导致突变,因此,对于小剂量照射的远期生物学效应还需要继续进行深入研究。

根据联合国原子辐射效应科学委员会(UNSCEAR)2010年报告,就全球范围内对一般公众、工作人员和接受医学程序的患者受到电离辐射照射的健康危险估计的目的,将外照射X射线和γ射线的低剂量界定为200mGy或以下。

2．低剂量的诱导适应性反应　适应性反应(adaptive response)表示预先给予细胞或机体低剂量辐射照射刺激,使细胞或机体在一定时间间隔内对随后大剂量辐射照射产生的抗性或保护作用。适应性反应的表现形式包括细胞遗传损伤、基因突变、凋亡等的生物学终点。

大量实验表明,当动物接受急性或慢性全身照射后,可诱发淋巴细胞、骨髓细胞、生殖细胞等产生适应性反应。比如实验中可以观察到，被低剂量照射过的仓鼠骨髓细胞和染色体均有少量畸变，但在被1.5Gy的^{60}Coγ射线照射后，其骨髓细胞和染色体畸变的数目远小于未被低剂量照射过的仓鼠。

低剂量辐射还可以诱导不同种类细胞的基因突变适应性反应。预先用低剂量电离辐射照射刺激细胞，能减少随后大剂量照射所致的细胞基因突变。

3．小剂量慢性照射效应　根据辐射事故统计资料分析，大部分人员受照的剂量都低于1Gy，其中又以0.5Gy以下者占多数。同时，能引起轻度放射病的剂量通常为1Gy左右。在这个剂量范围内，当人们受到一次小剂量照射后，机体在受照后60d以内主要出现两方面的变化。早期临床症状：多在受照后当天出现，持续时间较短，不经治疗一般数天后可自行消失。其表现以自主神经功能紊乱为主，如头晕、乏力、睡眠障碍、食欲减退、口渴、易出汗等。由于个体差异，在受到相同剂量照射的情况下，有的反应较重，有的却无异常感觉。血液学变化：主要变化是外周血白细胞总数和淋巴细胞绝对值减少。

如果受到当量剂量限值范围内的长期照射，称之为小剂量慢性照射或低水平照射。由于受照次数多，叠加时间长，因而机体既有损伤的表现，又有修复和适应的表现。当修复能力占优势时，在相当长的时期内可不出现明显的损伤反应，如果机体修复适应能力差或累积剂量达到一定程度时，就可能出现慢性放射效应（chronic radiation effect）。临床症状可在接触射线后几个月、数年或更长时间后才出现。主要有自觉乏力、头晕头痛、睡眠障碍、记忆力减退、食欲减退、牙龈出血、脱发和性功能减退等。

五、辐射危险性的估计

如何估计电离辐射对人类的危害，特别是随机性效应的发生，并非一件容易的事。从另一角度分析，社会生活中的众多职业，本身都有其一定的危险性，从而带来对从事该种职业人员的某种危害，或影响其健康，或直接威胁其生命。对于从事不同职业的人群，用统计学方法比较各种职业所构成危险的可能性，会有利于说明电离辐射的危险度。

危险度由年死亡率作为危险性的衡量标准。如某种职业危险度为10^{-4}时，表示每位从事这种职业的工作人员一年内因事故而死亡的概率是万分之一。表4-7和表4-8分别列出了因自然灾害、疾病和交通事故对每个人危险度的统计平均值，以及不同工业部门职业危险度的统计结果。

表4-7　各种类型的危险度

自然灾害		疾病		交通事故	
类别	危险度	类别	危险度	类别	危险度
天然辐射	10^{-5}	癌症死亡率（中国）	5×10^{-4}	交通事故（中国）	10^{-4}
洪水	2×10^{-6}	癌症死亡率（世界）	10^{-3}	交通事故（世界）	2.7×10^{-4}
旋风	10^{-5}	自然死亡率（英国）	10^{-3}	航运事故	10^{-5}
地震	10^{-6}	流感死亡率	10^{-4}		

表4-8　不同工业部门的职业危险度

职业	危险度（$\times 10^{-4}$）
煤炭工业	15.1
采矿工业	11.0
建筑工业	6.7
铁路运输	4.5
机械制造	1.9
平均	7.1

从这些统计数据可以看出，不同工业部门的职业危险度大致在10^{-4}量级，现阶段危险度在$10^{-4} \sim 10^{-6}$范围的各种工业活动都是可能被社会公众所接受的。

根据 ICRP 的统计资料和对动物的放射生物学实验资料，小剂量情况下，辐射造成的致死性癌症和白血病以及遗传效应的危险度，由表 4-9 给出。

表 4-9 电离辐射职业人员随机性效应危险度(×10⁻⁴)

职业人员	致死性癌症	严重遗传效应
	8.0	1.6

注：根据年当量剂量限值计算。

由表 4-8 和表 4-9 可以看出，辐射所致的危险度用年当量剂量限值计算后，与一般工业部门的平均危险度相仿。但是对实际从事医用辐射的职业工作人员，所受辐射的平均有效值约为 1.31mSv，远低于剂量限值，一般只有剂量限值的 1/10。因此，可以说医用辐射的危险度实际统计值在 $10^{-5} \sim 10^{-6}$ 量级，要略低于其他一些工业部门的职业危险度。

大剂量的射线照射造成的近期影响通常容易观察和估量，远期影响也容易观察，可是几乎不可能将其与先前的某次射线照射联系起来。这里有 3 种类型危险度估计：相对的、过量的和绝对的。每一种都代表不同危险度的情况，并且有不同的衡量尺度。

相对危险度是对完全不知道确切射线剂量的大范围人群估计其远期影响。相对危险度是这样计算的，用接受射线照射的人群中显示出一种指定的远期影响的人数与没有接受射线照射而有同样远期影响的人数相比所得的结果，即相对危险度 RR = 观察到的例数 / 预计的例数，或暴露组累积发病率（或死亡率）/ 对照组累积发病率（或死亡率）。如果相对危险度为 1，那么就完全没有危险性。如果相对危险度为 1.5，也就是说接受射线照射人群的此种远期影响的发生率比没有接受射线照射的人群要高 50%。能在 1/2 人群中观察到射线引起的远期影响的相对危险因素是具有特殊的重要意义的。

在一项接受诊断剂量照射之后射线引起的白血病的研究中，每 10 万人中有 227 例。而普通人的白血病发病率为每 10 万人中 150 例，则射线引起白血病的相对危险度 RR 为 1.51。

通常当一个关于人类对射线反应的调查表明发生了某种远期效应，那么这种影响的大小通过过量病例来反映。例如，白血病可以自然地发生在没有射线照射的人群。如果白血病在被射线照射人群中的发病率超过被预计的例数，那么观察到的病例数与预计病例数的差值称为过量危险度。

确定过量病例的数量需要将接受射线照射的观察到的病例数与根据人口水平而预计的病例数相比较之后而得出。

例如，观察 1 000 位放射工作者，总共有 23 例皮肤癌患者。普通人的发生率为 0.5/100 000。这些放射工作者中产生的过量皮肤癌患者大约为 23。如果预计病例数为 0 的话，那么所有的 23 例都代表相对危险度。

如果已知至少两种不同的剂量水平，就可能确定一个绝对危险度。与相对危险度不同，绝对危险度是一种无限度的比率，其表示为：病例数量 /10⁶ 人 /cGy/a。射线引起的恶性疾病的绝对危险率大约为 10 例 /10⁶ 人 /cGy/a。这对许多研究结果都有相当大的简化作用。

例如，射线引起的乳腺癌绝对危险度在一个 20 年的危险期中大约为 6 例 /10⁶/cGy/a。如果 10 万名妇女在乳腺 X 射线摄影检查中接受 0.1cGy 的射线照射，那么射线引起的乳腺癌发生例数为：6 例 /10⁶（人•cGy•a）× 10⁵ 人 × 0.1cGy × 20a = 1.2 例。

第三节 辐射损伤效应及影响因素

不同的组织对辐射的敏感程度不同，辐射敏感性（radio sensitivity）是放射生物学领域的一个概念，表示细胞、组织、器官、机体对电离辐射作用的响应程度或反应灵敏性。相同的照射条件下，种系进化越高，机体组织结构越复杂，辐射敏感性越高。放射生物学对辐射敏感性的研究是

直接建立剂量 - 效应模型（dose response model），又称"剂量 - 响应模型"，是一种描述效应（或生物学反应）同剂量之间关系的数学表达模式。

1906 年，两位法国科学家——贝格尼埃和特立邦多，发现了辐射敏感性和组织被照射后的代谢状态之间的关系，这就是贝格尼埃 - 特立邦多定律。后来修正了多次，定律基本上阐述了活体组织的辐射敏感性与生殖力和分化程度有关，具体是：①干细胞具有高辐射敏感性，细胞越成熟，辐射敏感性越低；②组织和器官越年轻，辐射敏感性越高；③代谢水平高时，辐射敏感性也高；④细胞增生率和组织生长率增高时，辐射敏感性也升高。

该定律是放射生物学发展史上的一个重要定律。在放射治疗学上有很多应用；在影像诊断上，它提示我们胎儿比儿童或成人对放射线更加敏感。

一、胎儿出生前的受照影响

电离辐射除诱发确定性效应与随机性效应等各种效应外，它还可以诱发产生与上述效应相关联的一些特殊的生物效应，如宫内受照效应（radiation effect in uterus）。精子和卵子结合经过植入前期、器官形成期和胎儿期任何一段时间受到射线照射，出现的效应会有所不同。研究证明，该类放射生物效应的严重程度和特点，除与胚胎发育的阶段密切相关外，还取决于受照剂量、剂量率、照射方式、射线种类和能量。出现的效应主要包括胚胎死亡、畸形、智力迟钝、诱发癌症及遗传效应，其中既有确定性效应，也有随机性效应。

1. 胚胎的致死效应 在胚胎植入子宫壁之前或在植入之后的即刻，通常称为植入前期（人受精后 0～9d），因胚胎处于细胞数量很少而且细胞功能尚未分化的阶段，这些细胞受到辐射损伤的结果，是不能着床或不易察觉胚胎就死亡了，即胚胎的致死效应。动物实验结果表明，此时以相对较小的剂量（如 0.1Gy 或更低 LET 辐射）即能诱发胚胎死亡。胚胎在子宫内发育的其他阶段受到较高剂量照射后，也可诱发胚胎或胎儿死亡。

2. 畸形 胚胎植入子宫后（人受孕 9d～8 周），胚胎细胞处于高度分化状态，一些细胞陆续向专一化并具有某种特殊功能的器官系统增殖、分化和迁移，该阶段称为器官形成期（又称胚胎期）。此期间对射线敏感性高，一旦受到照射就破坏了正常的发育过程，导致正在发育的器官组织细胞损伤，从而造成该器官畸形。该效应在性质上属于确定性效应，该期间受照射新生儿死亡率增加，严重畸形，可能不到足月分娩便夭折。根据动物实验估计，对人引起此效应的阈值约为 0.1Gy。此外，在子宫内发育呈一时性延迟，表现为出生体重较正常新生儿轻，而且与畸形发生率相关，但若能正常出生，之后的恢复速度很快，到成人时已与正常人无差别。胚胎或胎儿在发育的各阶段（尤其是妊娠后期）受照，还会发生没有畸形的生长障碍。

3. 智力迟钝和智力下降 胎儿期是各系统器官生长发育的阶段（人受孕 9～38 周），胎儿期对诱变因子的敏感性有所下降，所以此期间受到照射发生明显的结构畸形减少，主要引起不同程度的胎儿发育障碍，包括有继续分化作用的神经和泌尿生殖系统。表现为小头症和智力低下发生率增高，出现永久性发育延迟等确定性效应，其严重程度随剂量的增加而增加。

4. 诱发癌症 发育中的胎儿对电离辐射致癌效应比幼儿或成年人更为敏感。受照胎儿在出生后 10 周岁之内表现为儿童白血病及其他儿童癌症发病率增高。人们已将出生前照射所致儿童癌症的危险系数估计为 $2.8 \times 10^{-2} Sv^{-1}$，并假定在整体妊娠期内危险是固定不变的。

最早由英国牛津大学 Stewar 等对 7 649 例 15 岁以下儿童癌症（主要是白血病）进行回顾性调查，发现其中有 1 141 例在出生前有接受 X 射线诊断性照射的病史，而未患癌症小儿同样例数的对照组，只有 774 例受到胎内照射。即使祛除母亲妊娠期间服药、患病等因素，也证明了胎内受照相对危险性增加，见表 4-10。

由于胎儿出生前受到照射可能出现以上多方面有害效应，所以，国际上和我国对孕妇受放射线照射均有剂量限制，以避免上述有害效应的发生。

表4-10　0~14岁儿童与出生前X射线检查有关的所有癌症危险估计值($10^{-4}Gy^{-1}$)

出生年份	就妊娠患病和服用药物情况调整的 1964—1979年间的死亡病例	未就妊娠期和服用药物情况调整的 1953—1979年间的死亡病例
1946	203	185（98~304）
1952	100	96（50~152）
1957	49	56（21~98）
1962	27	36（6~73）

注：括号内给出的是近似的95%置信区间。

二、急、慢性放射病

外照射放射病（radiation sickness from external exposure）指来自人体外的电离辐射照射吸收剂量达到1Gy以上时引起的全身性疾病，分急性、亚急性和慢性损伤3种类型。

1. 外照射急性放射病（acute radiation sickness from external exposure）　外照射急性放射病是人体一次或短时间（数日）内分次受到大剂量（≥1Gy）外照射引起的全身性疾病。根据其临床特点和基本病理改变，分为骨髓型、肠型和脑型急性放射病3种类型（表4-11）；其病程依据临床表现可分为初期反应期、假愈期、极期和恢复期。

表4-11　外照射急性放射病初期表现

分型		初期表现	受照后1~2d淋巴细胞最低值/L^{-1}	受照剂量下限/Gy
骨髓型	轻度	乏力、不适、食欲减退	1.2×10^9	1.0
	中度	头晕、乏力、不适、食欲减退、恶心、呕吐、白细胞数短暂升高后下降	0.9×10^9	2.0
	重度	多次呕吐，可有腹泻、白细胞数明显下降	0.6×10^9	4.0
	极重度	多次呕吐和腹泻、休克、白细胞数急剧下降	0.3×10^9	6.0
肠型		频繁呕吐和腹泻、腹痛、休克、血红蛋白计数升高	＜0.3	10.0
脑型		频繁呕吐和腹泻、休克、共济失调、肌张力增强、震颤、抽搐、昏睡、定向和判断力减退	＜0.3	50.0

（1）初期反应期（prodromal phase）：急性放射病病程的第一阶段。受照后数小时至1~2d开始，可持续一至数日。主要表现为神经系统和胃肠功能改变，特别是自主神经功能紊乱。阶段表现如表4-11，其反应出现的时间和程度将有助于判断病情和估计预后。

（2）假愈期（latent phase，period of "apparent" well-being）：初期症状会缓解或消失，无明显临床表现，但机体内部的病理过程仍继续发展。假愈期是否存在或过程长短是判断放射病严重程度的重要标志之一。

（3）极期（critical phase，main phase）：急性放射病病情最严重的时期，各种症状和体征充分表现、非常明显，包括脱发、造血功能障碍、严重感染、明显出血、胃肠道症状以及高热等代谢紊乱。极期是患者生死存亡的关键时期，也是救治的关键时期。

（4）恢复期（convalescent period）：一般是在积极治疗情况下，从放射损伤后5~8周开始，各项特征指标逐渐恢复到正常。

2. 外照射亚急性放射病（subacute radiation sickness from external exposure）　外照射亚急性放射病是人体在数周或数个月（5周~5个月）连续或间断受到较大剂量外照射，累积剂量达1.5~47.0Gy而引起的全身性疾病。与急性放射病相比，亚急性放射病的特点是起病缓慢，外周血淋巴细胞染色体畸变率明显增高，且造血功能障碍，因而有明显的微循环变化，该病症免疫功能和生殖功能低下,故不易完全恢复。

3. 外照射慢性放射病(chronic radiation sickness from external exposure) 外照射慢性放射病是放射工作人员在较长时间内连续或间断受到超剂量限值的外照射,达到一定吸收剂量(>1.5Gy)引起的以造血组织损伤为主,并伴有其他系统改变的全身性疾病。从事医学影像和放射治疗以及 X 射线物理分析等工作的职业人员,在一定条件下有发生慢性放射病的可能。慢性放射病多表现在乏力、头晕、头痛、睡眠障碍、记忆力减退、食欲缺乏、易激动和心悸等自主神经紊乱;还会出现牙龈出血、鼻出血、皮下瘀点瘀斑等出血倾向。男性出现性欲减退、阳萎,女性月经失调或闭经等。

三、外照射致放射损伤

除了上述电离辐射造成的损伤特征,外照射还可引起皮肤、眼及性腺的确定性效应。

1. 放射性皮肤损伤 放射性皮肤损伤主要分为急、慢性放射性皮肤损伤,也可诱发皮肤癌。

(1)急性放射性皮肤损伤:身体局部皮肤受到一次或短时间(数日)内多次大剂量(3~20Gy)外照射所引起的急性放射性皮炎及放射性皮肤溃疡。在医用辐射过程中,如果违章操作或设备发生故障,或者长时间进行局部照射,就可能使患者身体局部受到大剂量照射,导致急性放射性皮肤损伤。表 4-12 给出了急性放射性皮肤损伤的临床表现及分度诊断标准。

表 4-12 急性放射性皮肤损伤分度诊断标准

分度	初期反应	假愈期	临床症状明显期	参考剂量 /Gy
I			毛囊丘疹、暂时脱毛	≥3
II	红斑	2~6 周	脱毛、红斑	≥5
III	红斑、烧灼感	1~3 周	二次红斑、水疱	≥10
IV	红斑、麻木、瘙痒、水肿、刺痛	数小时~10d	二次红斑、水疱、坏死、溃疡	≥20

(2)慢性放射性皮肤损伤:由急性放射性皮肤损伤迁延而来或由职业性或医源性小剂量射线长期照射后引起的慢性放射性皮炎及慢性放射性皮肤溃疡。诊断依据是局部皮肤长期受到超过剂量限值的照射,年累积剂量一般 >15Gy,受照数年后皮肤及其附件出现慢性病变;还应结合健康档案,排除其他皮肤疾病,进行综合分析做出诊断。

(3)放射性皮肤癌:放射性皮肤癌是指在电离辐射所致皮肤放射性溃疡损害的基础上发生的皮肤癌变。一般认为遗传和致癌效应是电离辐射的随机性效应,但放射性皮肤癌是发生在皮肤受严重放射损害的部位。同时,是在射线所致的角化过度或长期不愈的放射性溃疡基础上恶变而成。这应与不在皮肤遭受放射损害部位出现的基底细胞癌、黑色素瘤等皮肤癌瘤有所区别。发生在手部的放射性皮肤癌,其细胞类型多数是鳞状上皮细胞癌。

2. 放射性白内障 放射性白内障是指眼部有超过当量剂量限值的外照射历史,其累积剂量 X(γ)射线在 2Gy 以上,快中子诱发病变剂量为 0.5~1Gy,故能够引起晶状体混浊。眼晶状体对放射线的敏感部位是赤道部上皮细胞及纤维增生活跃处,很小剂量便可使该部位上皮细胞核受损伤,使部分上皮细胞肿胀、空泡形成及细胞死亡,损坏的细胞从赤道向后极移动并堆积,再集中至阻力最小的后极部囊下,呈现典型的后极部混浊。因为细胞被破坏,使异常纤维生成,扰乱了晶状体的均质性,形成了白内障。

放射性晶状体混浊的发生与受照时的年龄有关。由于眼晶状体上皮细胞具有分裂能力,其分裂增殖能力随年龄增长而相继降低,故对射线的敏感性也减弱。因而青少年和成年人的白内障发病率在同等条件下均高于中老年人,并随剂量增加显著上升。比如,曾经统计日本受到 3Gy 以上原子弹爆炸的幸存者发现,受照时年龄不到 15 岁者发生白内障的概率高于 15 岁以上的人群。与对照组相比,原子弹爆炸时年龄在 15 岁以下者发病率为 4.8 倍;15~24 岁者是 2.3 倍;25

岁以上的人群则为 1.4 倍。

电离辐射诱发白内障存在一段潜伏期，这是因为损伤细胞需要经过一系列病理变化才能显现临床症状。放射性白内障的潜伏期最短 9 个月，最长可达 35 年，平均 2～4 年，潜伏期的长短与受照剂量大小、射线性质、分次照射或照射量率以及受照时年龄有关。受照年龄越小、剂量越大，其潜伏期越短；高 LET（或高照射量率）辐射潜伏期短，且严重程度与剂量大小呈正相关。

3. 放射性不育症 性腺受到电离辐射的作用可能引起生育障碍，称为放射性不育症。根据受照剂量的大小可以分为暂时性不育症和永久性不育症。放射性不育症为确定性效应，因此具体剂量特征指标可参见表 4-4。

雄性不同阶段的生殖细胞对射线的敏感性不同，从高到低的顺序排列为：精原细胞、初级和次级精母细胞、精细胞和精子。男性睾丸的生精干细胞为精原细胞，人类从精原细胞生长为精子大约需要 10 周。据研究报道，人类精原干细胞接受 0.15Gy 的 X 射线照射即可引起精子减少，引起永久性不育的耐受剂量约为 5Gy。对于中等强度射线照射成熟精子，其精子仍有受精的可能，当尚存的精子用尽时，受精率会明显减少，直到精原细胞恢复分裂能力为止，这样就会造成暂时性不育，持续时间长短与受照剂量成正比。如果剂量足够大，则可诱发永久性不育。

雌性卵细胞电离辐射敏感性与雄性的相反，以成熟卵细胞、次级卵母细胞、初级卵母细胞的顺序递减。雌性卵巢生殖细胞的干细胞是卵母细胞，卵巢对辐射的耐受能力高于睾丸。

对于不同种系的动物诱发永久性不育的耐受剂量差别很大，如小鼠为 1Gy；大鼠为 8Gy；猿为 20Gy；人则为 5～6Gy。

四、影响辐射损伤的物理、化学因素

电离辐射通过直接作用和间接作用诱发生物大分子改变，引起细胞损伤至死亡，进而引发组织器官功能受到抑制、损伤，最终出现临床症状，甚至机体死亡。在此过程中有很多影响因素，包括传能线密度（LET）、相对生物效能（RBE）、剂量依赖性规律、辐射剂量率、照射部位和面积、照射方式等。

1. 传能线密度（LET） LET 表示辐射剂量在微观上的空间分布。电离辐射的种类决定了 LET 的大小，故而不同种类的电离辐射产生的生物效应也不尽相同。

在水中 LET＜3.5keV·μm^{-1} 的辐射称为低 LET 辐射，X 射线、β 射线、γ 射线属于低 LET 辐射。在水中 LET＞3.5keV·μm^{-1} 的辐射称为高 LET 辐射，α 粒子、质子、中子和 π 介子属于高 LET 辐射。当辐射的 LET 升高，电离辐射引起生物反应升高。当 LET 数值高时，电离效应频繁，因此与靶分子相互作用的概率高。

从辐射物理特性看，电离密度和穿透能力是影响生物学作用的重要因素。但总体上二者刚好成反比：比如 α 射线的电离密度较大、LET 大，但穿透能力很小，因此外照射对机体的损伤极小，而内照射对机体的损伤相对很大；β 射线的电离能力较 α 射线小、其 LET 也小，在单位径迹上沉积的能量较少，但穿透本领较强，因此可以引起较为明显的生物效应；X（γ）射线穿透能力很强，能穿透深层组织，与机体内物质作用时产生次级电子，引起电离效应；快中子和高能重粒子也有很大穿透能力，并且和质子、α 粒子一样，在电离径迹的末端可形成高度密集的离子对（布拉格峰）。此特性已用于放射治疗，既在放射治疗时可增大对肿瘤组织的定点杀伤作用，又能减少射线穿行浅层组织的损伤。

2. 相对生物效能（relative biological effectiveness，RBE） 也称"相对生物效应"。不同类型的辐射，在同样吸收剂量作用下，所产生的生物效应并不相同，换言之，引起同样生物效应，其吸收剂量是不同的。在放射生物学中，为了比较不同类型辐射的生物效应，常以"相对生物效能（RBE）"来表示，它是以 X（γ）射线引起某种特定的生物效应所需吸收剂量与所研究的电离辐射引起同等生物效应所需剂量的比值来衡量的。

诊断用 X 射线的 RBE 为 1。表 4-13 列举了不同类型电离辐射的 LET 和 RBE。

表 4-13　不同类型电离辐射的 LET 和 RBE

辐射类型	LET（keV·μm⁻¹）	RBE
25MVX 射线	0.2	0.8
^{60}Co-γ 射线	0.3	0.9
1MV 电子射线	0.3	0.9
诊断用 X 射线	3.0	1.0
10MeV 质子	4.0	5.0
快中子	50.0	10.0
5MeV α 粒子	100.0	20.0
重核	1 000.0	30.0

3．剂量依赖性规律　放射生物效应存在特定的剂量依赖性规律，衡量生物效应可采用不同的判断方法和特征量。剂量存活曲线是反映照射剂量与细胞死亡率之间的关系曲线，细胞存活率与照射剂量在半对数坐标纸上作图即构成剂量存活曲线。它反映了多细胞机体，特别是高等动物的剂量依赖性规律。常见哺乳动物细胞增殖死亡的剂量相应曲线如以算术坐标表示，则呈 S 形。曲线如以对数坐标表示，则为一条带"肩"区的指数曲线。如图 4-6 所示。

"肩"表示在低剂量区细胞存活率降低缓慢，"肩"的大小反映了细胞对亚致死损伤的耐受力或修复能力。图中 D_0 称平均致死剂量，是指存活曲线指数部分（直线部分）存活率每降低至 1/e（e 为自然对数的底），即 37%（下降 63%）所需的剂量。D_0 是该直线斜率的倒数，D_0 的大小反映了细胞的辐射敏感性，哺乳类细胞的 D_0 值多在 1～2Gy。D_q 称拟阈剂量，是在剂量存活曲线上存活率为 1.0（100%）处画一横坐标的平行线，与曲线直线部分延长线相交，其所对应的剂量即为 D_q。

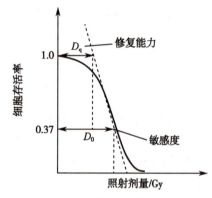

图 4-6　剂量存活曲线

在放射生物学中，常以被照射生物数量死亡 50% 时的剂量作为衡量机体辐射敏感性的参数，称为半致死剂量（median lethal dose）（LD_{50}）。如表 4-14 所示，LD_{50} 数值越小，机体的辐射敏感性越高。一般在 LD_{50} 后面还加个下标，例如 $LD_{50/30}$，表示该机体被照射生物数量死亡 50% 时所用的平均天数。$LD_{50/30}$ 代表该机体是在 30d 之内引起 50% 死亡的辐照剂量。

表 4-14　不同种类生物的半致死剂量 LD_{50}

生物种类	LD_{50}/Sv	生物种类	LD_{50}/Sv	生物种类	LD_{50}/Sv
豚鼠	2.50	大鼠	7.00	酵母菌	300.00
犬、山羊	3.40	蛙	7.00	变形虫	1 000.00
人	4.00	鸡	7.15	草履虫	3 000.00
猴	6.00	龟	15.00	芽孢	20 000.00
小鼠	6.40	大肠埃希菌	56.00	病毒	20 000.00

4．辐射剂量率　如果辐射剂量是较长时间而不是快速地投照，剂量效应将会变小。即如果照射的时间延长，将需要更高的剂量才能产生同样的效应。例如总剂量 6Gy 在 3min 内给出（剂量率为 2Gy·min⁻¹）对老鼠是致死的。如果总剂量不变，辐射改用低剂量率持续施加就需延长投照时间，这种时间的延长可以由两种方式体现：①持续延长在 600h 投照此 6Gy 的总剂量（10mGy·h⁻¹），实验表明老鼠仍可以存活。剂量延长因为低的剂量率而导致少的反应，因为有时

间以供细胞修复和组织恢复。②如果6Gy的剂量在同样的剂量率2Gy·h⁻¹下施加，但分为12个相等的时段，每段投照0.50Gy，每个分段时程为24h。这显然是一个断续照射的实验，每天用15s的时间投照0.50Gy的剂量，然后停止照射，第2天再重复进行实验，共持续12d。实验结果老鼠仍可以存活，这种情况被认为是剂量分段。剂量分段因为细胞恢复和修复可以在剂量间隔内发生，因而效应降低，剂量分段常用于放射肿瘤学，分几次照射。

5．照射部位、面积和方式 照射机体不同部位产生的生物效应有较大差异。实验表明：当照射剂量和剂量率相同时，腹部照射引起的生物效应最为严重，其次依次为盆腔、胸部、头颅和四肢。

照射面积的大小也直接影响辐射的生物效应。当照射的其他条件相同时，受照射的面积愈大，辐射生物效应愈显著。

照射方式分为内照射、外照射和混合照射。前两种较为常见，最后一种多见于核辐射事故和核战争。

6．化学因素 一些化学因素可以修饰细胞、组织和器官的辐射反应。因为化学因素是有影响的，它们在照射时必须被考虑到。

（1）辐射增敏剂（radiosensitizer）：辐射增敏剂是指能够增加辐射致死效应的化学物质或药物。理想的辐射增敏剂应同时具备：治疗剂量对正常细胞无毒；对正常细胞无辐射增敏作用或非常小；渗透性强，能向无毛细血管区域内的细胞渗透；使增殖和静止细胞均可致敏；在常用的放疗分次剂量内有效。

（2）辐射防护剂（radioprotector, radioprotectant）：辐射防护剂是指在机体或细胞受电离辐射照射前给予、能减轻其辐射损伤的化合物或药物。在照射前后服用的某些化学物质或体内本身存在的物质，如激素、谷胱甘肽等，它们可以促进机体损伤的修复，对机体起到保护作用。

（3）毒物兴奋效应（hormesis）：一些证据表明少量辐射实际可产生帮助效应。几种动物研究显示那些接受低剂量辐射的接受者存活时间比未接受者长，流行的解释是较低的辐射刺激内分泌和对其他毒性环境因子的免疫反应。有很多毒物兴奋效应的例子，如在大剂量时氟化物是致死的，而小剂量时它是知名的牙齿保护剂。

五、影响辐射损伤的生物学因素

除了上述物理、化学因素的影响外，许多生物状态也可改变组织对辐射的反应。这些因素有些与组织的固有状态有关，如年龄和新陈代谢率，另外一些因素与人工的修饰有关。

1．生物种系的辐射敏感性 不同种系生物的辐射敏感性大有差异。其总趋势是：种系演化（进化程度）愈高，机体组织结构愈复杂，则辐射敏感性愈高，参见表4-14。

2．生物结构和机体状态的辐射敏感性 生物结构和机体状态直接影响其辐射敏感性。比如，人在过冷过热、过累过饿、过虚和伤病等状态的耐受性都明显下降，辐射敏感性大大增加。另外，人类一生各阶段的辐射敏感性也是有规律的。人出生前的胚胎期对辐射最为敏感，而且胚胎期的不同阶段对辐射的敏感性也不同，胚胎期辐射敏感性（embryonic radiosensitivity）见表4-15。出生后的个体发育过程中，幼年比成年的辐射敏感性要高；在成年时期辐射敏感性几乎不变；在老年，由于机体各种功能的衰退，其耐受辐射的能力明显低于成年时期，人类对辐射重新变得更加敏感。同一个体随发育逐渐趋向成熟，辐射敏感性逐步降低，个体发育不同阶段的辐射敏感性排序为

植入前 ＞ 器官形成 ＞ 胎儿 ＞ 新生儿 ＞ 婴幼儿和老年 ＞ 少年 ＞ 青壮年

不同器官、组织和细胞的辐射敏感性也大不相同。严格说来，没有一种组织完全不受辐射的影响，但同一个体不同组织和细胞的辐射敏感性有很大差异。对于人体，可以近似地将各种组织器官分为高度敏感、中度敏感、轻度敏感和不敏感4部分。①高度辐射敏感组织（highly radiosensitive tissue）：淋巴组织、胸腺、骨髓、胃肠上皮、性腺和胚胎组织等；②中度辐射敏感组织

表4-15　子宫内不同时期受照射可能发生的畸形

受照时间/周	造成缺陷
0~4	大多数被吸收或流产
4~11	多数系统的严重畸形
11~16	主要是小头症,智力异常,生长延迟;骨髓、生殖器官和眼的畸形很少
16~20	小头症,智力低下和眼的畸形很少
>30	不大可能引起严重的解剖学缺陷,可能有功能障碍

(moderately radiosensitive tissue):感觉器官、内皮细胞、皮肤上皮、唾液腺和肾、肝、肺的上皮细胞等;③轻度辐射敏感组织(mildly radiosensitive tissue):中枢神经系统、内分泌腺、心脏等;④辐射不敏感组织(radiation-insensitive tissue):肌肉组织、软骨、骨组织和结缔组织等。这种辐射敏感性的排序并不是绝对的,由于组织所处的功能状态不同,或用于判断辐射敏感性的指标不同,其排列顺序也不相同,会随之调整。比如在一般情况下,分裂很少的肝细胞比不分裂的小肠黏膜上皮细胞的辐射敏感性要低,两者同样受10Gy的剂量照射时,前者仍保持其形态的完整性,后者则出现明显的破坏,显然满足前面排序;但是若预先进行部分肝切除术以促进肝细胞分裂,此条件下的肝细胞和小肠黏膜上皮细胞的辐射敏感性相同。因此,对电离辐射敏感的主要特征是细胞分裂过程,而不是简单地对比组织中的细胞类型。

3. 亚细胞的分子水平的辐射敏感性　同一细胞不同亚细胞结构的辐射敏感性有很大差异。其中辐射的最大危害是靶分子脱氧核糖核酸(DNA)——控制细胞新陈代谢和繁殖的分子的损伤。

大量的实验已经证明,细胞核的辐射敏感性显著高于细胞质。因为细胞质受250Gy照射并不影响细胞的增殖,而细胞核的平均致死剂量却不到1.5Gy。一般情况下,哺乳动物细胞对辐射的致死效应比较敏感。在充分给氧环境中(比如在细胞培养悬液内),1.2Gy的照射剂量足以使大多数细胞停止分裂。从纯辐射化学角度看,吸收这么小的辐射剂量所造成的分子损伤的量也是极小的,细胞进行正常功能所需的各种生物高分子,如蛋白质和酶的数量很大,其中少数分子的损伤不至于引起严重后果。但是细胞内部的核酸分子数量则很少,而且DNA分子及其碱基顺序具有独特性。因此DNA分子的损伤被认为是细胞致死的主要因素。如果DNA的辐射损伤足够严重,可见的染色体畸变会被探察到。然而,即使DNA没有产生可见的染色体畸变也可能被损伤。虽然这种损伤是不可见的,但它也能导致细胞死亡。细胞内"靶"分子的相对辐射敏感性顺序如下

$$DNA > mRNA > rRNA > 蛋白质$$

4. 修复　离体实验显示人体细胞可以在辐射损伤中修复。如果辐射剂量足以在下次分裂前杀死细胞,就会发生分裂间期死亡。如果辐射剂量不足以在下次分裂前杀死细胞,细胞会从非致死辐射操作下恢复而存活。

这种细胞的修复取决于细胞固有的生化修复机制。某些类型的细胞从非致死辐射损伤恢复的能力比其他细胞强。

在整体水平,这种辐射损伤修复(repair of radiation injury)借助于存活细胞的再生。如果一个组织或器官被施加足够的辐射剂量,它会在体积上变小,这叫作萎缩,这是由于一些细胞死亡、分解并被当作废物除掉。如果足够数量的细胞遭受致死剂量而存活,组织和器官的细胞可能增生与再生。修复和再生过程使辐射损伤得以恢复。

(盖立平　徐春环)

第五章　辐射防护体系

人们对电离辐射作用于人体和环境中所引起的危害已达成共识。伴随着电离辐射技术在医药卫生、工农业生产和科技等领域的广泛应用,辐射防护学应运而生。辐射防护(radiation protection)就是实现受照人员免受或少受电离辐射照射影响的总体目的及达到这一目的所采用的方法。本章主要介绍辐射防护评价量、辐射防护实用量、照射情况分类、辐射防护原则、辐射防护法规与标准。

第一节　辐射防护评价量

在第二章中,我们已经学习了相关的剂量学基本物理量(粒子注量、能注量、比释动能、吸收剂量)。由于不同生物组织、种群、器官的活性和功能不同,对射线的反应敏感性也大不相同,仅仅使用剂量学基本物理量已不足以探察和表征射线对生物组织的损伤。考虑到这种差异,在辐射防护的实际工作中必须引入新的辐射量。ICRP假设,就随机性效应而言,在辐射工作通常遇到的照射条件范围内,在剂量与某一种效应的发生率之间存在着线性无阈的关系,且效应的严重程度与剂量无关。依据这个假设,可以将一个组织或器官受到的若干次剂量简单地相加,用于度量器官和组织所受到的危险,建立起辐射防护专用的一系列特征量。以下将从辐射防护评价量的角度,评价辐射种类、受照组织或器官的辐射敏感度对辐射效应的影响。

防护量是以吸收剂量为基础的,用于辐射防护评价中的防护量主要包括人体的器官剂量、当量剂量、有效剂量等。

一、器　官　剂　量

器官剂量(organ dose)是器官吸收剂量的简称。吸收剂量在第二章被定义为在物质中任意一点可给定一个具体的值,而在辐射防护应用中,吸收剂量经常是在较大的组织体积内求平均。在一个器官或组织T区域内的平均吸收剂量定义为

$$\bar{D}_{\mathrm{T}} = \frac{\int_{\mathrm{T}} D(x, y, z)\, \rho(x, y, z)\, \mathrm{d}V}{\int_{\mathrm{T}} \rho(x, y, z)\, \mathrm{d}V} \tag{5-1}$$

式中,V是器官或组织区域T的体积,$D(x, y, z)$是该区域内在点(x, y, z)的吸收剂量,$\rho(x, y, z)$是器官或组织区域内的质量密度。实际工作中,在人体某一特定器官或组织T内的平均吸收剂

73

量 $\bar{D}_{\mathrm{T}}$ 称为器官剂量,常写为 D_{T},SI 单位为 J·kg^{-1},专用名称是 Gy。

用平均吸收剂量来代表整个器官、组织或组织区域内的局部吸收剂量的满意程度,取决于许多因素。低剂量时,用一个特定组织或器官的平均吸收剂量作为吸收剂量的精度,对辐射防护而言是可以接受的;对于外照射,D_{T} 主要取决于照射的均匀性以及入射辐射在人体内的贯穿程度或射程;对于贯穿性辐射(光子、中子),在大多数器官内的吸收剂量分布是足够均匀的,在这种情况下,D_{T} 是对整个器官或组织区域内所受照射的适宜度量;对于弱贯穿或有限射程的辐射(低能光子、带电粒子),以及人体内分布广泛的组织或器官(如红骨髓、淋巴结)处在不均匀的辐射场中,吸收剂量分布可能会非常不均匀。在人体很小的局部照射的情况下,即使器官剂量或有效剂量低于剂量限值,仍可能发生组织损伤,弱贯穿辐射对皮肤照射时就会发生这种情况。为了避免此类情况发生,放射防护中制定了适用于局部皮肤剂量的专门限值。

放射性核素沉积于体内器官或组织,形成内发射体。此种情况下,辐射发射形成的器官吸收剂量主要取决于放射性核素在体内的分布、辐射的贯穿能力或射程,同时也受器官或组织结构的影响。当内发射体(如可发射 α 粒子、软 β 粒子、低能光子、俄歇电子的核素)所形成的吸收剂量分布明显不均匀时,估计随机损伤的概率用整个器官或组织的平均吸收剂量就不恰当了。针对于此,ICRP 已研制了不同的剂量学模式,如骨架(ICRP,1979)、呼吸系统(ICRP,1994a)、消化道(ICRP,2006c),可根据需要查询。

器官剂量通常是不能直接测量的,不过由实际测量一些量而导出组织或器官剂量的方法已经建立起来,ICRU 第 74 号报告、国际原子能机构(IAEA)技术报告丛书第 457 号和联合国原子辐射效应科学委员会(UNSCEAR)2008 年报告中对此有详细描述。

器官剂量本身还不足以评价辐射造成的危害。实验表明,不同类型、不同能量的辐射即使器官剂量相同,所引起的生物学效应也会有很大差异;另外,不同器官或组织对辐射的敏感性也未必相同。为了确定放射防护中使用的剂量与随机性效应之间的相互关系,还需要对器官剂量作进一步的修正。

二、当量剂量

组织或器官的当量剂量(equivalent dose)又称为辐射权重剂量(radiation-weighted dose),是辐射 R 在组织或器官 T 中产生的平均吸收剂量 $D_{\mathrm{T,R}}$ 与辐射 R 的辐射权重因数 w_{R} 的乘积,用 H_{T} 表示,可通过式(5-2)计算

$$H_{\mathrm{T}} = \sum_{\mathrm{R}} w_{\mathrm{R}} D_{\mathrm{T,R}} \tag{5-2}$$

在放射防护中,辐射权重因数(radiation weighting factor)用来表示不同辐射类型的相对危害效应(随机性效应)。w_{R} 无量纲,因此当量剂量 H_{T} 与器官剂量 D_{T} 的量纲相同,也是 J·kg^{-1},但专用名称为希沃特(Sv)。

辐射权重因数不仅与辐射类型有关,还与辐射能量有关,代表特定辐射在小剂量照射时诱发随机性效应的相对生物效应数值,由 ICRP 认定。随着科学技术的发展,在不断更新设备条件下的新辐射源和辐射场作用下,生物演变随机性效应和探测方法都在发生变化。ICRP 将根据时代特征提出新的适应值。表 5-1 给出了 ICRP 第 103 号出版物在 2007 年颁布的结果。与 ICRP 第 60 号出版物在 1990 年颁布的辐射权重因数相对比,除了对几种基本辐射粒子的数值重新标定外,最大的区别是中子以能量 E_{n} 连续分布计算。

当量剂量是反映各种射线或粒子被吸收后引起的生物效应强弱的辐射量。在放射防护评价中,当量剂量 H_{T} 的意义在于:对于特定器官,无论对它造成照射的是何种辐射,只要当量剂量值相同,该器官蒙受随机性效应的影响程度大致相同。

表 5-1　ICRP 推荐的辐射权重因数

辐射类型	能量范围	辐射权重因数 w_R
光子	所有能量	1
电子和 μ 介子	所有能量	1
质子和带电 π 介子	＞2MeV	2
α 粒子、裂变碎片、重离子	所有能量	20
中子	$E_n < 1Mev$	$2.5 + 18.2\exp[-(\ln E_n)^2/6]$
	$1MeV \leqslant E_n \leqslant 50MeV$	$5.0 + 17.0\exp[-(\ln 2E_n)^2/6]$
	$E_n > 50MeV$	$2.5 + 3.25\exp[-(0.04\ln E_n)^2/6]$

三、有 效 剂 量

不同辐射类型对组织或器官形成的辐射危害可以用当量剂量度量，考虑到不同的组织或器官在受到同一辐射的照射下，由于不同的组织或器官对辐射的敏感程度不同，给人体带来的随机性健康危害的程度亦会不同。为综合反映受照的各组织或器官给人体带来的随机性健康危害的总和，引入有效剂量（effective dose）E，定义为人体各组织或器官的当量剂量 H_T 乘以相应的组织权重因数 w_T 后的和，表示为

$$E = \sum_T w_T H_T = \sum_T \sum_R w_T w_R D_{T,R} \tag{5-3}$$

式中的组织权重因数（tissue weighting factor）w_T 是以辐射防护为目的，计量不同组织或器官对发生辐射随机性效应的不同敏感性的因数。组织权重因数是相对值，其和等于 1。当全身剂量均匀分布时，有效剂量在数值上等于人体每个组织和器官的当量剂量。有效剂量的 SI 单位为 $J\cdot kg^{-1}$，专用名称为希沃特（Sv）。

早在 1977 年，ICRP 在第 26 号出版物中，对 6 个确定的组织或器官（骨表面、乳腺、性腺、肺、红骨髓、甲状腺）及一组其余组织引入了组织权重因数；1990 年，在 ICRP 发布的 60 号出版物中，调整为对指定的 12 个组织或器官（骨表面、膀胱、乳腺、结肠、性腺、肝、肺、食管、红骨髓、皮肤、胃、甲状腺）及其余组织的权重因数；2007 年，ICRP 根据随机性效应的危害，通过调整标称危险系数，在其发布的建议书中，重新确定了组织权重因数，见表 5-2。

表 5-2　ICRP 2007 年建议书中的组织权重因数

组织或器官	w_T	$\sum w_T$
红骨髓、结肠、肺、胃、乳腺、其余组织[1]	0.12	0.72
性腺	0.08	0.08
膀胱、食管、肝、甲状腺	0.04	0.16
骨表面、脑、唾液腺、皮肤	0.01	0.04
总计		1.00

注：[1]其余组织指肾上腺、胸腔外区、胆囊、心脏、肾、淋巴结、肌肉、口腔黏膜、胰、前列腺（男性）、小肠、脾、胸腺、子宫/子宫颈（女性）。

组织权重因数 w_T 是建立在关于癌症诱发的流行病学研究以及辐射照射以后的遗传学实验数据及其判断基础上的，是对两种性别各种年龄的平均值。用于确定组织权重因数的方法是，首先分别对男性和女性的辐射诱发随机性效应的危险做出评估，然后计算出有性别差异的辐射危害，根据这些数值给出性别平均的 w_T 值。在性别平均的 w_T 值以及性别平均的器官和组织剂量的基础上计算出有效剂量，如图 5-1 所示。

图 5-1 中，性别平均的器官和组织剂量 H_T 可表示为

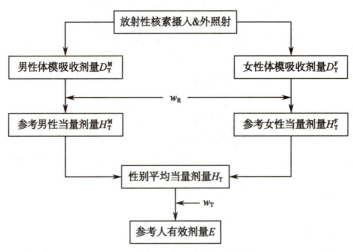

图 5-1　性别平均计算有效剂量

$$H_{\mathrm{T}} = \frac{H_{\mathrm{T}}^{\mathrm{M}} + H_{\mathrm{T}}^{\mathrm{F}}}{2} \tag{5-4}$$

由式（5-3），对应的有效剂量

$$E = \sum_{\mathrm{T}} w_{\mathrm{T}}\left(\frac{H_{\mathrm{T}}^{\mathrm{M}} + H_{\mathrm{T}}^{\mathrm{F}}}{2}\right) \tag{5-5}$$

　　参考男性和参考女性的当量剂量与参考人有效剂量的评价，是基于人体仿真模型的使用。该体模是在真人的医学影像资料基础上建立起来的，与数学、模拟体模相比，可提供人体的三维表达和人体主要器官与结构的空间形态。ICRP 为了给评价当量剂量和有效剂量提供实用的方法，计算了参考体模在标准照射条件（单能辐射、外照射标准几何条件、放射性核素在人体标准动力学模型）下，与物理量（粒子注量或外照射空气比释动能、内照射的放射性摄入量）相关的转换系数。

　　有效剂量是以参考人为基础的用于辐射防护评价的量，因此不用于具体个人照射回顾性情况中随机性效应的风险评价，也不用于个人受照射的流行病学评价。有效剂量主要也是最基本的用途是论证照射情况下是否遵循辐射防护标准，证明是否服从剂量限值，评价受照后果，从监管角度控制随机性效应的发生。在辐射防护评价中，有效剂量的意义是：在低剂量率、小剂量照射范围内，无论哪种照射（外照射、内照射、全身照射或局部照射）情况，只要有效剂量值相等，人体蒙受的随机性健康危害程度大致相仿。

四、内照射防护评价量

　　放射性核素进入人体内作为辐射源对人体形成内照射，内照射对人体产生的影响主要取决于进入人体内放射性核素的物理半衰期和生物半衰期两个因素。当摄入氚水时，其物理半衰期为 12.3a，而生物半衰期仅 10d，形成内照射的时长为 2～3 个月；若摄入的是 ^{239}Pu，物理半衰期长达 24 000a，其生物半衰期也相当长，内照射的剂量积累将伴随终生。

　　为了对内照射及其在某时间段中照射剂量的累积剂量进行估算，常用某组织或器官的待积当量剂量 $H_{\mathrm{T}}(\tau)$ 和待积有效剂量 $E(\tau)$ 作为防护评价量。某组织或器官 T 中的待积当量剂量（committed equivalent dose）$H_{\mathrm{T}}(\tau)$ 定义为：从摄入放射性核素的初始时刻（t_0）开始，预计在此后的 τ 时期内，对 t 时刻器官或组织 T 的当量剂量率 $\dot{H}_{\mathrm{T}}(t)$ 的积分。表示为

$$H_{\mathrm{T}}(\tau) = \int_{t_0}^{t_0 + \tau} \dot{H}_{\mathrm{T}}(t)\, \mathrm{d}t \tag{5-6}$$

　　某组织或器官 T 中的待积有效剂量（committed effective dose）$E(\tau)$ 定义为：用其组织权重因数加权之后各器官或组织的待积当量剂量的和。表示为

$$E(\tau) = \sum_{\mathrm{T}} w_{\mathrm{T}} H_{\mathrm{T}}(\tau) \tag{5-7}$$

内照射剂量的估算和评价,是以计算放射性核素摄入量为基础的。确定放射性核素摄入量后,可根据放射性核素的剂量转换系数估算待积剂量。设 A_0 为摄入放射性核素的总活度(单位为 Bq); $h_{\mathrm{T}}(\tau)$ 为待积组织或器官的剂量系数,表示每单位摄入量的待积组织或器官当量剂量的预定值(单位为 Sv•Bq^{-1}); $e(\tau)$ 为待积有效剂量系数,表示每单位摄入量引起的待积有效剂量的预定值(单位为 Sv•Bq^{-1}),式(5-6)和式(5-7)可分别改写为

$$H_{\mathrm{T}}(\tau) = A_0 h_{\mathrm{T}}(\tau) \tag{5-8}$$
$$E(\tau) = A_0 e(\tau) \tag{5-9}$$

$h_{\mathrm{T}}(\tau)$ 和 $e(\tau)$ 可在 ICRP 有关剂量系数的出版物中查找。至于待积有效剂量评价的时间 τ,如未做特殊说明时,成年人取 50a,婴幼儿或儿童应达到 70a。

第二节　辐射防护实用量

辐射防护中,与人体相关的防护量(器官剂量、当量剂量、有效剂量)在实际工作中是不能被直接测量的,因此只能用于辐射防护评价。实际工作中,常采用能够被直接测量的辐射防护实用量(也称为运行实用量)进行辐射防护评估。

ICRP 第 74 号出版物中是这样定义实用量的:实用量是这样一种量,使用这种量的度量,可以证明是否符合防护体系。基于此,实用量应满足:①在常规场所和个人监测中,可通过仪器进行实际测量;②正常工作条件下,提供对适当的防护评价量的合理估计,达到合理高估而不低估防护评价量的目标。

外照射防护中,不同的任务除了需要采用不同辐射防护实用量进行辐射防护评估以外,通常还需要考虑贯穿辐射的强弱。按照 1985 年 ICRU 第 39 号报告的定义,若入射辐射能量小于或等于 15keV 时,称入射辐射为弱贯穿辐射(weakly penetrating radiation);反之,称入射为强贯穿辐射(strongly penetrating radiation)。

一、剂量当量

组织内某一点的吸收剂量 D 与该点特定辐射的品质因数 Q 的乘积定义为该点的剂量当量(dose equivalent)H,表示为

$$H = Q \cdot D \tag{5-10}$$

式中 Q 是描述一定吸收剂量下辐射生物效应的权重因数,其值取决于穿过该点所在小体积元的带电粒子的种类和能量。H 的 SI 单位是 J•kg^{-1},专用名称是希沃特(Sv)。

剂量当量与当量剂量有着本质的区别:剂量当量是与受照组织中特定一点处的吸收剂量相关联的,用辐射品质因数对吸收剂量进行修正;当量剂量是与器官或组织范围内的平均吸收剂量相关联的,用辐射权重因数对吸收剂量进行修正。剂量当量是可以测量的,在辐射防护监测中使用;当量剂量无法直接测量,仅用于评价和比较辐射对健康的危害程度。

二、周围剂量当量

对于外部辐射,用于场所(区域)监测的运行实用量是根据体模 ICRU 球(ICRU sphere)中某点的剂量当量来定义的。ICRU 球是国际辐射单位与测量委员会(ICRU)定义的一个密度为 1g•cm^{-3}、直径为 30cm 的组织等效球。其质量组分为氧(76.2%),碳(11.1%),氢(10.1%),氮(2.6%)。此体模在大多数情况下被认为是人体的合理近似。

规定 ICRU 球用于场所监测的运行实用量应保持运行实用量是点量和具有可相加性的特征,

这可通过引入"扩展"和"齐向"两个假想的辐射场来实现。

在足够大的空间体积中，每一点上的粒子注量的谱、角分布与真实辐射场中感兴趣点处的一致，则称空间体积内存在的辐射场为上述感兴趣点相应的扩展场。如果在扩展辐射场中，粒子都是朝一个方向运动即所有辐射都是齐向的，则在 ICRU 球中与指定的逆半径矢量成 Ω 的方向，就可以得到扩展齐向的辐射场。在这种假设的扩展齐向场中，在 ICRU 球内任意一点的剂量当量与实际辐射场中辐射的方向分布无关。

对于场所监测，评价有效剂量的运行实用量为周围剂量当量（ambient dose equivalent），其定义为：扩展齐向场的辐射粒子在 ICRU 球体内，逆扩展齐向场方向、半径深度 d 处的剂量当量，用 $H^*(d)$ 表示，单位同剂量当量。对于强贯穿辐射，建议取 $d=10mm$，记为 $H^*(10)$；对于弱贯穿辐射，d 一般取 0.07mm，记为 $H^*(0.07)$。周围剂量当量常常可以作为仪器所在位置上人体有效剂量的合理近似值。

三、定向剂量当量

对弱贯穿辐射的场所监测，运行实用量为定向剂量当量（directional dose equivalent）$H'(d, \Omega)$，其定义为：在 ICRU 球体内，辐射场分布为扩展齐向场的辐射粒子沿指定方向 Ω 的半径深度 d 处所产生的剂量当量。对于弱贯穿辐射，取 $d=0.07mm$，$H'(d, \Omega)$ 记为 $H'(0.07, \Omega)$，$H'(0.07, \Omega)$ 几乎是弱贯穿辐射场所监测唯一使用的量。空间某点的 $H'(0.07, \Omega)$ 可作为位于该处的人体受 Ω 方向照射时的皮肤当量剂量的近似值；监测眼晶状体剂量时，ICRU 推荐使用 $d=3mm$，记为 $H'(3, \Omega)$。在单向辐射场中，指定方向 Ω 可以用沿指定方向的半径与辐射入射方向的夹角 α 表示，于是定向剂量当量可写为 $H'(d, \alpha)$。在放射实践中一般不指定方位角 Ω，因为 $H'(d, \Omega)$ 通常是感兴趣点的最大值。在测量过程中可通过转动剂量率仪来获得最大的读数实现。

四、个人剂量当量

外照射的个人监测通常是由在人体上佩戴个人剂量计来进行的，在这种情况下，个人监测的运行实用量是个人剂量当量（personal dose equivalent）$H_p(d)$，其定义为：人体表面某一指定点下，ICRU 球组织中一个合适深度 d 处的剂量当量。指定点通常是个人剂量计佩戴的位置。对于强贯穿辐射，常取 $d=10mm$，记为 $H_p(10)$，该值可近似看作躯干所受的有效剂量；弱贯穿辐射的 d 值通常取 0.07mm，记为 $H_p(0.07)$，可作为剂量计附近皮肤所受当量剂量的近似值；在监测眼晶状体的特殊情况下，$d=3mm$ 处的 $H_p(3)$ 是合适的。个人剂量当量的单位同剂量当量。

五、实用量与空气比释动能的关系

实际工作中，不带电粒子为 X 射线和 γ 射线时，实用量都是通过空气比释动能 K_a 来实现测量仪器的校准和量值溯源的。ICRU、ICRP 分别在 1992 年与 1996 年发布了光子注量与空气比释动能之间的转换系数，如表 5-3 所示；表 5-4 给出了周围剂量当量 $H^*(10)$、$H^*(0.07)$ 与空气比释动能间的转换系数。转换系数与光子能量的大小有关。

表 5-3　光子注量与空气比释动能间的转换系数

光子能量 /MeV	$K_a/\Phi(pGy \cdot cm^2)$		光子能量 /MeV	$K_a/\Phi(pGy \cdot cm^2)$	
	ICRU47	ICRP74		ICRU47	ICRP74
0.010	7.43	7.60	0.500	2.38	2.38
0.015	3.12	3.21	0.600	2.84	2.84
0.020	1.68	1.73	0.800	3.69	3.69
0.030	0.721	0.739	1.000	4.47	4.47
0.040	0.429	0.438	1.500	6.14	6.12
0.050	0.323	0.328	2.000	7.54	7.52

续表

光子能量 /MeV	K_a/Φ (pGy·cm²)		光子能量 /MeV	K_a/Φ (pGy·cm²)	
	ICRU47	ICRP74		ICRU47	ICRP74
0.060	0.289	0.292	3.000	9.96	9.89
0.080	0.307	0.308	4.000	12.1	12.0
0.100	0.371	0.372	5.000	14.1	13.9
0.150	0.599	0.600	6.000	16.1	15.8
0.200	0.856	0.856	8.000	20.1	19.5
0.300	1.38	1.38	10.00	24.0	23.2
0.400	1.89	1.89			

表5-4 周围剂量当量与空气比释动能间的转换系数

光子能量 /MeV	$H^*(10)/K_a$ (Sv·Gy⁻¹)	$H^*(0.07)/K_a$ (Sv·Gy⁻¹)	光子能量 / MeV	$H^*(10)/K_a$ (Sv·Gy⁻¹)	$H^*(0.07)/K_a$ (Sv·Gy⁻¹)
0.010	0.008	0.95	0.500	1.23	1.23
0.015	0.26	0.99	0.600	1.21	1.21
0.020	0.61	1.05	0.800	1.19	1.19
0.030	1.10	1.22	1.000	1.17	1.17
0.040	1.47	1.41	1.500	1.15	1.15
0.050	1.67	1.53	2.000	1.14	1.14
0.060	1.74	1.59	3.000	1.13	1.13
0.080	1.72	1.61	4.000	1.12	1.12
0.100	1.65	1.55	5.000	1.11	1.11
0.150	1.49	1.42	6.000	1.11	1.11
0.200	1.40	1.34	8.000	1.11	1.11
0.300	1.31	1.31	10.00	1.10	1.10
0.400	1.26	1.26			

定向剂量当量 $H'(0.07)$、个人剂量当量 $H_p(d)$ 也可以通过适当的模体理论,用不同的转换系数从空气比释动能 K_a 得到,在此不一一加以介绍。

第三节 照射情况分类

国际原子能机构(IAEA)在 ICRP 第 103 号建议书的基础上,完成了《国际电离辐射防护和辐射源安全的基本安全标准》(BSS)的修订并于 2014 年发布,原来的实践与干预体系改变为现在的照射情况。

一、照射情况类型

照射情况分为计划照射、应急照射和现存照射情况,这 3 类照射表征了所有可能的照射情况。

计划照射情况(planned exposure situation)是指那些在照射发生之前可以对放射防护进行预先计划的,以及可以合理地对照射的大小和范围进行预估的照射情况。计划照射情况既可以引起预期会发生的照射(正常照射),也可以引起预期不会发生的照射(潜在照射)。在引入一个计划照射情况时,应当考虑与辐射防护相关的所有方面。有必要包括设计、建造、运行、退役、废物管理、以前占用的土地和设施的恢复等。

应急照射情况(emergency exposure situation)是指在一个计划照射运行期间可能发生的,或来自一个恶意行为的,或其他意外的情况,并需要采取紧急行动以避免或降低有害后果。即使在设计阶段已经采取了所有合理的措施降低潜在照射的概率,但仍可能需要对这些照射考虑有关的应急准备和响应。应急照射情况是意外情况,对此可能需要实施紧急防护行动。在这些情况下,可能会发生公众人员或工作人员的照射,以及环境污染。照射可能是非常复杂的,而且实际的应急照射情况本来就不可预测,必要的防护措施的准确类型也不可能预先知道,因此需要灵活地逐步适应实际情况的需要,并针对其复杂性和可变性进行特殊处理。ICRP 将应急照射情况考虑为 3 个阶段:早期、中期和晚期阶段。对不同阶段,必须随其影响的定期评议将有效响应灵活地推进。

现存照射情况(existing exposure situation)是指在不得不做出控制决策时照射就已经存在的情况,包括紧急事件发生后的持续照射,比如住宅和工作场所里的氡,以及天然存在的放射性物质。现存照射情况可能很复杂,它们可以涉及多个照射途径,并且它们通常产生从很低到几十毫希沃特范围内的年个人剂量分布。受照个人习性决定剂量水平,比如,在长期污染地区的个人照射剂量分布,可直接反映受影响居民的饮食习惯差异。照射途径的多样性和个人习性的重要性将导致照射情况难以控制,需应用参考水平与实施现存照射情况下照射的最优化过程一起考虑,执行最优化的防护策略,并将个人剂量降低到参考水平之下。低于参考水平的照射也不容忽视,应对此进行评价,查明是否达到最优化,是否需要采取进一步的防护措施。

二、照射的分类

ICRP 委员会区分 3 类照射:职业照射、公众照射和医疗照射。

职业照射(occupational exposure)是指除了国家有关法规和标准所排除的照射以及根据国家有关法规和标准予以豁免的活动或豁免源所产生的照射、任何医疗照射和正常地区天然本底辐射以外,工作人员在其工作过程中所受到的所有照射。在这里,所排除的是指那些在本质上不能通过实施国家标准的要求对照射大小或可能性进行控制的照射情况,例如人体内的 ^{40}K,到达地球表面的宇宙射线等所引起的照射。豁免是指实践或实践中的源经确认符合规定的豁免要求或水平,并经审管部门同意后被标准的要求所豁免。工作人员是指受任何专职、兼职或临时性受雇于雇主的人员,而且这些人员清楚关于职业放射防护的权利和义务。自主经营者既是雇主又是工作人员。

《电离辐射防护与辐射源安全基本标准》(GB 18871—2002)对实施标准的主要责任方和有关各方明确规定了责任。主要责任方是指注册者、许可证持有者和用人单位。其他有关各方可以包括供方、工作人员、辐射防护负责人、执业医师、医技人员、合格专家以及由主要责任方委以特定责任的其他有关方。

医疗照射(medical exposure)是指患者(包括不一定患病的受检者)因自身医学诊断或治疗所受的照射、知情但自愿帮助和安慰患者的人员(不包括施行诊断或治疗的执业医师和医技人员)所受的照射,以及生物医学研究计划中的志愿者所受的照射。患者是指接受与诊断、介入或治疗程序相关的照射人员。医疗照射是不断增加的最大人工电离辐射照射来源,医疗照射防护已经成为涉及所有公众成员及其后代的重要公共卫生问题,加强医疗照射防护已成为国际放射防护领域新进展的显著特点。

公众照射(public exposure)是指包括除职业照射和患者的医疗照射之外的其他公众的所有照射。公众照射来源于一系列辐射源。来自天然源的照射是公众照射组分中远在其他组分之上的最大一项,但不能因此认为对较小但较容易控制的人工源的照射给予较少的关注是正当的。妊娠工作人员的胚胎和胎儿的照射作为公众照射管理。

第四节　辐射防护原则

对使用电离辐射源或产生电离辐射的一切实践活动,以及对放射工作人员和公众接受电离辐射照射需加控制的一切实践活动,进行与防护有关的设计、监督、管理时必须遵守 3 项基本原则:正当性原则(principle of justification)、防护最优化原则(principle of protection optimization)和剂量限值的应用原则(principle of dose limit)。其中前两项原则是与辐射源相关的,适用于所有照射情况;而第三项原则是与个人相关的,仅适用于计划照射情况。正当性是前提,剂量限值是上限,最优化是辐射防护的目的。

一、辐射防护正当性

正当性是指任何改变照射情况的决定都应当是利大于弊的。这意味着若要引入新的放射源,应做到尽可能减小现存照射,或减低潜在照射的危险,使人们能够取得足够的个人或社会利益,以弥补其引起的损害。

在职业照射和公众照射情况下,正当性原则的应用有两种不同的方法,第一种方法用于新的活动,这就要求只有当计划的照射对受照个人或社会能够产生净利益以抵消它带来的辐射危害时才可以引入。当有新信息、新技术出现时,该活动的正当性才需要重新审查。第二种方法用于主要通过改变照射途径的行动而非直接对源施加作用能够控制照射的情况,此时正当性原则用于判定是否采取行动以避免进一步的照射。在这两种方法中,判断正当性的责任由政府或国家管理部门来承担,以确保最广泛意义上的社会整体利益,而不必对每个人有益。

患者的医疗照射正当性的判断过程需要一种不同且更详细的方法,采用某个特定程序的正当性是从业医生的责任,他们需要经过放射防护的专业训练。

二、辐射防护最优化

防护的最优化是在考虑经济和社会因素之后,个人所受剂量的大小、受照射人数以及受照射的可能性均应保持在可合理达到的尽量低水平。最优化过程的目的是得出最优的防护方案。为了避免这种优化过程的严重不公平的结果,应当对个人受到特定源的剂量或危险加以限制(采用剂量约束或参考水平)。

防护的最优化是一个前瞻性的反复过程,旨在防止或降低未来的照射。它考虑到技术和社会经济的发展,既需要定性的判断,也需要定量的判断。最优化的过程应当系统、谨慎地构建,需要不断地探究是否在主要情况下已经做到了最好、是否所有可合理减少剂量的措施已经采用。

防护的最优化并非剂量的最小化,最优的防护是仔细地对辐射危害和保护个人可利用资源进行权衡的评估结果。在过去的几十年中,最优化过程的应用已显著地降低了职业照射和公众照射的剂量。

在实际工作中,放射防护最优化主要用于防护措施的选择、设备的设计和确定各种特准限值。最优化不是唯一的因素,但它是确定这些措施、设计和限值的重要因素。

三、剂 量 限 值

剂量限值是除了医疗照射之外,任何个人受到来自监管源的计划照射的剂量之和不能超过 ICRP 推荐的相应限值。监管剂量限值由监管机构考虑 ICRP 建议而确定,此限值适用于计划照射情况的工作人员及公众人员。表 5-5 汇总了推荐的剂量限值。有效剂量限值是在指定时期内由外照射引起的相应有效剂量和在同一时期内放射性核素摄入量引起的待积有效剂量之和。

对于计划照射情况下的职业照射,ICRP 第 103 号出版物建议剂量限值表述为:在限定的 5 年内年平均有效剂量 20mSv,且任何一年内的有效剂量不得超过 50mSv。

对于计划照射情况下的公众照射,ICRP 第 103 号出版物建议剂量限值表述为:年有效剂量 1mSv。在特殊情况下,假如在限定的 5 年内平均每年不超过 1mSv,那么在单个一年内可以允许有效剂量大一些。

表 5-5　在计划照射情况下推荐的剂量限值(ICRP 第 103 号出版物)

限值类型	职业	公众
有效剂量	20mSv•a^{-1}(在规定 5 年内的平均值),并且任何单一年份不得超过 50mSv	1mSv•a^{-1}
年当量剂量		
眼晶状体	150mSv*	15mSv
皮肤	500mSv	50mSv
手和足	500mSv	—

注:*IAEA 2014 年《国际电离辐射防护和辐射源安全的基本安全标准》,职业照射眼晶状体年剂量限值已改为 20mSv。

对眼晶状体、皮肤及手足的剂量限值按一年的当量剂量结算。

剂量限值不适用于应急照射情况。但是,在应急照射情况的后期,承担恢复和重建作业的相应人员应视为职业受照射人员,并按照正常的职业照射防护标准进行防护,他们所受的照射不应超过 ICRP 推荐的职业剂量限值。

在《电离辐射防护与辐射源安全基本标准》中,我国对放射工作人员和公众受照射的年剂量限值都有明确的规定,任何组织和个人都必须严格遵守。即使个人所受剂量没有超过规定的相应剂量限值,仍然必须按照最优化原则考虑是否要进一步降低剂量。所规定的个人剂量限值不能作为达到满意防护的标准或设计指标,只能作为以最优化原则控制照射的一种约束条件。

四、剂量约束和诊断参考水平

剂量约束(dose constraint)和诊断参考水平(diagnostic reference level)与防护的最优化一同用于对个人剂量的限制。剂量限值是在正常情况下为了保护个人而制定的防护水平,是与人相关的。剂量约束和参考水平是针对确定源制定的保护个人的剂量水平,是与源相关的。在 ICRP 第 103 号出版物中,对计划照射情况(除患者的医疗照射外)沿用了术语"剂量约束"描述这一剂量水平,对应急照射和现存照射情况采用术语"参考水平"描述这一照射水平。在医学诊断中,采用诊断参考水平来表明在常规条件下患者的剂量水平或某个特定的影像程序所注射的活度,对于该程序是异常高还是低。不论是剂量限值或剂量约束还是参考水平,都不代表"危险"与"安全"的分界线,也不代表改变个人相关健康危害的梯级。表 5-6 给出了 ICRP 防护体系中用到的不同类型的剂量限制(限值、约束和参考水平)与照射情况类型和照射分类的关系。

表 5-6　防护体系中用到的剂量约束和参考水平(ICRP 第 103 号出版物)

照射情况类型	职业照射	公众照射	医疗照射
计划照射	剂量限值	剂量限值	诊断参考水平 a)
	剂量约束	剂量约束	(剂量约束)b)
应急照射	参考水平 c)	参考水平	不适用
现存照射	不适用	参考水平	不适用

注:a)患者;b)仅指抚育者、照顾者及生物医学研究者;c)长期的恢复作业应作为计划中的职业照射的一部分。

剂量约束是计划照射(除患者的医疗照射外)情况下,对某辐射源引起的个人剂量的一种限制。它是预期的,且与源相关的,在对该源进行防护最优化时作为预期剂量的上限。防护的最优化将确定一个在约束值以下的可接受的剂量水平,这个剂量优化水平就是设计防护行动的预期结果。

对于职业照射,剂量约束是一种与源相关的个人剂量值,用于限制最优化过程所考虑的选择范围。对于公众照射,剂量约束是公众成员从一个受控源的计划运行中接受的年剂量的上界。ICRP 强调剂量约束值不能用作或理解为规定的监管限值。

在应急或现存的可控制照射情况下,参考水平表示这样的剂量或危险水平,对于计划准许存在的照射高于这一水平时认为是不恰当的。在这个水平下应进行防护最优化。参考水平值的选择取决于所考虑照射的主要情况。

第五节　辐射防护法规与标准

法规（laws and regulations）泛指国家机关制定的一切规范性文件，包括法律、法令、条例、规定、规则、决议、命令等。辐射防护法规与标准为从业人员以及公众的安全和健康、环境的保护、电离辐射的合理利用和放射技术的发展、核实践活动和辐射安全监管提供了基本的依据和保障。

一、辐射防护法规

我国核应用和辐射安全相关的法律法规体系与我国法律法规体系是对应的，分为国家法律、国务院条例、国务院各部委部门规章 3 个层次。

国家法律是法律法规的最高层次，是由全国人民代表大会及其常务委员会批准，以国家主席令的形式发布的。当前有关核应用和辐射安全的法律有 2003 年 6 月 28 日颁布的《中华人民共和国放射性污染防治法》和 2017 年 9 月 1 日颁布的《中华人民共和国核安全法》。

法律法规的第二层次是国务院条例，是由国务院批准，以国务院令的形式发布的行政法规，是国家法律在某一个方面的细化，规定了该方面的法律要求。在核应用和辐射安全领域，国务院条例级的有《放射性同位素与射线装置安全和防护条例》（2019 年修订；2014 年修订；2005 年发布）、《放射性物品运输安全管理条例》（2009 年发布）、《放射性废物安全管理条例》（2011 年发布）等。

国务院各部委部门规章由国务院的各行政管理部门批准和发布，是法律法规的第三层次，包括大量的各层次规章制度。有关核应用和辐射安全相关的部门规章，是由国家核安全局批准和发布的。此外，辐射安全部门还制定指导性的部门规章，与辐射安全技术要求的行政管理规定相对应的支持性部门规章，包括辐射安全导则和辐射安全法规技术文件等两种，其层次低于国务院条例的实施细则（及其附件）和辐射安全技术要求的行政管理规定。辐射安全导则是推荐性的，执行安全技术要求行政管理规定应采取的方法和程序，在执行中可采用该方法和程序，也可采用等效的替代方法和程序。

二、辐射防护标准

标准（criterion）是对重复性事物和概念所作的统一规定。它以科学技术和实践经验的综合成果为基础，经有关方面协商一致，由主管机构批准，以特定形式发布，作为共同遵守的准则和依据。

放射防护标准（criterion of radiation protection）属于一种技术性规范，是开展放射防护工作的重要依据，它包括放射防护的基本标准和由此衍生的各种次级标准。基本标准是为保护放射工作人员和公众免受电离辐射的危害，阐述放射防护的基本原则，并规定出各类人员接受天然本底辐射以外照射的基本限值；次级标准是依据基本标准做出的应用性规定。

1. 国际放射防护标准　放射防护基本标准是电离辐射防护领域中最重要的标准。在放射防护基本标准方面，ICRP 的出版物（建议书）和 IAEA 安全丛书发表的国际基本安全标准具有重要的国际影响。

ICRP 的第一个建议书发表于 1928 年，通过了限制在医用源上工作时间来保护职业人员。1934 年的建议书提出了"安全阈值"概念。在 20 世纪 50 年代初提出了保护公众的建议，1954年建议书建议"应做各种可能的努力减小所有类型的电离辐射照射到最低可能的水平"（ICRP，1955）。随后的建议如保持照射"实际的尽量低"（ICRP，1959），"能够达到的尽量低"（ICRP，

1966），以及"考虑经济和社会因素在内，可合理达到的尽量低"(ICRP，1973)。

系列报告中 ICRP 的第一个报告，即编号为第 1 号的出版物(1959)包括 1958 年批准的建议书。随后的总建议书是作为第 6 号出版物(1964)，第 9 号出版物(1966)，第 26 号出版物(1977)，第 60 号出版物(1991b)和第 103 号出版物(2007)发表的。为了支持这些总的建议书，又发表了许多提供更专门主题建议的其他出版物。截至 2021 年，已有第 148 号出版物《参考动植物的辐射权重》发表。

在第 26 号出版物中，ICRP 第一次定量提出了辐射随机性效应危害，提出了剂量限制体系及其 3 项原则。在第 60 号出版物中，从剂量限制体系扩展到放射防护体系。在第 107 号出版物中，更新了辐射权重因数和组织权重因数；此外，从第 60 号出版物采用以过程为基础的实践和干预的防护方法，发展为基于辐射照射情况的方法。随着生物和物理可用科学信息的最新进展，ICRP 建议书的不断演进将是必然的。

ICRP 的建议书和《国际电离辐射防护和辐射源安全的基本安全标准》(BSS)之间紧密相关。BSS 是由联合国大家庭内的联合国粮农组织(FAO)、国际原子能机构(IAEA)、国际劳工组织(ILO)、经济合作与发展组织核能机构(OECD/NEA)、泛美卫生组织(PAHO)和世界卫生组织(WHO)等六个国际组织合作制定的，并由国际原子能机构出版。国际原子能机构理事会决定 BSS 必须采用 ICRP 的建议。因此，BSS 常常是跟随 ICRP 新建议制定的。例如，ICRP 的 1977 年和 1990 年建议书分别是 1982 年和 1996 年出版的国际基本安全标准修订版的基础。以 IAEA 安全丛书发表的国际基本安全标准，是官方国际机构把 ICRP 建议书等推荐意见转化为可应用的规范；同时，又具有了各倡议组织的法定章程所决定的约束力，是倡议组织的业务范围和受其援助的活动所必须遵守的基本要求。IAEA 115 号安全丛书反映了 20 世纪 90 年代国际放射防护领域大协作的产物，对推动各国放射防护有着重要作用。

2. 国内放射防护标准　我国放射防护标准的建立可追溯到 1960 年，国务院批准了《放射性工作卫生防护暂行规定》，由卫生部和科学技术委员会联合下达并在国内执行。该《暂行规定》是我国最早的电离辐射防护法规标准，主要用于推进新生的原子能事业。而医学上仅有一些 X 射线诊断应用。

随着核科学技术及其应用迅速发展，我国很快跨进世界核大国行列。1974 年，国家计划委员会、国家基本建设委员会、国防科学技术委员会和卫生部联合批准发布了由全国环境保护会议筹备小组办公室组织有关部门共同编制的《放射防护规定》。《放射防护规定》采用了 ICRP 第 1 号、6 号、9 号出版物推荐的"最大容许剂量"概念和剂量限值。

1977 年，ICRP 发表了具有重要里程碑意义的第 26 号出版物，围绕该出版物，结合我国实际，有关专家展开了较深入的研讨。1984 年，中华人民共和国国家标准《放射卫生防护基本标准》(GB 4792—84)批准发布。1988 年，国家环境保护局又批准发布了一个国家标准《辐射防护规定》(GB 8703—88)。

1991 年 ICRP 第 60 号出版物的发表，以及 1996 年 IAEA 115 号安全丛书的问世，加速了我国制定新标准的步伐。2002 年，中华人民共和国国家质量监督检验检疫总局以编号 GB 18871—2002 批准发布了由卫生部、国家环境保护总局和原中国核工业总公司联合制定的《电离辐射防护与辐射源安全基本标准》，并自 2003 年 4 月 1 日起实施。

为了与国际接轨，我国现行的《电离辐射防护与辐射源安全基本标准》同 1996 年 IAEA 115 号安全丛书《国际电离辐射防护和辐射源安全的基本安全标准》在技术内容上是等效的。表 5-7 给出了 4 个基本标准目次的比较。

目前执行的放射卫生防护标准有 133 项，其中国家标准 23 项、国家职业卫生标准 84 项、行业标准 26 项。表 5-8 和表 5-9 分别列出了一些与医用放射线有关的国家标准和国家职业卫生标准。

表5-7　4个基本标准目次的比较

放射防护规定 （GBJ 8—74）	放射卫生防护基本标准 （GB 4792—84）	辐射防护规定 （GB 8703—88）	电离辐射防护与辐射源安全基本标准 （GB 18871—2002）
第一章　总则 第二章　电离辐射的最大容许剂量当量和限制剂量当量 第三章　放射性物质的最大容许浓度和限制浓度 第四章　放射性物质污染表面的控制水平 1. 放射性废物、废水、废气的治理和排放 2. 开放型放射工作单位的分类及其工作场所的分级 3. 对建筑物的主要防护 另有：附录5个	1 引言 2 放射工作人员的剂量限值 3 公众中个人的剂量限值 4 铀矿及其他矿井下作业人员吸收氡气及其子体的限值 5 事故和应急照射 6 放射性物质污染表面的导出限值 7 医用照射的防护 8 教学中接触电离辐射的剂量限值 9 放射工作场所的划分 10 开放型放射工作单位的分类及其工作场所的分级 11 开放型放射工作单位的卫生防护要求 另有：附录6个	1 总则 2 剂量限制体系 3 辐射照射的控制措施 4 放射性废物管理 5 放射性物资安全运输 6 选址要求 7 辐射监测 8 辐射事故管理 9 辐射防护评价 10 辐射工作人员的健康管理 11 名词术语的定义和解释 另有：附录11个	前言 1 范围 2 定义 3 一般要求 4 对实践的主要要求 5 对干预的主要要求 6 职业照射的控制 7 医疗照射的控制 8 公众照射的控制 9 潜在照射的控制—源的安全 10 应急照射情况的干预 11 持续照射情况的干预 另有：附录9个

表5-8　部分国家标准

序号	防护标准名称	编号
1	X射线诊断中受检者器官剂量的估算方法	GB/T 16137—2021
2	放射性核素摄入量及内照射剂量估算规范	GB/T 16148—2009
3	外照射慢性放射病剂量估算规范	GB/T 16149—2012
4	医用X射线诊断受检者放射卫生防护标准	GB 16348—2010
5	医用γ射线远距治疗设备放射卫生防护标准	GB 16351—1996
6	临床核医学的患者防护与质量控制规范	GB 16361—2012
7	远距治疗患者放射防护与质量保证要求	GB 16362—2010
8	X射线计算机断层摄影装置质量保证检测规范	GB 17589—2011
9	电离辐射防护与辐射源安全基本标准	GB 18871—2002

表5-9　部分国家职业卫生标准

序号	防护标准名称	编号
1	职业性放射性白内障的诊断	GBZ 95—2014
2	内照射放射病诊断标准	GBZ 96—2011
3	放射工作人员健康要求及监护规范	GBZ 98—2020
4	职业性外照射急性放射病诊断	GBZ 104—2017
5	职业性外照射慢性放射病诊断	GBZ 105—2017
6	职业性放射性皮肤疾病诊断	GBZ 106—2020
7	职业性放射性性腺疾病诊断	GBZ 107—2015
8	核医学放射防护要求	GBZ 120—2020
9	放射治疗放射防护要求	GBZ 121—2020
10	职业性外照射个人监测规范	GBZ 128—2019
11	职业性内照射个人监测规范	GBZ 129—2016
12	放射诊断放射防护要求	GBZ 130—2020
13	γ射线和电子束辐照装置防护检测规范	GBZ 141—2002
14	用于光子外照射放射防护的剂量转换系数	GBZ/T 144—2002
15	X射线防护材料衰减性能的测定	GBZ/T 147—2002
16	医学放射工作人员放射防护培训规范	GBZ/T 149—2015
17	电离辐射所致皮肤剂量估算方法	GBZ/T 244—2017
18	外照射辐射事故中受照人员器官剂量重建规范	GBZ/T 261—2015
19	电离辐射所致眼晶状体剂量估算方法	GBZ/T 301—2017

（王亚平）

第六章 职业照射防护

> **教学基本要求**
>
> 1. **掌握** 职业照射防护的要求，内照射防护的方法，外照射防护的基本方法。
> 2. **熟悉** 外照射防护的屏蔽设计。
> 3. **了解** 职业照射工作场所的分区，职业照射防护最优化方法。

随着科技的发展，电离辐射在各行各业的应用日益广泛。由于辐射诱导的生物效应的存在，需要尽可能防止辐射对人体健康的有害效应。职业照射是职业工作人员在其工作职责内所受到的辐射照射。对职业工作人员的照射防护是核与辐射可持续发展的重要保障。本章将介绍职业照射防护的要求、内照射与外照射的防护方法和职业照射防护最优化等内容。

第一节 职业照射防护的要求

一、职业照射防护的基本原则

1. 实践的正当性 在实行伴有辐射照射的任何实践之前，都必须经过正当性判断，对即将进行的放射实践的合理性进行论证，论证内容包括：实践的目的、实践的方法、预期的成果和代价的分析等。确认这种实践具有正当的理由，获得的利益大于代价，代价包括健康损害和非健康损害的代价。

2. 防护与安全的最优化 对于来自一项实践中的任一特定源的照射，应使防护与安全最优化，使得在考虑了经济和社会因素之后，个人受照剂量的大小、受照射的人数以及受照射的可能性均保持在可合理达到的尽量低水平；这种最优化的前提条件是：该源所致的个人剂量和潜在照射危险分别低于剂量约束和潜在照射危险约束，治疗性医疗照射除外。

3. 个人剂量限值 用个人剂量限值对个人受到的正常照射加以限制，以保证除了所规定的特殊情况外，由来自各项获准实践的综合照射所致的个人总有效剂量和有关器官或组织的总当量剂量不超过所规定的剂量限值。不应将剂量限值应用于获准实践中的医疗照射。此外，还应对个人所受到的潜在照射危险加以限制，使来自各项获准实践的所有潜在照射所致的个人危险与正常照射剂量限值所相应的健康危险处于同一数量级水平。

二、职业照射防护中有关责任方的职责

ICRP 第 60 号出版物第七章"委员会建议的实施"中强调，有必要区分职责与权限，职责的第一层是负责建立目标与提供达到目标的措施，并保证这些措施的正确执行，负责者需要调配完成其职责所需资源的权限；从事造成照射的运行单位的管理部门要断然承担起达到并保持对照射的满意控制的主要责任。政府有责任建立审管机构，该机构将负责制定法规还提供带有咨询任务的机构，以强调管理部门的职责，同时设置或推行总的防护标准。IAEA 的《国际电离辐射防

护和辐射源安全的基本安全标准》(BSS)依据ICRP的观点,对注册者、许可证持有者、用人单位和工作人员的职责都提出了明确的要求。我国参照ICRP第60号出版物和IAEA的BSS,对职业照射控制的责任规定如下:

1. 注册者、许可证持有者和用人单位的责任 注册者、许可证持有者和用人单位应对工作人员所受职业照射负责,并遵守有关要求。他们应当向所有从事涉及或可能涉及职业照射活动的工作人员承诺:①按标准关于剂量限值的要求,限制职业照射,使职业防护与安全最优化;②记录职业防护与安全措施的决定,并将此类决定通知有关方;③建立实施本标准有关要求的防护与安全方针、程序和组织机构,并优先考虑职业照射的工程设计和技术措施;④提供适当而足够的防护与安全设施、设备和服务,它们的种类与完善程度应与预计的职业照射水平和可能性相适应;⑤提供相应的防护装置和监测设备,并为正确使用这些装置和设备做出安排;⑥提供必要的健康监护和服务;⑦提供适当而足够的人力资源,为防护和安全培训做出安排,并根据需要安排定期再培训,以更新知识和保证工作人员达到所需的适任水平;⑧要按照标准的要求保存有关的记录;⑨就安全与防护等问题与工作人员或他们的代表进行协商和合作,为促进安全文化素养的提高提供所需条件等。

注册者、许可证持有者和用人单位在聘用新工作人员时,应从受聘人员的原聘单位获取信息,包括他们原有的职业受照射的记录和其他有关资料。他们还应当要求工作人员遵守有关标准,必要时应采取行政管理措施,确保工作人员了解到他们负有保护自己及他人免受或少受辐射照射以及保持源的安全的义务。

2. 工作人员的义务和责任 放射性从业人员应当做到:①遵守有关防护与安全规定、规则和程序;②正确使用监测仪表、防护设备和衣具;③在防护与安全(包括健康监护和剂量评价等)方面与注册者、许可证持有者和用人单位合作,为保护自身和他人提供相关经验和信息;④工作人员不能故意进行任何可能导致自己和他人违反要求的活动,要学习有关防护与安全知识,接受必要的防护与安全培训和指导,使自己能按标准的要求进行工作。

此外,工作人员发现违反或不利于遵守基本安全标准的情况,应向注册者、许可证持有者或用人单位报告。

三、职业照射的剂量限值

1. 职业照射的基本剂量限值 对于成年人而言,应对任何工作人员的职业照射水平进行控制,使之不超过下述限值:①连续5年内的年平均有效剂量,20mSv,不可作任何追溯性平均;②连续5年中的任何一个单一年份的年有效剂量,50mSv,但连续5年的年平均有效剂量不得超过20mSv;③眼晶状体的年当量剂量,150mSv;④四肢(手、足)或皮肤的年当量剂量,500mSv。

对于16～18岁人员而言,他们可能包括接受职业照射就业培训的徒工,或是使用放射源的学生。这些人尚属未成年人,对其受照控制应比对成年人要严格。受照剂量应当遵守下述限值:①年有效剂量,6mSv;②眼晶状体的年当量剂量,50mSv;③四肢(手和足)或皮肤的年当量剂量,150mSv。

对于怀孕期妇女而言,确认怀孕后,接受与公众成员相同的防护水平:①年有效剂量,1mSv;②眼晶状体的年当量剂量,15mSv;③四肢(手和足)或皮肤的年当量剂量,50mSv。

对于特殊情况而言,可以对个人年剂量限值作下述临时改变,根据审管部门规定:①连续5年的平均期可以破例延长到10个连续年;②10年内任何一位职业照射人员个人的年平均有效剂量不得超过20mSv;③在10个连续年期间的任何一个单一年份受到的年有效剂量不得超过50mSv;④在10个连续年期间,自延长期以来任何一位职业照射人员受到的有效剂量累积达到100mSv时,应对这种情况进行审查;⑤对个人剂量限值的临时变更应遵守审管部门规定,任何一年内不得超过50mSv,临时的改变期限不得超过5年。

确定剂量限值的主要依据是辐射产生的危害,但剂量限值的确定不仅仅是根据对健康的影响,还要考虑社会和经济的因素。剂量限值是指不允许接受的剂量范围下限,而不是允许接受的剂量范围上限。因为剂量限值是与个人直接相关的,所以它是最优化过程的约束条件。评价照射引起的危害时,通常使用如下 4 个剂量水平:①不可接受的,表示在任何情况下都没有理由能够容忍的剂量水平;②可容忍的,表示虽不情愿但是有理由能够忍受的剂量水平;③可接受的,表示能够接受,并不需要进一步改善防护措施,即已经达到最优化要求的剂量水平;④可忽略的,不需要采取任何防护措施的剂量水平。

剂量限值是"不可接受的"和"可容忍的"区域的分界线,即是不可接受水平的下限,是可容忍水平的上限。它也是辐射防护最优化约束的上限。对于职业照射而言,若年剂量为 20mSv,则其终生剂量为 1Sv,那么到 65 岁其每年所对应的危险度为 10^{-3}。ICRP 的 1977 年建议书指出,每年的死亡率超过 10^{-3} 即为不能容忍;在 ICRP 的 1990 年建议书中,将 $20mSv \cdot a^{-1}$,即终生剂量 1.0Sv,作为不可接受水平的下限。"可忽略的"是与豁免相关的剂量水平,低于 $10\mu Sv \cdot a^{-1}$ 的受照水平,对应的危险度在 10^{-7} 水平,这种水平的危险通常可以忽略。

2. 辐射实践的豁免 豁免即有免除之意。经主管部门或监督部门审查,认为符合以下要求的任何实践或辐射源,不再需要按放射性工作的要求实施管理。

豁免实践应具有的特征是:实践中的各种活动是协调的,有一致的共同目的;实践中所包含的辐射源是可以明确识别和确定的;应当可以确认出一个(或几个)仅与该实践相关的特定关键居民组;该实践对关键组成员所产生的剂量,与其他实践所产生的剂量相比是主要的;实践所包含的各种活动,应该比较容易被认定和描述,对它们所产生的影响也能较简易地进行分析和评价。

豁免的原则是:①任何单一实践或辐射源,经简单的评价证明能够满足下列条件之一,均可直接予以豁免:照射所导致的致死性癌症或严重遗传缺陷的年危险低于 1×10^{-7} 的任何实践;对受照个人产生的年有效剂量不大于 $10\mu Sv$(对皮肤照射的年当量剂量不大于 $500\mu Sv$)、一年实践所产生的集体剂量当量负担不大于 1 人·Sv 的实践;产生的辐射能量低于 5keV 的辐射装置;以在自然界出现的形态而存在,未经使其核素浓度增加处理的放射性物质,但不包括铀、钍矿等。②简单评价不能得出有关实践或辐射源的豁免结论时,需进行详细评价,如能确认满足①中的要求方可予以豁免。评价模式要充分考虑到实践和辐射源的特征。评价时,要尽可能地考虑到所有重要的照射情景和照射途径。应根据实践的实际情况,确定评价模式及其完善程度,避免浪费人力物力。

对多重实践的豁免是指当涉及的人员可能同时受到一个以上实践的照射时,只要其中每一个实践均满足单一实践的豁免条件,该多重实践可予以豁免。对豁免原则的应用要防止对豁免原则和规定的误用、滥用。如不应采用分散或稀释的办法满足本标准的要求,应严格遵循豁免原则的规定,需要注意以下几点:①这些豁免水平原则上只适用于组织良好、人员训练有素的工作场所对小量放射性物质和源的工业应用及实验室或医学应用,例如,利用小的密封点状源刻度探测器,将少量非密封放射性物质溶液装入容器内,或作为工业示踪剂,或作为低活度气体核素的医学应用等。②对于未被排除的天然放射性核素豁免的应用,只限于引入到消费品中的天然放射性核素,或者是将它们(如 ^{226}Ra,^{210}Po)作为一种放射源使用,或者是利用它们(如钍、铀)的元素特性等情况。③对于一种以上的放射性核素,仅当各种放射性核素的活度或活度浓度与其相应的豁免或豁免活度浓度之比的和 < 1 时,才可能考虑给予豁免。④除非有关的照射已经被排除,否则对较大批量放射性物质的豁免,即使其活度浓度低于规定的豁免水平,也需要由审管部门作更进一步的考虑。⑤严格禁止为了申报豁免而采用人工稀释等方法降低放射性活度浓度。

3. 剂量限值的确认与应用 在规定剂量限值后,要想知道要求是否得到满足,必须对剂量限值的遵守情况进行确认。基本安全标准所规定的剂量限值适用于在规定期间内因外照射引起的剂量与在同一期间内摄入所致的待积剂量之和。计算待积剂量的期限,对成年人的摄入一般应为 50 年,目的保证在人的寿期内将对每年摄入放射性物质所产生的危险进行有效的控制。确认是否满足剂量限值的要求,最基本的就是确认外照射个人剂量当量与同一期间内摄入的放射性物质所致的待积当量剂量或待积有效剂量之和是否满足剂量限值。

在剂量限值的应用中可能遇到一些问题，在处理相关问题时，应当正确理解剂量限值的意义，并通过合理的管理手段将其落到实处。剂量限值本身既不是一个可以容忍的水平，更不是安全的目标，而是在整个辐射防护体系的协同作用下，以个人剂量限值作为不可接受区的下边界，可以最终实现的个人安全水平达到可以接受的程度。因此，在实际执行过程中，剂量限值不是衡量是否安全的分界线，也不能用来衡量辐射防护水平的高低，而应该根据具体情况，确定具体的管理目标值，实施最优化，把辐射危害降低到可合理达到的尽可能低的水平。换句话说，个人剂量限值只能用来验证一项实践的设计运行过程是否出错和保证职工个人不会受到不可接受的辐射危害，仍不能保证集体剂量保持在合理可达到的最低水平。

应当注意的是，最优化过程一般倾向于强调社会及其全体成员的利益与危害，譬如最优化所考虑的重要参数之一是集体剂量，最优化的结果可能造成个人之间的不公平，甚至使个别人所受的总辐射危害达到不可接受。由于个人剂量限值的存在，以此作为防护体系中的最后一道防线，可避免失误和不公平带来的后果。

4. 在应用职业照射剂量限值中应注意的问题 对于职业照射基本限值的基本安全标准规定是按连续 5 年共计不超过 100mSv，关于相关的剂量限值能否满足规定则需要给予高度重视，那么剂量限值在实施中可能遇到一些问题。比如对于连续 5 年平均年有效剂量 20mSv，不可作任何追溯性的平均。而且，对任何一年的有效剂量的要求是需要低于 50mSv，这是为了防止往后凑 5 年。为了防止眼晶状体和皮肤及手足发生确定性效应，上述各部位的当量剂量按一年结算，分别为 150mSv 和 500mSv。但皮肤的剂量应注意是在 $1cm^2$ 的面积上取平均，标称深度为 $7mg \cdot cm^{-2}$。如果皮肤剂量在较大的面积上平均，便会有可能导致在整个面积上的平均剂量不高，然而若局部剂量很高，甚至会发生确定性效应。

对于育龄妇女，最重要的就是要防止在未察觉或者未声明怀孕的情况下而受到较高的照射。为了防止这种情况的发生，首先需要要求育龄妇女在意识到自己怀孕时应及早声明，则自声明之日起直至分娩，按对孕妇的标准对其受照进行控制。其次，将育龄妇女职业照射的年剂量限值按季度进行结算和控制也是一种好的方法。例如，每一个季度不能超过 5mSv。另外，根据有些核素所致胚胎及胎儿的内照射的计算表明，若在摄入这些核素后的短期内怀孕，对育龄妇女按照职业照射控制的摄入量可能并不能保证把胚胎所受的剂量控制在公众照射的水平以内。因此，育龄妇女对某些核素摄入的控制应格外小心。在《电离辐射防护与辐射源安全基本标准》（GB 18871—2002）中给出了孕妇的工作条件：要求女性工作人员发觉自己怀孕后要及时通知用人单位，以便必要时改善其工作条件；另外，还要求用人单位不得把怀孕作为拒绝女性工作人员继续工作的理由。用人单位有责任改善怀孕女性工作人员的工作条件，以保证为胚胎和胎儿提供与公众成员相同的防护水平。

职业照射的剂量限值是工作人员在其所有职业活动中所受辐射照射的限值。若在实际工作中，工作人员出现来自多个源的照射情况，应采用剂量约束的概念。这一概念与源相关，对于一个特定的源，就有一个相应的剂量约束值。剂量约束是根据具体设施的实际运行情况和经验制定的一个值，在实际运行中应控制工作人员在该设施中所受的照射在剂量约束值之下。若职业照射来自多个设施，则应根据设施的情况分别制定剂量约束值，以保证工作人员总体的职业照射水平得到控制。因此剂量约束是与最优化过程相关的。若偶尔超出剂量约束，也许并不需要重新进行最优化选择，若剂量约束经常被超出，则应考虑重新进行防护选择。

综合而言，通过合理的管理手段将剂量限值落到实处是非常重要的。剂量限值本身既不是一个可以容忍的水平，更不是安全的目标，而是在整个辐射防护体系的协同作用下，以个人剂量限值作为不可接受区的下边界，让最终实现的个人安全水平达到可以接受的程度。所以，在实际执行过程中不应把剂量限值仅仅看成是不是安全的一个分界线，也不能把是否满足剂量限值来衡量辐射防护水平的高低，而是根据具体情况确定具体的管理目标值，实施最优化，把辐射危害降低到可合理达到的尽可能的低水平。

第二节　职业照射工作场所的分区

对于一个已经过正当性判断的实践中的源，在考虑经济和社会因素的前提下，要将个人有效剂量、受照工作人员数目和可能发生的照射尽可能保持在合理程度。为了方便辐射防护管理和职业照射控制，按照 GB 18871—2002 中规定，将工作场所分成控制区和监督区。这是一种既节约资源又保障防护和安全需要的做法。

一、控　制　区

控制区（controlled area）是指需要和可能需要专门防护手段和安全措施的区域，以便控制正常工作条件下的正常照射或防止污染扩散，并预防潜在照射或限制其范围和程度。该区域范围内应标以红色，在其中连续工作的人员一年内受到的辐射照射可能超过年限值的 3/10，如制备、分装放射性药物的操作室，给药室，治疗室，治疗患者的床位区等。

在控制区进出口处和控制区内相应位置设立醒目的标准辐射危险警示标志。制定在控制区的职业防护与安全操作规则和程序。进入控制区工作应当持有许可证而且入口处的门有安全联锁，以限制受照人员数；限制程度应当与预期照射的大小和可能性相适应。控制区内应当设置实体屏蔽。定期审查控制区的工作条件，以确定是否有必要修订防护措施或安全规定，或是否需要更改控制区边界。

二、监　督　区

监督区（supervised area）是指未定为控制区的区域，通常不需要专门防护手段或安全措施，但需经常对职业照射条件进行监督和评价。在其中连续工作的人员一年内受到的辐射照射一般不超过年限值的 3/10，但可能超过 1/10，应标以橙色，如使用放射性核素的标记实验室、显像室、诊断患者的床位区、放射性核素或药物的贮存区、放射性废物贮存区等。

在考虑到监督区辐射危害的性质和范围之后，应当在监督区出入口处适当位置设立辐射危害警示标志；定期审查该区域的工作条件，以确定是否需要采取防护措施和做出安全规定，或更改监督区边界。

第三节　内照射防护

内照射（internal exposure）是指进入人体内的放射性核素作为辐射源对人体的照射。非密封源（unsealed source）又称开放源，其特点是极易于扩散，因此可能会污染工作场所表面，或污染环境介质。由于这些原因，非密封源可能导致内照射危险。所以内照射防护包括对非密封源的包容，对工作场所表面去污染，对工作场所通风换气和对职业人员体内、外放射性物质污染的防护等。

一、内照射防护的原则

内照射防护基本原则为：在内照射实践正当性和防护最优化判定的基础上，对于所有内照射医疗实践积极采取一切有效措施，切断非医疗照射需要的放射性物质进入人体内的各种途径，尽量减少或避免该类物质进入人体的一切机会，减少或防止人体受到无用内照射的危害。

二、内照射防护的方法

一般情况下，放射性核素主要通过呼吸道和消化道进入体内。造成内照射的原因通常是：吸进被放射性物质污染的空气；饮用被放射性物质污染的水；食入被放射性物质污染的食物。通常对表面污染的防护和对空气污染的防护是内照射防护的重点。

1. 对表面污染的防护

（1）表面污染的定义和分类：表面污染是指物体或人体表面沾染有放射性微粒、粉尘或放射性液体。被放射性污染的物体，其本身可能有放射性，也可能没有放射性。因此，当测量某物体周围空间有高于本底的剂量率时，并不能武断判定该物体表面有放射性污染。表面污染物在表面上的存在有两种状态，分别是非固定性污染状态和固定性污染状态。非固定性污染状态是一种松散的物理附着状态；固定性污染状态是渗入或离子交换的结果。随着表面污染时间的延长，非固定性污染物中有一部分会转化为固定性污染物。

非密封源操作过程中的蒸发、挥发、溢出或洒落，以及密封源泄漏等，均会使工作场所的地面、墙面、设备、工作服、手套和人体皮肤等表面受到程度不同、面积不等的放射性物质污染。另一些原因是工作人员把污染区使用的设备或物品拿到清洁区使用，或工作人员在污染区工作后进入清洁区之前，没有在卫生间更换个人防护衣具，也未能在卫生通过间进行必要的污染洗消程序，而是径直进入清洁区。由于这些原因，常常造成交叉污染，使清洁区办公桌椅或电话及公用钥匙等受到不同程度的放射性物质污染。

（2）个人防护措施：个人防护措施有按规定穿脱个人防护用品和注意个人在控制区内的行为。

在污染区工作或从事具有污染风险的工作时，工作人员应根据工作条件穿戴个人防护衣具。尽量减少皮肤裸露的面积，防止皮肤被刺伤割破。个人防护用品保持清洁和完整。出污染区时则应该按规定用正确的方法脱去附加防护用品。

个人防护用具分为两类，分别是基本的个人防护衣具和附加的个人防护衣具。基本个人防护衣具是通常情况下穿戴的工作帽、防护口罩、工作服、工作鞋和防护手套等。工作帽常以棉织品或纸质薄膜制作。留长发的工作人员应当把头发全部罩在工作帽内。防护口罩常用纱布或纸质口罩，或超细纤维滤膜口罩。工作手套常用乳胶手套。戴手套之前应当仔细检查手套质量，漏气或破损的手套不能使用。手套表面是受污染面，手套内表面是清洁面，不能使手套的内面受污染。工作服常以白色棉织品或以特定染色的棉织品制作。丙级工作场所的工作服以白色为常见，甲、乙级工作场所的工作服则以上、下身分离的工作服为常见。附加个人防护衣具是在某些特殊情况下需要补充采用的某些个人防护衣具。例如，气衣、个人呼吸器、塑料套袖、塑料围裙、橡胶铅围裙、橡胶手套、纸质鞋套和防护眼镜等。

工作人员在控制区内应严格遵守有关辐射安全的安全规定，养成良好的工作作风和个人习惯，避免污染和污染扩散，比如在控制区内，身体不要随意靠在墙上、设备上，不要随意坐在地上，手不要乱摸墙壁、扶手，不要推眼镜，更不要摸自己的脸部，特别是嘴、眼、鼻等部位。坚持工作后进行表面污染监测和出控制区后洗手的好习惯。严禁在放射工作场所进食、饮水、吸烟和存放食物。

（3）集体防护措施：集体防护措施包括防止工具、设备和地面的污染，防止污染的扩散和及时采取去污措施。

可以对器具和设备套上塑料套管或包上透明塑料膜加以防护以防止污染，这些防护包装应在工作结束后作废物处理。检修前，还应认真检查隔离是否合适，以防作业过程中放射性液体的喷射。在可能有液体泄漏的阀门或设备下方的地面上铺设塑料布和吸水纸，防止放射性液体污染地面，或渗透至下一层空间。

对于可能发生污染和已经污染的区域应建立污染控制区。污染控制区应划定明确的边界和设置明显的标志；污染区进出口应放置"表面污染门槛"，门槛外（清洁区）应准备防污染的个人用品,凡进入污染区的人员都应按要求穿戴防污染的防护用品;凡是出污染区的人员都应遵守辐射防护的有关规定脱除防污染的防护用品。

适时地采取去污措施是防止污染扩散的有效措施。经过测量,确认已超过表面污染控制水平的设备、工器具,以及地面、墙面等应采取去污措施。需要注意,如现场工作尚未结束,去污后可能再度污染的,可以等到整个工作完成后再去污,但对污染区的监管应加强。

(4)去除表面污染物:对于开放性操作放射性物质的过程,往往会不可避免地使建筑物、设备、工具,甚至人体表面沾染上放射性物质。这些污染常常是工作场所放射性气溶胶浓度和外照射剂量升高的重要原因之一。特别是工具、防护用品和环境的污染,如果不及时加以控制和清除就会蔓延扩大,有的后果可能很严重。

去污工作的一般原则是:①尽早去污,因为污染时间较短的放射性物质容易去除,单次去污效率较高,也可减少污染的扩大。②配制合适的去污试剂,不同的试剂去污作用不同,应选择去污效果高、费用低、操作安全的去污试剂。③合理选择去污方法,一般去污的方法有浸泡冲刷、淋洗和擦拭等,它们均可在常温下进行。具体的方法要根据污染物件的特点、污染元素和表面介质的性质,去污设施和废物(包括废液)处理的条件等因素选择。④去污过程中要防止交叉和扩大污染,去污程序一般应由污染较弱处开始,逐渐向污染较强处伸展。有时为了降低外照射或减少污染的扩散,首先应对污染最强处做一次粗略的去污。⑤认真处理去污过程中产生的废物和废液,去除放射性物质污染的过程,实质上是把放射性物质转移到去污剂中或擦拭物上的过程。这些去污剂或擦拭物,极个别情况下还可以进行处理,例如回收其中有用的放射性物质。但在一般情况下,只能作为放射性废物或废水处理。⑥去污时要做好安全防护,去除大面积污染时应划出"禁区",严禁任何人随意出入。去污人员首先应注意外照射防护,有时需要采用简单的工具和设备;要注意配备必要的个人防护用品,以防止形成内污染。

对体表去污首先要脱掉污染的衣服,这样可以大大降低表面放射性污染。被污染的皮肤和头发,用肥皂、温水和浴巾去除。一般可用软毛刷刷洗,注意操作要轻柔,防止损伤皮肤。可选择合适的洗涤剂,但不能采用乙醚、三氯甲烷和三氯乙烯等有机溶剂,和那些能够促进皮肤吸收放射性物质的酸碱溶液、角质溶解剂及热水等。常用的皮肤去污剂有:EDTA 溶液、高锰酸钾溶液、亚硫酸氢钠溶液、复合络合剂、DTPA 溶液和 5% 次氯酸钠溶液。

对设备表面污染的去除工作,在操作上虽不需像对待体表去污那样轻柔,去污剂的选择也少些禁忌。设备表面的去污方法,实质上就是 2 类:一类是化学去污染,用能够溶解或吸附放射性物质的化学试剂(药品)去污;另一类是机械去污法,用擦、刷、切、刨和削等手段去污。在一个去污过程中,往往是二者被同时交叉使用。污染在表面上的放射性物质,多数不以离子形式存在,所以在设备表面去污中用离子交换或络合的原理来去污的效果较低。

木质或水泥地上的放射性物质污染,在经一般擦拭以后仍不能除去便很难再去污了,因为这些材料的结构很稀疏,用酸只能促使污染向深处渗透,最终只能更新或是覆盖。木制家具之类的污染可以局部削刨或更新。铅、普通钢和铁等金属很容易吸收大量的放射性物质,污染后随即用一般去污剂擦拭效果较好,其后的去污用机械方法较好。铝、铜或黄铜表面被污染时,用普通去污粉擦洗效果很好。实验室设备、地面、器械和物品的去污剂见表 6-1。

目前多趋向于将受污染的工作服分为两类:第一类是低于表面污染控制水平的工作服;第二类是高于表面污染控制水平的工作服。两类工作服需要分别在不同的洗衣机内洗涤。工作服的洗涤去污分下述几个阶段。表 6-2 列出了不同去污剂对不同核素污染棉织品的去污系数。假设,采用 0.3% 的液体肥皂对 ^{89}Sr 去污时,第一次洗涤后的去污率为 83%,第二次和第三次洗涤去污后,^{89}Sr 的去污率分别为 2.4% 和 0.9%。同样的去污剂对 ^{32}P 去污时,第一、第二和第三次洗涤去污率分别为 95%,0.8% 和 0.1%。每次洗涤后必须用清水漂洗 1~2 次,以除去二次污染的放射性物质。如果采用氧化还原剂作为去污剂,洗涤次数和洗涤持续时间可以明显缩短。去污率的大小取决于污染程度,去污溶液的成分、温度,工作服的质料和洗涤持续时间等。

表6-1　实验室内几种表面的去污染处理及常用去污剂

表面性质	去污剂	用法	备注
橡胶制品	肥皂,合成洗涤剂	一般清洗	
	稀硝酸	洗刷,冲洗	不适用于 ^{14}C、^{131}I
玻璃和瓷制品	肥皂,合成洗涤剂	刷洗	
	铬酸混合液,盐酸,枸橼酸	将器皿放入盛有3%盐酸和10%枸橼酸溶液中浸泡1h,取出用水冲洗后,再置于洗液(重铬酸钾在浓硫酸中饱和溶液)中浸泡15min,最后用水冲洗	浓盐酸不适用于 ^{14}C、^{131}I 等
金属器皿	肥皂,合成洗涤剂,枸橼酸钠,EDTA 等	一般清洗	
	枸橼酸和稀硝酸	对不锈钢,先置于10%枸橼酸溶液中浸泡1h,用水冲洗后再置于稀硝酸中浸泡2h,再用水冲洗	
油漆类	温水,水蒸气,合成洗涤剂等	对污染局部进行擦洗	
	枸橼酸,草酸	3%溶液刷洗	
	磷酸钠	1%溶液刷洗	不能用于铝上的油漆
	有机溶剂	用二甲苯等有机溶剂进行擦洗	注意通风
	NaOH,KOH	浓溶液擦洗去掉油漆	
		刮去	适用于局部
混凝土和砖	盐酸,枸橼酸	用两者混合液多次清洗	
		刮去或更换	适用于局部
瓷砖	枸橼酸铵	3%溶液擦洗	
	盐酸,EDTA,磷酸钠	10%溶液擦洗	
		更换	适用于局部
漆布	四氯化碳,枸橼酸铵,EDTA,盐酸	配制成溶液清洗	
塑料	枸橼酸铵	用煤油等有机溶剂稀释后刷洗	
	酸类,四氯化碳	稀释液清洗	
未涂漆木的器具		刨去表层	

表6-2　不同去污剂对不同核素污染棉织品的去污系数

去污剂成分	^{89}Sr	^{91}Y	^{141}Ce	^{59}Fe	^{32}P	^{131}I
水	3.3	1.8	3.3	3.0	5.6	20.0
枸橼酸钠盐	333	—	66.7	20.0	6.7	100.0
枸橼酸	50.0	2.6	18.2	14.3	2.0	20
枸橼酸铵盐	—	55.6	167	40	4.0	25
N,N-二羟基乙胺基乙酸	—	167.7	110.0	28.6	25.0	20.0
高效洗衣粉	100.0	250	200	66.7	6.7	66.7

2. 对空气污染的防护

(1)空气污染的定义和分类:工作场所空气受污染是由非密封源核衰变时反冲核作用导致的自然扩散或挥发、蒸发扩散,以及液体搅动扩散和压力液体雾化扩散等原因造成的。污染空气的放射性物质一般分为下述两类：一类是放射性气体，主要是常温、常压下是气态的放射性物质，如氚、氡。另一类是放射性气溶胶，气溶胶是指悬浮于空气中的固体或液体小颗粒。空气中放射性物质与气溶胶的结合物称为放射性气溶胶。

非固定性表面污染物在气流扰动和机械振动等外力作用下，飞扬成为气载污染物。气载污染物与空气中固有的凝聚核相结合后体积变大，因重力作用又回降到物体表面，继续污染表面。如此形成表面松散污染物与空气污染物之间的动态效应。

对于气体放射性废物、液体放射性废物、松散的固体放射性废物、受污染的医疗器械和器皿、含放射性核素的患者粪便，以及服用核药物患者呼出的气体等物体，在管理上不严格也会成为工作场所的空气污染源，甚至会影响环境质量，影响公众成员的辐射安全。

不同类型的空气污染对人体具有不同的相对危害。对于放射性气体而言，放射性惰性气体如 ^{85}Kr，^{133}Xe 等，它们不在体内滞留，随着呼吸运动而吸入和呼出，离开污染区后很快从体内排出。一般不考虑惰性气体对人体的内照射危害。由固态挥发（升华）而成的放射性物质，如 ^{32}P，^{125}I，^{35}S 等，以及由液态蒸发而成的气态放射性物质，如氚水的蒸气，吸入人体后，其中部分会被人体吸收，对人体造成伤害。对于放射性气溶胶而言，放射性固体颗粒因颗粒大小不同，在呼吸道各区滞留的份额也不同。滞留在肺部的放射性物质，特别是可溶性物质更易进入血液，进而被带到人体其他部位，造成内照射。放射性液体颗粒，主要是氚水，会在体内滞留并被组织吸收，造成内照射。

（2）个人防护措施：按规定佩戴呼吸保护器，如气衣、气面罩或气瓶呼吸面具等。若在有空气污染风险的现场工作，应选用何种呼吸保护器必须根据现场工作条件和辐射防护的要求来决定。

呼吸面具由连带的气瓶供气，其优点是工作人员可以自由移动，不受工作区间的限制，而缺点是气瓶笨重，背上干活十分不便，且供气持续时间有限。气衣、气面罩都由厂房内压缩空气分配系统（SAT）供气，优点是穿着轻便、舒适，供气时间不受限制，缺点是活动范围有限，穿脱和使用时需他人配合。

（3）集体防护措施：采用帐篷等手段将污染空气隔离，再采用空气封闭方法将污染空气抽走，避免放射性物质向外扩散和防止工作人员吸入。空气封闭方法有两种，分别为静态封闭和动态封闭。静态封闭是指通过塑料工作棚的方式来防止放射性物质向外扩散；动态封闭是指安装抽气机抽走被污染空气的方式来防止工作人员吸入。

另外，通过空气过滤、除碘等空气净化方法，尽量降低厂房空气中放射性气溶胶的浓度。通过不断以清洁的空气替换被污染的空气来稀释空气，换气次数视空气被污染的水平而定。

3．工作场所设计建造的防护要求

（1）工作场所分级：根据工作性质的不同，要使用不同的放射性核素，使用的量也不同。因此有必要对所有的放射性工作场所进行分类。

首先是对放射性核素毒性的分组，其目的是判定开放型放射性工作场所级别，便于对工作场所提出防护要求和确定防护下限。从放射防护角度出发，按照非密封源对工作场所可能导致的空气污染程度不同，依据核素的导出空气浓度将放射性核素划分为 4 组：极毒组核素、高毒组核素、中毒组核素和低毒组核素。

操作非密封源的活度不同，对工作场所和对环境的污染程度也不同，操作活度越大，污染程度就越明显。根据非密封源的日等效最大操作活度不同，将工作场所分为甲、乙、丙三级，见表 6-3。非密封源的日等效最大操作活度（Bq）在数值上等于实际计划的日最大操作活度与该核素的毒性组别修正因子的乘积之和，再除以与操作方式相关的修正因子所得的商，即日等效最大操作活度 = 日最大操作活度 × 核素毒性组别修正因子 / 操作方式修正因子。其中，放射性核素的毒性组别修正因子和与操作方式有关的修正因子分别见表 6-4 和表 6-5。

表6-3 非密封源工作场所的分级

场所级别	日等效最大操作活度
甲级工作场所	$> 4 \times 10^9 Bq$
乙级工作场所	$2 \times 10^7 \sim 4 \times 10^9 Bq$
丙级工作场所	豁免活度值以上～$2 \times 10^7 Bq$

表6-4 放射性核素毒性组别修正因子

核素毒性组别	毒性组别修正因子
极毒组核素	10
高毒组核素	1
中毒组核素	0.1
低毒组核素	0.01

表6-5 操作方式与放射源状态修正因子

操作方式	放射源状态			
	表面污染水平低的固体	液体溶液、悬浮液	表面有污染的固体	气体、蒸气、粉末、压力高的液体、固体
源的贮存	1 000	100	10	1
很简单的操作	100	10	1	0.1
简单操作	10	1	0.1	0.01
特别危险的操作	1	0.1	0.01	0.001

在表6-5中，关于"源的贮存"是指把盛放于容器中的核素的溶液、样品和废液密封后，放在工作场所的通风柜、手套箱、样品架、工作台或专用柜内的操作。这类操作发生污染的危险较小。关于"很简单的操作"是指把少量稀溶液合并、分装或稀释，或洗涤污染不太严重的器皿等。在这类操作过程中会有少量液体洒漏或飞溅。关于"简单的操作"是指溶液的取样、转移、沉淀、过滤或离心分离、萃取或反萃取、离子交换、色层分析、吸移或滴定核素溶液等操作。这类操作可能会有较多的放射性物质扩散，污染表面和空气。关于"特别危险的操作"是指对放射性核素溶液加温、蒸发、烘干，强放射性溶液取样，粉末物质称量或溶解，对干燥物质收集与转移等操作。在这类操作过程中会产生少量气体或气溶胶，操作过程污染事故的发生概率较大，后果也较严重。

表6-6列出了对不同级别工作场所室内表面和设备的具体防护要求。

表6-6 对不同级别工作场所室内表面和设备的具体防护要求

场所级别	地面	表面	通风柜①	室内通风	下水管道	清洗去污设备
甲级	无缝隙	易清洗	需要	机械通风	特殊要求②	需要
乙级	易清洗不渗透	易清洗	需要	较好的通风	一般要求	需要
丙级	易清洗	易清洗	—	自然通风	一般要求	仅需清洗设备

注：①仅指试验室；②下水道宜短，大水流管道需有标记，便于维修。

（2）环境及设备要求：针对非密封放射性核素操作容易引起表面污染、容易产生内照射危害的特点，对其操作场所环境及设备通常需要一些特殊要求。

1）地板：地板应光滑、无缝隙、无破损。所用材料能耐酸碱，易去除放射性污染。木材及水泥地面不宜单独使用，应覆盖一层聚氯乙烯板或硬橡胶板。板与板的接缝应衔接平整。在地板与墙连接处，塑料板应上翻到离地面20cm以上。地面应有一定坡度，在最低处尽可能设置地漏。

2）墙面：乙级场所的地面与墙面或墙面与天花板交接处应做成圆角，以利去污。丙级场所中离地面1.5～2m以下的墙壁应刷上浅色油漆。乙级以上场所的墙壁和天花板应全部刷漆。

3）工作台面：所有工作台面均应铺上耐酸碱而又光滑的材料，如钢化玻璃台面或上釉陶瓷砖等。在瓷砖的交接处用环氧树脂、水玻璃等抹缝。

4）门窗家具：为便于去污和防止表面聚积放射性物质，场所的所有门窗及各种家具都应刷漆，房门采用非手接触开闭的弹簧门。

5）供水与排水：乙级以上场所要有冷水、热水供给设备。水龙头最好采用长臂肘开、脚踏开关或感应开关。应采用上釉陶瓷水池。放射性下水池应有明显的标志，以便和非放射性水池分开。乙级场所放射性下水道和非放射性下水道应分开。丙级场所的高毒性放射性废水必须经处理后才能直接排放。乙级以上场所的放射性废水只能通入专门废水储存池，以便集中进行去污处理。

6）污物桶：室内应设置放射性污物桶和非放射性污物桶。放射性污物桶应有明显标志。桶内衬塑料膜口袋，当装满废物时便于把整个塑料袋一起拿出，直接集中处理。

7）照明：室内灯光要足够明亮，乙级场所的日光灯和电线最好安装在天花板内，成封闭式照明。通风橱应从外面提供照明或采用封闭式照明，照明灯的功率要大于一般照明用的功率。

8）通风与通风橱：整个场所要有良好的通风，气流方向只能从清洁区到污染区，从低放射性区到高放射性区。规模较大的放射性单位，应根据操作性质和特点合理安排通风系统，严防污染气体倒流。

9）手套箱和操作器具：当操作的放射性活度达到乙级场所水平时，应配备相应的α、β和γ手套箱，以及用于增加操作距离的各种镊子、钳子和其他器械。安装在手套箱上的操作器械必须有高度的可靠性、易去污，能操作各种形状和大小的物体。

4．非密封源易发事故及防护对策　操作非密封源时如果不经心就易于导致物料外溢、喷溅或洒落。发生这类事故时要沉着冷静、不要惊慌，可以按下述程序认真处理。

（1）少许液体或固体粉末洒落的处理方法：如果是放射性物质的溶液溢出、喷溅或洒落，则先用吸水纸把它吸干净；如果是固体粉末放射性物质洒落，则用湿润的棉球或湿抹布把它沾干净。在以上基础上再用适当的去污剂去污。去污时采用与外科皮肤消毒时相反的顺序概念，即从未受污染部位开始并逐渐向污染轻的部位靠近，最后对受污染较重的部位去污，切勿扩大污染范围。用过的吸水纸、湿棉球和湿抹布等都要放到搪瓷托盘内，最后集中到污物桶内，作为放射性废物待集中贮存。

（2）污染面积较大时的应急处理方法：立即告知在场的其他人员撤离工作场所，报告单位负责人和放射防护人员；标划出受污染的部位和范围；如果皮肤、伤口或眼睛受污染，立即以流动的清洁水冲洗后再进行相应的医学处理；测量出污染表面的面积，如果人员的个人防护衣具受污染应当在现场脱掉，放在塑料袋内，待洗消去污；针对污染物的理化特性、受污染表面性质和污染程度，采用合适的去污染方法；去污染以后，经过污染检测符合防护要求时可以恢复工作；分析事故原因，总结教训，提出改进措施，并以书面形式向当地审管部门告知。

5．放射性核素摄入量的估算方法

（1）利用环境监测数据估算摄入量：从水和食物中摄入的放射性核素量Q_0，可以根据式（6-1）估算

$$Q_0 = V_w \cdot C_w \cdot f_w \tag{6-1}$$

这里，V_w为摄入的水或食物的量（L或kg）；C_w为水或食物中的放射性物质的浓度（$Bq \cdot L^{-1}$或$Bq \cdot kg^{-1}$）；f_w为放射性核素到达全身或器官的份额。

从空气中摄入的放射性核素量Q_0，可根据式（6-2）估算

$$Q_0 = V_a \cdot C_a \cdot f_a \tag{6-2}$$

这里，V_a为摄入的空气量（L或kg）；C_a为空气中放射性物质的浓度（$Bq \cdot L^{-1}$或$Bq \cdot kg^{-1}$）；f_a为放射性核素到达全身或器官的份额。摄入空气量V_a可以表示为

$$V_a = v \cdot t \tag{6-3}$$

其中 v 是参考人吸入空气的速率,标准条件下为 $20L \cdot min^{-1}$。医学上常用的核素到达全身的 f_w、f_a 值列于表6-7。

需要提及的是,上面两种对水和食物中摄入的核素量和空气中摄入的核素量的估算方法不含放射性核素的衰变特征量(放射性活度、衰变常数、半衰期等),因此估算的是所测定空气、水或食物中放射性物质浓度的时刻摄入的核素量,故可视作体内初始放射性核素的摄入量。

表6-7 医学上常用放射性核素对全身内照射的有关参数

放射性核素名称	物理半衰期 T_p/d	生物半衰期 T_b/d	有效半衰期 T_e/d	到达全身份额 f_w	到达全身份额 f_a
^3H	4.5×10^3	12	12	1.0	1.0
^{14}C	2.0×10^6	10	10	1.0	0.75
^{24}Na	0.63	11	0.6	1.0	0.75
^{32}P	14.3	257	13.5	0.75	0.63
^{35}S	87.1	90	44.3	1.0	0.75
^{45}Ca	164	1.6×10^4	162	0.6	0.55
^{51}Cr	27.8	616	26.6	< 0.005	0.25
^{60}Co	1.9×10^3	9.5	9.5	0.3	0.4
^{90}Sr	1.0×10^4	1.3×10^4	5 700	0.3	0.4
^{90}Y	2.68	1.4×10^4	2.68	10^{-4}	0.25
^{99m}Tc	0.25	1	0.2	0.5	0.5
^{103m}In	0.073	48	0.073	2.0×10^{-5}	0.25

(2)利用生物样品监测数据估算摄入量:利用排泄物和其他生物样品的放射性水平监测数据可以推算体内的各种放射性核素量。可利用的生物样品有血液、尿液、粪便、汗液、唾液、鼻涕、痰液和呼出气等。尿液比较容易收集,其中所存在的放射性核素可直接反映出细胞外体液中该放射性核素水平,因此具有实用意义和价值。此外还有一些发出贯穿性强的 γ 射线的放射性核素,所发射的 γ 射线有足够的能量可以进行体外计数,并通过计数装置鉴别出体内放射性核素的种类以及当时的含量,进一步估算出最初的摄入量。

利用生物样品的放射性水平监测的数学方法可由滞留分数方程(fractional equation of retention)和排泄分数方程(fractional equation of excretion)表达。设初始摄入的放射性核素为 Q_0,t 时刻全身的含量为 $Q(t)$,则 $Q(t)$ 随时间的变化形式为

$$\frac{dQ(t)}{dt} = -E(t) - \lambda_P Q(t) \tag{6-4}$$

式中,λ_P 为物理衰变常数,$E(t)$ 为 t 时刻每单位时间间隔内排出的放射性核素量($Bq \cdot d^{-1}$)。

为了导出滞留分数方程,需引入滞留分数 $R(t)$ 表示体内滞留的放射性核素随时间变化的规律。$R(t)$ 定义为摄入的放射性核素随时间的变化量 $Q(t)$ 与初始值 Q_0 之比,即

$$R(t) = \frac{Q(t)}{Q_0} \tag{6-5}$$

以 Q_0 除以式(6-4),可得滞留分数 $R(t)$ 的数学表达式

$$\frac{dR(t)}{dt} = \frac{dQ(t)}{Q_0 dt} = -\frac{E(t)}{Q_0} - \lambda_P \frac{Q(t)}{Q_0} \tag{6-6}$$

设 $E(t) = Y(t) \cdot Q_0$,代入式(6-6)中有

$$\frac{dR(t)}{dt} = -Y(t) - \lambda_P R(t) \tag{6-7}$$

式中 $Y(t)$ 为排出分数,表示 t 时刻每单位时间间隔内排出量与初始时刻体内积存量之比(d^{-1})。解式(6-7)得

$$R(t) = \mathrm{e}^{-\lambda_\mathrm{p} t}\left\{1 - \int_0^t \mathrm{e}^{-\lambda_\mathrm{p} t}[Q - Y(t)]\,\mathrm{d}t\right\} \tag{6-8}$$

式（6-8）即 $R(t)$ 的函数式，称为滞留分数方程。$Y(t)$ 也有随时间变化的函数表达式，称作排泄分数方程。因此，式（6-8）也揭示了滞留分数方程与排泄分数方程的相关性规律。表 6-8 给出 6 种典型的放射性核素滞留分数方程和排泄分数方程，以及该核素由尿排泄量占总排泄量的分数。

表 6-8　典型的放射性核素的尿排泄量占总排泄量分数、滞留分数方程和排泄分数方程

核素	尿排占总排量分数 F_U	滞留分数方程 $R(t)$ 与排泄分数方程 $Y(t)$
$^{14}\mathrm{C}$	0.036	$R(t) = 0.07\mathrm{e}^{-(\ln 2/0.05)t} + 0.3\mathrm{e}^{-(\ln 2/0.4)t}$ $Y(t) = 0.5\mathrm{e}^{-(\ln 2/0.4)t}$
$^{32}\mathrm{P}$	0.90	$R(t) = 0.15(\mathrm{e}^{-(\ln 2/0.5)t} + \mathrm{e}^{-(\ln 2/2)t}) + 0.4\mathrm{e}^{-(\ln 2/19)t} + 0.3$ $Y(t) = 0.21\mathrm{e}^{-(\ln 2/0.5)t} + 0.052\mathrm{e}^{-(\ln 2/2)t} + 0.015\mathrm{e}^{-(\ln 2/19)t}$
$^{60}\mathrm{Co}$	0.70	$R(t) = 0.65\mathrm{e}^{-(\ln 2/10)t}$ $Y(t) = 0.045\mathrm{e}^{-0.07t}$
$^{90}\mathrm{Sr}$	—	$R(t) = 0.5(\mathrm{e}^{-(\ln 2/2.4)t} + t^{0.2})$ $Y(t) = 0.17\mathrm{e}^{-(\ln 2/3)t} + 0.0016\mathrm{e}^{-(\ln 2/44)t} + 2.9\times10^{-5}\cdot\mathrm{e}^{-(\ln 2/4\,000)t}$
$^{131}\mathrm{I}$	1.0	$R(t) = 0.7\mathrm{e}^{-(\ln 2/0.35)t} + 0.7\mathrm{e}^{-(\ln 2/100)t}$ $Y(t) = 1.4\mathrm{e}^{-(\ln 2/0.35)t} + 0.002\cdot\mathrm{e}^{-(\ln 2/7.3)t}$
$^{226}\mathrm{Ra}$	0.05	$R(t) = 0.54t^{-0.52}$ $Y(t) = 0.28t^{-0.52}$

在实际应用中，常通过尿的排泄分数方程估算初始摄入量 Q_0，即

$$Q_0 = \frac{E_\mathrm{U}(t)}{Y_\mathrm{U}(t)} \tag{6-9}$$

式中 $E_\mathrm{U}(t)$ 为 t 时刻每单位时间间隔内尿中的放射性核素含量（单位：$\mathrm{Bq\cdot d^{-1}}$）；$Y_\mathrm{U}(t)$ 为尿的排泄分数方程，可通过解 $Y_\mathrm{U}(t)$ 的方程求出各种放射性核素在不同时间内的尿排泄量（表 6-9 列出 6 种典型放射性核素尿的排泄分数方程）。还可以由排泄分数方程 $Y(t)$ 和尿排泄量占总排泄量的分数 F_U 的乘积估算 $Y_\mathrm{U}(t)$。

表 6-9　典型放射性核素尿的排泄分数方程

放射性核素	尿的排泄分数方程 $Y_\mathrm{U}(t)$
$^{14}\mathrm{C}$	$Y_\mathrm{U}(t) = 0.018\mathrm{e}^{-1.73t}$
$^{32}\mathrm{P}$	$Y_\mathrm{U}(t) = 0.18\mathrm{e}^{-1.44t} + 0.045\mathrm{e}^{-0.4t} + 0.02\mathrm{e}^{-0.036t}$
$^{60}\mathrm{Co}$	$Y_\mathrm{U}(t) = 0.032\mathrm{e}^{-0.07t}$
$^{90}\mathrm{Sr}$	$Y_\mathrm{U}(t) = 0.12\mathrm{e}^{-0.29t} + 0.08t^{-1.2}$
$^{131}\mathrm{I}$	$Y_\mathrm{U}(t) = 1.4\mathrm{e}^{-2.07t} + 0.002\mathrm{e}^{-0.095t}$
$^{226}\mathrm{Ra}$	$Y_\mathrm{U}(t) = 0.014t^{-0.52}$

（3）利用全身计数数据估算摄入量：利用全身计数装置可鉴别出摄入放射性核素 t（天）时间后现存的含量 $Q(t)$ 以及核素种类，查出该核素的滞留分数方程，将 t 时间值代入求出滞留分数 $R(t)$，由式（6-9）估算出初始摄入量。

6. 内照射防护基本措施

（1）围封隔离：对于开放型放射性场所，必须采取严密而有效的围封隔离措施，其中包括开放源周围设立一系列屏障，限制可能被污染的空间表面，防止放射性物质向四周环境扩散，防止由于人员或物体的流动而将污染带到未经污染的地方等措施。

（2）去污保洁：操作者必须遵守安全操作规定，防止或减少污染的发生，保持工作场所的清洁卫生，对受到污染的表面应及时去污，对污染的空气进行合理通风，有条件的地方应安装空气净化装置。

（3）个人卫生：操作开放型放射性核素的工作人员，应根据工作性质正确穿戴相应的防护衣具如工作服、工作帽、靴鞋、手套和口罩，必要时可以穿戴隔绝式或活性炭过滤面具或特殊防护口罩。限制暴露于污染环境中的时间。遵守个人卫生规定，不得在开放型放射性工作场所或污染区进食或吸烟等。

（4）妥善处理放射性"三废"：开放型放射性工作会产生一定的放射性"三废"，即废水、废气、放射性固体废物。采取合理而有效的措施治理好"三废"，是保护环境的重要保障。在贯彻实施时，应该同时抓住两个环节：对从事开放型放射性物质工作的建筑物的设计和建造按规定提出防护的某些特殊要求；提出并认真实施与从事开放型放射性工作有关的若干卫生防护措施。

（5）建立内照射监测系统：对放射工作人员体表和工作场所及周围环境中的空气、水源进行常规监测，以便及时发现问题，改进防护设备和防护措施。

第四节　外照射防护

电离辐射对人体的照射分为外照射和内照射。位于人体外的放射源对人体产生的照射称为外照射（external exposure）。受射线穿透能力的限制，中子、光子以及高能 β 射线会对人体构成外照射，α 粒子不会对人体产生外照射的危害。外照射危害有两种产生方式，一种来自装置或设备使用时所产生的电离辐射，例如 X 射线机、电子直线加速器；另外一种来自具有自发衰变规律的放射性物质所产生的电离辐射。前者随机器关闭，外照射危害即自动消除。而后者所产生的危害是持续性的，在其全部衰变成稳定核素之前，必须将其置于具有屏蔽性能的容器中封装起来，才可降低外照射危害。

外照射防护的主要目的在于既保证圆满达到电离辐射源的应用目的，又使得相关人员受到的辐射照射保持在可以做到的最低水平。

一、外照射防护的基本方法

根据电离辐射基本特性，外照射防护的基本方法可归纳为 3 种：时间防护、距离防护和屏蔽防护，见表 6-10。在实际防护工作中，各种防护手段要互相权衡、合理调节、联合使用。

表 6-10　外照射防护的基本方法

防护名称	方法	目的	类型
时间防护	缩短照射时间	少接触射线	自主防护，不花费代价
距离防护	延长人员与放射源的距离	远离射线	自主防护，不花费代价
屏蔽防护	在人体与辐射源之间设置防护屏障	吸收射线	附加防护，要花费代价

1. **时间防护**　人体受照剂量的大小，正比于与放射源接触的时间。而时间防护就是利用这一原理，接触的时间越短，摆脱辐射的速度越快，所受到的照射就越少。所以时间防护是一种简单易行且无需经济代价的防护手段。放射工作人员从事照射相关的活动，需要有熟练而准确的操作技能，周密而详尽的准备工作与计划安排以及强烈的时间防护意识，才能做到缩短受照时间，有效地保护自己。

对医疗照射而言，放射诊断人员同样需要技术熟练、操作准确，以缩短 X 射线透视的累积曝光时间；进行 X 射线摄影时要优选投照条件，尽量减少废片率，以避免重复性照射，从而尽可能减少患者的受照剂量。作为公众人员，应尽量避免或缩短在辐射场内的停留时间，例如在 X 射线机房门、窗外逗留，陪同患者在摄片室停留或在放射污染处停留等。

在某些应急事件中存在潜在照射危险时，例如设备故障，检修人员不得不在强辐射场内工作并需持续一段时间内，应充分利用时间防护，采取轮流替换办法，限制每个人的操作时间，将每个人的受照时间限制在规定的剂量约束值以下。

2. 距离防护 距离防护是指采取尽可能远离放射源或散射体的办法来减少受照剂量，达到防护的目的。这种办法对任何放射源或散射体都是有效的。但从严格的物理、数学意义上考虑，只有当电离辐射源可以视为点状源，且周围介质对电离辐射的吸收很小，甚至可以忽略时，人体受到照射的剂量率接近与距离的平方成反比，即距离延长 1 倍，剂量率则减少到原来的 1/4。此规律简称为距离平方反比定律。

对于 γ 放射源，当从参考点到源的距离大于放射源几何尺寸的 5 倍时（即点状源），此定律才适用。另外，对光子能量大于 0.05MeV 的 γ 放射源，在空气中参考点距源至少 1.5m 才能适用。对医学诊断、治疗用 X 射线及工业探伤用 X 射线管的焦斑可视为点状源，若忽略空气对 X 射线的吸收，则可认为参考点 X 射线的照射量与距离的平方成反比。散射线随距离的延长而衰减的规律与直射线基本相同，也就是说，参考点的散射强度与该点和散射体之间距离的平方成反比，所以当 X 射线机曝光时，应使一切工作人员（除受检者外）尽量远离 X 射线管和散射体（患者的受照部位）。

对于 β 射线，参考点到放射源的距离小于其最大射程的 1/3 时，才适用于此定律。例如，^{90}Y 发射的 β 射线在空气中的最大射程为 850cm，而在距 ^{90}Y 辐射源 283cm 之内适用此定律。

对于中子，因中子在空气中形成一个强的散射辐射场，此定律不适用。例如，在用混凝土建造的 10MV 以上的医用加速器的治疗室内，通过加速器治疗头屏蔽壳发射出来的直射中子流是服从距离平方反比定律的，而通过治疗室内的设备和墙壁散射的散射中子束流和释放出来的热中子束流，却不服从此定律。尽管如此，由这 3 种中子构成的混合中子流所致照射剂量仍随距离的延长而降低，因此，距离防护仍然有效。另外，中子与物质作用时，在非弹性碰撞和热中子俘获过程中均产生 γ 射线，因此在有中子的场合必须同时考虑对 γ 射线的防护，而距离防护仍然是简单、易行的有效防护措施。

实现距离防护，可利用操作工具来实现距离的增大，如使用长柄钳和机械手等工具，或采用遥控设施远距离操作。距离防护对任何辐射源都十分有效。

3. 屏蔽防护 屏蔽防护是外照射防护的主要方法，诸如铅防护服、机房设计等，均涉及利用屏蔽对辐射的吸收。所谓屏蔽防护，即利用一定厚度的物质可以吸收和衰减射线的原理，在人体与放射源或散射体之间设置一定的屏障，使人体受照剂量合理降至尽可能低的水平。

屏蔽防护措施是否到位，直接关系到工作人员和公众的受照剂量与安全。正如第一章所述，对单能窄束 X(γ) 光子辐射，经过屏蔽时其强度的变化遵从指数衰减规律。而实际情况较之复杂，主要是由于康普顿效应的存在，会产生能量较低的散射光子。散射光子偏离了原入射线的方向并离开屏蔽体，或在屏蔽体中几经散射后离开屏蔽体混入原入射线方向中，使原射线束展宽形成宽束射线。外照射防护中遇到的辐射大多是宽束辐射，在屏蔽防护设计中必须予以特别考虑。

屏蔽防护的类型要根据使用放射源的种类、用途和操作方式等来确定，其原则是既要达到防护目的，又不影响实际操作，大致可分以下 3 类。

（1）固定式防护设施：各类照射室的防护墙、门、窗，铅玻璃观察窗，固定式屏蔽室（铅房）、防护屏，放射性废物储存窖，放射性衰变储存池等。

（2）移动式防护装置：各种同位素放射源的储存容器、运输容器（铅罐），操作用防护屏，注射用防护车，与放射装置配套的各式防护屏，例如 X 射线摄影防护屏，介入用防护吊屏、防护竖屏、防护吊帘，移动式工业探伤用防护室、防护屏等。

（3）个人防护用品：放射工作人员自身穿戴的防护衣物，例如防护围裙、防护服、防护帽、防护眼镜、防护手套、防护颈套、防护面罩等；给患者配备的防护用品，例如口腔科用防护围裙、女式性腺防护三角巾、男式性腺防护罩、防护巾、防护颈套等。

二、外照射防护的屏蔽设计

在放射诊断中,仅靠缩短时间和增大距离所起到的防护作用是有限的,因此屏蔽就显得尤其重要。屏蔽设计应遵循的原则,也是外照射防护的基本原则,应尽量减少或避免电离辐射从外部对人体的照射,无论是职业照射工作人员或者广大公众,都应使之所接受的剂量低于有关法规确定的剂量限值,做到可合理达到的尽可能低的水平。屏蔽设计中最主要的内容,是各类 X 射线机的机房设计。在机房的设计中,既要考虑防护安全,又要便于临床的使用;既要考虑接触辐射工作的医技人员,又要考虑患者及陪伴的家属和其他非放射线工作者等公众人员。由于各类人员的剂量限值不同,所以在设计中对于各种因素的取舍,参量的引用要给予综合分析和考虑。

1. 屏蔽材料 只要所用物质的厚度足以将辐射衰减到可以被接受的水平,则大多数物质都可用做辐射屏蔽的材料。但是,在选择医用辐射屏蔽材料时,除应主要考虑材料的防护性能、结构性能、稳定性能 3 项基本因素外,还应考虑经济成本。

(1)屏蔽材料的防护性能:主要是指材料对辐射的衰减能力。具体说,就是为达到某一预定的屏蔽效果所需要的材料的厚度和重量。显然,只要屏蔽效果相当且成本差别不太大,则厚度最薄、重量最轻的材料是最理想的。因为某些场合下,屏蔽材料的厚度和重量常会受到可供占用的空间大小和建筑物承重能力的制约。此外,还要求所选用的材料在衰减入射辐射的过程中不产生贯穿性的次级辐射,或者即使产生也易于衰减。这一点在屏蔽电子束、中子束时应格外注意。如果辐射场是由中子和 X(γ)射线组成的混合辐射场,则选用的材料最好既可屏蔽中子,也可屏蔽 X(γ)射线。

屏蔽 X(γ)光子辐射时,尽量选择含重金属元素的材料,如铅、铁和重混凝土等。

铅有很好的抗腐蚀性能,在射线辐照下不易损伤。其缺点是价格较贵,结构性能不好,硬度低,机械强度差,不耐高温。铅对低能和高能 X(γ)射线有很高的衰减本领,是屏蔽 X(γ)射线的良好材料。铅常用在需要移动的局部屏蔽的设备中,例如铅屏风、放射源容器等。在可供占用的空间较为紧凑的情形下,也可考虑用铅做固定的防护屏障。

铁的成本不高,易于获得,对 X(γ)射线有较好的防护性能。一般情况下,对于相同的衰减倍数,铁的重量大致仅比铅重30%。铁的机械强度很高,因此是防护性能和结构性能兼优的屏蔽材料,多用于固定的防护屏障中。

混凝土是由水泥、粗骨料(石子)、沙子和水混合而成,普通混凝土成本低廉,有良好的结构性能,多用作固定的防护屏障。在可供占用空间比较有限的地方,需要提高混凝土对 X(γ)射线的屏蔽能力。这时可以通过加进重骨料,例如重晶石、铁矿石或铸铁块等,以制成密度较大的重混凝土。但重混凝土的成本较高,且浇注时还须保证重骨料在整个防护屏障内的均匀分布。

如果计划将辐射源安放在现存的建筑物内,则在屏蔽计算中应该考虑建筑物中原有的砖墙、灰泥等建筑材料对屏蔽的贡献。由于这些建筑材料大多由低原子序数物质构成,因此可以用 $d_{混凝土} = d_{材料} \times (\rho_{材料} / \rho_{混凝土})$,将实际厚度折合成等效的混凝土厚度。

屏蔽高能电子时,靠近辐射源处选择含轻元素较高的材料,在含轻元素材料后采用含重元素高的材料,一般用铝或铅玻璃防护。铝的密度中等、购买成本不高、易加工,对高能电子束有较好的屏蔽效果。

屏蔽快中子时,一般选择含氢量高的水、石蜡、塑料制品以及含较轻元素的材料,如石墨混凝土等。水含氢量丰富,容易获得、可流动、透明、无毒性,在大多数情况下水的性质稳定。循环水屏蔽中子源效果比较好。石蜡含氢量比水更丰富些,屏蔽同能量的中子,厚度可比水减少 20%左右。能做成各种形状的防护物,化学性质稳定,但不耐高温,结构性能较差。

为测定各种防护材料的屏蔽性能,通常用铅厚度进行比较。因此,把与防护材料屏蔽效果等同的铅厚度值称为该屏蔽材料的铅当量,单位为毫米铅(mmPb)。铅当量的大小反映屏蔽材料对射线吸收能力的强弱,但防护材料的铅当量不是固定不变的,它与射线的能量、防护材料厚度、照射野大小等因素有关。所以,在标明防护材料的铅当量时,必须注明材料厚度和测试用的射线能量(通常用管电压和滤过厚度表示)。铅当量的测定参照半值层的测量方法即可。

(2)屏蔽材料的结构性能:屏蔽防护设计中,要求选用的屏蔽材料不仅起到屏蔽辐射的作用,而且能够成为建筑结构的一部分。所以,屏蔽材料应具有一定的结构性能,其中包括材料的物理形态、力学特性、加工工艺和机械强度等。

(3)屏蔽材料的稳定性能:稳定性能关系到屏蔽效果的持久性。为了保证屏蔽效果不随时间而衰退,要求材料具有抗辐射损伤的能力,而且当材料可能处于水、汽、酸、碱、高温环境中,还要求能耐高温、抗腐蚀。

此外,屏蔽材料的选择还应造价低廉,来源广泛,加工方便。铅有毒,不易进行操作,大块的铅在没有良好支撑情况下容易下垂。此外,还应该易于安装,便于维修等,混凝土价格便宜,易于处理,但需要较厚的混凝土才能达到预期的防护效果。

2. 影响屏蔽厚度的因素 防护阻挡层的设计应考虑或针对原射线、散射线和漏射线来进行。因原射线的强度远大于散、漏射线的强度,主防护阻挡层主要根据原射线的强度计算,次防护阻挡层则按散、漏射线的强度计算,它们的厚度应将其强度减弱到所要求的剂量水平。

(1)工作负荷和工作负荷分布:对医用 X 射线机而言,工作负荷定义为每周内 X 射线管电流和开机时间的乘积,以 W 记之

$$W = I \cdot t \qquad (6\text{-}10)$$

其单位是每周毫安分钟"$mA \cdot min \cdot w^{-1}$"。如果每位患者的平均工作负荷记作 W_{norm},则 W_{norm} 与每周患者平均数 N 的乘积称为总工作负荷 W_{tot}

$$W_{tot} = N \cdot W_{norm} \qquad (6\text{-}11)$$

传统的屏蔽方法假定总工作负荷是在单一高管电压下完成的,例如在管电压为 100kV 时,总工作负荷是 1 000mA·min·w⁻¹。通常以峰值电压 kV 表示 X 射线的质。产生的 X 射线的质取决于管电压。当管电流恒定时,管电压愈高,灯丝产生的热电子在靶的正高压电场作用下获得的能量就愈大,轰击靶面时产生的 X 射线的穿透能力就愈强。可以把 X 射线质理解为 X 射线穿透能力。质好的 X 射线,穿透能力强。这一假定忽略了 X 射线成像中工作负荷随管电压变化的事实。例如,腹部检查常用 70~80kV;胸部检查常用 100kV 以上的管电压,但是管电流与时间的乘积非常低。表 6-11 列出了不同 X 射线成像设备总工作负荷的一般指导值。

表 6-11　不同 X 射线成像设备总工作负荷的一般指导值

机房类型	$W_{norm}(mA \cdot min \cdot 患者^{-1})$	患者典型数$(N \cdot w^{-1})$		$W_{tot}(mA \cdot min \cdot w^{-1})$	
		平均	繁忙	平均	繁忙
含胸部摄影	0.6	120	160	75	100
原射线直接射到地板	1.9	120	160	240	320
专门胸部摄影	0.22	200	400	50	100
摄影和透视(摄影用 X 射线管)	1.5	25	40	40	60
摄影和透视(透视用 X 射线管)	13	20	30	260	400
乳腺 X 射线摄影	6.7	80	160	550	1 075
心血管造影	160	20	30	3 200	4 800

(2)居留因子 T:除非辐射源设施孤立地建立在偏僻的地方,否则在辐射控制区外,只要有人居住、逗留,对辐射源均应设置足够的防护屏障,以便将公众成员受到的辐射照射控制在相应的限值以下。显然,在控制区外每一个地方,不会在辐射源开启时间内始终有人居留;在辐射源开启时间内,必然有的地方人们逗留得会短暂一点。可见,人们在控制区外逗留时间只是辐射源开启时间的一个分数。在屏蔽设计中,各类人员停留相关区域的时间与 X 射线机总出束时间的比例称为居留因子(occupancy factor),用于校正有关区域居留程度和类型。对于操作室、邻近医生诊断室、邻近走

廊等,居留因子 $T=1$。而对于那些非经常性逗留的区域,如走道、休息室等,居留因子 $T=1/4$;偶尔有人逗留的区域,如洗手间、楼梯共浴室、行人或车辆通行的外部区域等处,居留因子 $T=1/16$。

(3) 使用因子 U:原射线或散射线、漏射线射向防护计算点方向的剂量负荷比或照射时间比称为使用因子。该值依赖于辐射源装置类型和所涉及的阻挡层。例如,对主防护墙和天花板,它受照的时间只为整个照射时间的分数,使用因子 U 可能为 $1/4$~$1/2$;但对大面积固定侧墙照射,U 应该取1;对漏、散射线,因所有时间都有照射,其 U 值必须取1。

(4) 距离因子 d:距离因子指的是以米(m)为单位,防护计算点或防护区域代表点距放射源的直线距离。在屏蔽设计中,对原射线和散射线均要应用平方反比定律。

(5) 透射因子 B:在屏蔽设计中,把在同一位置处阻挡层后的空气比释动能与未加阻挡层前的空气比释动能的比值称为透射因子(transmission factor) B,用来描述宽束 X 射线在屏蔽材料中的衰减能力。利用非线性最小二乘法,通过对屏蔽材料在连续宽束条件下衰减曲线的拟合,可得到透射因子 B 与屏蔽材料厚度 x 间的关系式

$$B=\left[\left(1+\frac{\beta}{\alpha}\right)\exp(\alpha\cdot\gamma\cdot x)-\frac{\beta}{\alpha}\right]^{-1/\gamma} \tag{6-12}$$

式中 α、β、γ 为拟合参数,一些屏蔽材料在给定管电压下的拟合参数如表6-12和表6-13所示。

通过对式(6-12)求解,可得到所需屏蔽材料的厚度

$$x=\left(\frac{1}{\alpha\gamma}\right)\ln\left[\left(B^{-\gamma}+\frac{\beta}{\alpha}\right)\Big/\left(1+\frac{\beta}{\alpha}\right)\right] \tag{6-13}$$

表6-12　对原射线衰减曲线拟合后的参数

材料	密度/(kg·m⁻³)	kV	α	β	γ
铅	11 350	30	38.80	178	0.347
		50	8.801	27.28	0.296
		70	5.369	23.49	0.588
		90	3.067	18.83	0.773
		100	2.500	15.28	0.756
		125	2.219	7.923	0.539
混凝土	2 350	30	0.317 3	1.698	0.359
		50	0.090 3	0.171 2	0.232
		70	0.050 9	0.169 6	0.385
		90	0.042 3	0.113 7	0.469
		100	0.039 3	0.085 7	0.427
		125	0.035 2	0.071 1	0.697
铁	7 400	30	7.406	41.9	0.396
		50	1.817	4.84	0.402
		70	0.715	3.80	0.538
		90	0.397	2.91	0.720
		100	0.342	2.42	0.765
		125	0.213	1.68	0.822

表6-13　在90°散射角方向上对次级射线衰减曲线拟合后的参数

材料	密度/kg·m⁻³	kV	α	β	γ
铅	11 350	100	2.507	15.33	0.912
		125	2.233	7.89	0.730
		150	1.791	5.48	0.568
混凝土	2 350	100	0.039 5	0.084	0.519
		125	0.035 1	0.066	0.783
		150	0.032 4	0.078	1.566

3．计算屏蔽厚度的方法

（1）X 射线屏蔽厚度的计算

1）透射量计算法：利用有用线束的透射量，确定其屏蔽厚度

$$B = \frac{Pd^2}{WUT} \tag{6-14}$$

其中，B 为有用线的最大允许透射量（透射参数），单位是 mSv·m²·(mA·min)⁻¹ 或 mGy·m²·(mA·min)⁻¹；相应于 B 值的屏蔽厚度可由图 6-1、图 6-2 中的透射曲线读出；d 为辐射源到考查点的距离，单位为 m；P 是以每周的剂量当量（或集体剂量当量）表示的剂量限值，单位为 mSv·w⁻¹；W 为有用线束的工作负荷，单位为 mA·min·w⁻¹；U 是使用因子（表 6-14）；T 是居留因子（表 6-15）。

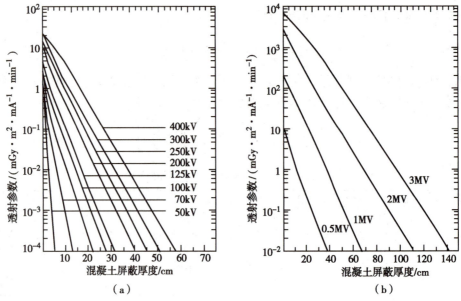

图 6-1　宽束 X 射线对混凝土的透射曲线

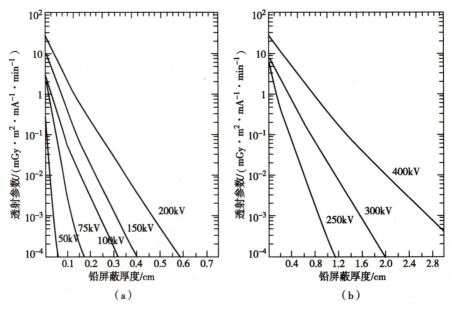

图 6-2　宽束 X 射线对铅的透射曲线

表6-14 周剂量限值 P 和使用因子 U

受照人员类型	剂量限值 P/mSv·w^{-1}	有用线束方向	使用因子
放射工作人员	1	有用线束固定照射方向旋转式治疗机	1
公众中的个人	0.1	有用线束朝向墙壁	0.25
公众中的个人长期受照	0.02	顶棚	0.062 5

表6-15 居留因子 T

场所	居留因子
工作室、办公室、候诊室、居住区等有人居留的地方	1
公共走廊、人操纵的电梯、无人看管的停车场等	0.25
有时有人居留的地方	0.062 5

2）查表法计算屏蔽厚度：初、次级防护屏蔽厚度也可用查表法来确定。表 6-16 和表 6-17 是在符合周剂量限值的前提下，通过计算和实际测量得到的铅和混凝土的初、次级防护厚度。表 6-16 表示有用线束在周剂量限值下的防护厚度，即对初级线束在周剂量限值下的防护厚度；而表 6-17 表示散漏射线在周剂量限值下的防护厚度，或称对次级线束在周剂量限值下的防护厚度。表中数据的条件是，X 射线管焦点到散射体的距离为 50cm；90°方向散射；有用线束入射到散射体的照射量率与散射到 1m 处的照射量率之比为 0.1%；管电压为 50～150kV 时，距焦点 1m 处的漏射线为 1mGy·h^{-1}，在 200～400kV 时为 10mGy·h^{-1}；未考虑空气造成的衰减。

表6-16 有用线束在周剂量限值下的防护厚度

管电压/kV	工作负荷/mA·min·w^{-1}	铅厚度/cm 距离：1m	2m	4m	8m	混凝土厚度/cm 距离：1m	2m	4m	8m
50	500	0.04	0.03	0.02	0.01	3.4	2.5	1.6	0.9
	125	0.03	0.02	0.01	0.01	2.5	1.6	0.9	0.4
	30	0.02	0.01	0.01	—	1.6	0.9	0.4	—
	8	0.01	0.01	—	—	0.9	0.4	—	—
75	500	0.10	0.08	0.05	0.03	9.7	7.4	5.0	3.0
	125	0.08	0.05	0.03	0.02	7.4	5.0	3.0	1.2
	30	0.05	0.03	0.02		5.0	3.0	1.2	
	8	0.03	0.02	—	—	3.0	1.2		
100	1 000	0.24	0.19	0.14	0.09	17.1	13.6	10.4	7.1
	250	0.19	0.14	0.09	0.05	13.6	10.4	7.1	4.1
	60	0.14	0.09	0.05	0.03	10.4	7.1	4.1	1.5
	16	0.09	0.05	0.03	—	7.1	4.1	1.5	—
150	1 000	0.30	0.25	0.19	0.14	25.5	21.1	16.8	12.3
	250	0.25	0.19	0.14	0.09	21.1	16.8	12.3	8.0
	60	0.19	0.14	0.09	0.05	16.8	12.3	8.0	4.0
	16	0.14	0.09	0.05	—	12.3	8.0	4.0	0.8
200	40 000	0.66	0.58	0.51	0.43	46.3	41.0	35.9	30.6
	10 000	0.58	0.51	0.43	0.35	41.0	35.9	30.6	25.4
	2 500	0.51	0.43	0.35	0.28	35.9	30.6	25.4	20.1
	625	0.43	0.35	0.28	0.20	30.6	25.4	20.1	15.0
250	40 000	1.26	1.09	0.91	0.74	51.8	46.5	41.0	35.4
	10 000	1.09	0.91	0.74	0.59	46.5	41.0	35.4	29.82
	2 500	0.91	0.74	0.59	0.44	41.0	35.4	29.8	4.1
	625	0.74	0.59	0.44	0.31	35.4	29.8	24.1	18.6

表 6-17　散漏射线在周剂量限值下的防护厚度

管电压 / kV	工作负荷 / mA·min·w⁻¹	铅厚度 /cm				混凝土厚度 /cm			
		距离：1m	2m	4m	8m	距离：1m	2m	4m	8m
50	500	0.02	0.01	0	0	1.0	0.3	0	0
	125	0.01	0	0	0	0.3	0	0	0
75	500	0.06	0.02	0.01	0	3.1	1.1	0.1	0
	125	0.02	0.01	0	0	1.1	0.1	0	0
	30	0.01	0	0	0	0.1	0	0	0
100	1 000	0.08	0.04	0.02	0	5.5	2.7	0.3	0
	250	0.04	0.02	0	0	2.7	0.3	0	0
	60	0.02	0	0	0	0.3	0	0	0
150	1 000	0.11	0.06	0.03	0	8.9	4.9	1.3	0
	250	0.06	0.03	0	0	4.9	1.3	0	0
	60	0.03	0	0	0	1.3	0	0	0
200	40 000	0.40	0.32	0.24	0.16	26.9	21.6	16.4	11.3
	10 000	0.32	0.24	0.16	0.09	21.6	16.4	11.3	6.4
	2 500	0.24	0.16	0.09	0.04	16.4	11.3	6.4	2.0
	625	0.16	0.09	0.04	0	11.3	6.4	2.0	0
250	40 000	0.78	0.61	0.45	0.28	30.6	25.1	19.4	13.9
	10 000	0.61	0.45	0.28	0.14	25.1	19.4	13.9	8.5
	2 500	0.45	0.28	0.14	0.05	19.4	13.5	8.5	3.4
	625	0.28	0.14	0.05	0	13.5	8.5	3.4	0

3）利用半值层估算屏蔽厚度：此方法主要用于 γ 源的计算。不同材料对 γ 射线照射的半值层（HVL）厚度不同，表 6-18 列出几种防护材料的半值层。

表 6-18　几种材料的 γ 射线衰减的半值层 /cm

γ 射线能量 /MeV	水	混凝土	铁	铅
0.5	7.4	3.7	1.1	0.41
0.6	8.0	3.9	1.2	0.49
0.7	8.6	4.2	1.3	0.59
0.8	9.2	4.5	1.4	0.70
0.9	9.7	4.7	1.4	0.80
1.0	10.3	5.0	1.5	0.90
1.1	10.6	5.2	1.6	0.97
1.2	11.0	5.5	1.6	1.03
1.3	11.5	5.7	1.7	1.10
1.4	11.9	6.0	1.8	1.20
1.5	12.3	6.3	1.9	1.20
1.6	12.6	6.6	2.0	1.30
1.7	13.0	6.9	2.0	1.30
1.8	13.4	7.2	2.1	1.40
1.9	13.9	7.4	2.2	1.40
2.0	14.2	7.6	2.3	1.50
2.2	14.9	7.9	2.4	1.50
2.4	15.7	8.2	2.5	1.60
2.6	16.4	8.5	2.6	1.60
2.8	17.0	8.8	2.8	1.60
3.0	17.8	9.1	2.9	1.60

假设 $\dot{D}_0$ 为没有屏蔽体时在所考虑的那点处估算出的剂量率，$\dot{D}$ 为能量为 E 的窄束 γ 光子通过厚度为 d 的屏蔽体以后，在所考虑的那点处求达到的剂量率。$\dot{D}_0$ 除以 $\dot{D}$ 之商，称为剂量率减弱倍数，记作 K，即

$$\dot{D}_0/\dot{D} = K \tag{6-15}$$

结合半值层的定义，可以导出屏蔽体厚度 d 为

$$d = n \cdot HVL \tag{6-16}$$

式中，$n = \ln K/\ln 2$，为使剂量率减弱 K 倍时所需的 HVL 个数。

表 6-19 中给出的是 IAEA 推荐的不同核素 γ 光子在不同屏蔽材料中的 HVL 和 TVL 值。这里，把 γ 源的剂量率减弱到其原始剂量率的 1/10 所需要的屏蔽体厚度，称为 1/10 层厚度（tenth-value layer，TVL）。如果 $K = 10$，就需要 1 个 1/10 层厚度；如果 $K = 100$，就需要 2 个 1/10 层厚度；如果 $K = 1\,000$，就需要 3 个 1/10 层厚度；依次类推。

表 6-19　不同核素 γ 光子在不同物质中的 HVL 和 TVL

单位：cm

源	铅		铁		混凝土	
	HVL	TVL	HVL	TVL	HVL	TVL
^{99m}Tc	0.02					
^{131}I	0.72	2.4			4.7	15.7
^{137}Cs	0.65	2.2	1.6	5.4	4.9	16.3
^{192}Ir	0.55	1.9	1.3	4.3	4.3	14.0
^{60}Co	1.1	4.0	2.0	6.7	6.3	20.3
100kV−X 射线	0.026	0.087			1.65	5.42
200kV−X 射线	0.043	0.142			2.59	8.55

对于放射性活度小于 50MBq（约 1.4mCi）的 γ 源，工作中采取时间防护和距离防护即可，不需要设置屏蔽体。因为这种活度的 γ 源对工作场所的剂量率贡献很小，对工作环境以外的环境辐射影响也很小。

（2）β 射线屏蔽厚度估算：核衰变发射 β 粒子的核素同时伴有 γ 辐射，只有少数核素例外，如 ^{3}H、^{32}P、^{35}S、^{45}Ca、^{90}Sr 和 ^{90}Y 是纯 β 辐射体。β 粒子的本质是电子，因此它通过任何物质时总是或多或少地会产生轫致辐射（X 射线）。对于放射性活度大和 β 粒子能量较大（> 2MeV）的情况，轫致辐射起着重要作用，需要较强的屏蔽。计算轫致辐射产额的公式较多，比较直观的公式是：

$$F = ZE_{\beta max}/30 \tag{6-17}$$

式中，F 是轫致辐射的产额（%）；$E_{\beta max}$ 为 β 粒子的最大能量（MeV）；Z 是屏蔽体材料的原子序数；30 为常数。式（6-17）表明，屏蔽 β 粒子时应当采用低原子序数材料，能减少轫致辐射的产额。例如，^{32}P 发射的 β 粒子其最大能量为 1.709MeV。当采用铅（$Z = 82$）、铝（$Z = 13$）或有机玻璃（$Z_{有效} = 5.85$）作屏蔽体时，轫致辐射的产额大致分别为 4.7%、0.74% 或 0.33%。

屏蔽 β 粒子所需材料的质量厚度（g·cm^{-2}）近似地等于 β 粒子的最大射程 R（g·cm^{-2}）。用质量厚度表征 β 粒子的最大射程时，射程就近似地与屏蔽材料的种类无关。只要某种低原子序数材料的质量厚度等于 β 粒子的最大射程（g·cm^{-2}），便可以将这个能量的 β 粒子吸收掉。

估算 β 粒子最大射程的方法较多，常用的方法有经验公式法。采用这种方法前要知道所用核素发射的 β 粒子的最大能量 $E_{\beta max}$（MeV），然后按下列经验公式估算出这一能量的 β 粒子的最大射程（g·cm^{-2}）：

$$R \approx 1/2 E_{\beta max} \tag{6-18}$$

式（6-18）在 β 粒子能量较高时，与实验值符合得很好；对于低能 β 射程的估算值偏大。

107

表 6-20 中给出了几种材料的密度 ρ（$\text{g}\cdot\text{cm}^{-3}$）。按照式（6-18）和表中给出的低原子序数材料的密度 ρ，由式（6-19）可以估算出屏蔽体的线性厚度 d(cm)：

$$d = 1/2\rho E_{\beta\max} \tag{6-19}$$

当 β 粒子最大能量小于 0.15MeV 时，可以被操作距离的约 50cm 的空气将其吸收掉。因此，不需对这种能量的 β 粒子设置屏蔽体。

估算轫致辐射屏蔽厚度时，可以假定轫致辐射的平均能量近似地等于所用核素 β 粒子的平均能量。

表6-20 几种材料的密度 ρ(单位：$\text{g}\cdot\text{cm}^{-3}$)

材料	空气	纸	有机玻璃	塑料	橡皮	玻璃	铝	铅玻璃	铅	硬橡皮
密度	0.001 293	0.7～1.1	1.18	1.4	0.91～0.93	2.4～2.6	2.7	4.77	11.34	1.8

（3）^{60}Co 治疗室屏蔽厚度估算：在 ^{60}Co 治疗室屏蔽厚度估算中，对有用光子束的屏蔽，称为主屏蔽；对散射辐射和泄漏辐射的屏蔽，称为二次（次级）屏蔽，见图 6-3。确定散射辐射的有效能量是困难的。特定屏蔽材料往往是低能光子更有效的减弱物质。二次屏蔽体厚度通常是主屏蔽体厚度的 1/2 左右。

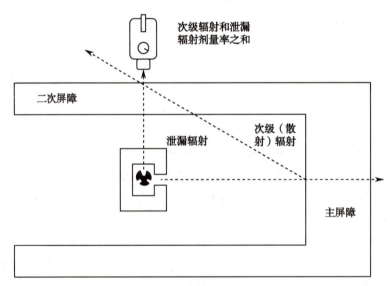

图6-3 主屏蔽和二次屏蔽示意图

获得散射线剂量率的精确值需要复杂的计算。这些计算需要考虑光子与屏蔽体相互作用前的辐射能量、有用射线束的尺寸、与有用射线束相互作用的屏蔽体材料特性和散射的方向等因素。但是，对于大尺寸的有用射线束来说，对其散射辐射剂量率可以做出一种简单的估算，这种估算是假设距离散射点 1m 处的剂量率很小，而且用某一固定的百分数表示。表 6-21 中的数值倾向于过高估计的散射剂量率，这对屏蔽防护是安全的。

表6-21 X、γ 射线的散射率

源	距散射点 1m 处的最大散射率
工业用 X 射线机（100～300kV）	3.6%
^{192}Ir γ 射线	2%
^{60}Co γ 射线	1%

适用于距屏蔽墙和屏蔽地板及其他散射点 1m 处的散射剂量率的估算，见图 6-4；利用剂量率与距离平方成反比的规律可以估算出在较大距离处的剂量率。

在 ^{60}Co 治疗室设计中采用的迷宫式出入通道能有效地减弱在入口门处的剂量率。迷宫拐角处受到 γ 辐射照射时，迷宫通道内离拐角处 1m 的地方的剂量率约是拐角中心处剂量率的 10%（图 6-5）。剂量率的减弱近似地按照从拐角 C 点处到入口门处的距离平方成反比的规律减弱。对于其他类型的辐射可以得到相似的效果，不过散射百分率可能较高，例如中子辐射的散射百分率可能高达 25%。

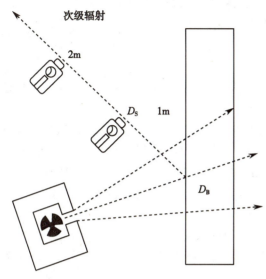

图 6-4　估算散射线剂量(率)示意图

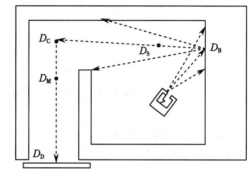

图 6-5　^{60}Co 治疗室迷宫入口处剂量(率)估算

对于主屏蔽厚度的估算，如果以密度 $\rho = 2.35\text{g}\cdot\text{cm}^{-3}$ 的混凝土作主屏蔽，当剂量率减弱倍数 $K < 10^2$ 时，则主屏蔽厚度 d_m(cm)为

$$d_\text{m} = 7.36\{\ln[(2.24 + 4.24\ln K)Ke^{0.025d}]\}\cos\alpha \tag{6-20}$$

当剂量率减弱倍数 $10^2 \leqslant K \leqslant 10^7$ 时，

$$d_\text{m} = 7.36\{\ln[(-4.4 + 5.4\ln K)Ke^{0.025d}]\}\cos\alpha \tag{6-21}$$

式中 α 为射线与屏蔽体法线所夹角度(单位:°)。

对于二次屏蔽厚度的估算，如果以密度 $\rho = 2.35\text{g}\cdot\text{cm}^{-3}$ 的混凝土作二次屏蔽，而且散射辐射剂量率减弱倍数为 K 时，则二次屏蔽厚度 d_s(cm)为

$$d_\text{s} = \ln(2K\varPsi)/0.082\,7 + 0.000\,726\varPsi \tag{6-22}$$

式中，$\varPsi$ 为散射角度(单位:°)。

对于治疗室迷宫出口处屏蔽门铅当量的估算，当迷宫呈 Z 形时，

$$d_\text{z, pb} = 0.89\ln(ZK_\text{z}) \tag{6-23}$$

式中，$d_\text{z, pb}$ 为防护门铅当量(mm)；K_z 为防护门处剂量率减弱倍数。

当迷宫呈 L 形时，

$$d_\text{L, pb} = 1.26\ln(ZK_\text{L}) \tag{6-24}$$

式中，$d_\text{L, pb}$ 为防护门铅当量(mm)；K_L 为防护门处的剂量率减弱倍数。

（4）电子直线加速器治疗室屏蔽厚度估算：对主屏蔽厚度 d_m 和二次屏蔽厚度 d_s 的估算公式为：

$$d_\text{m} = L_\text{TVL}\cdot\log_{10}[E_\text{u}\cdot t\cdot T\cdot U\cdot n/pr^2] \tag{6-25}$$

$$d_\text{s} = L_\text{TVL}\cdot\log_{10}[(E_\text{L} + E_\text{s})\cdot t\cdot T\cdot U\cdot n/pr^2] \tag{6-26}$$

式中，L_TVL 为屏蔽材料 1/10 层厚度(cm)；E_u 为距靶 1m 处照射野为 10cm×10cm 的输出剂量率(cGy·min^{-1})；E_L 为机头泄漏辐射剂量率占有用射束的百分份额(0.1%)；E_s 为散射辐射剂量率占有用射束剂量率的百分份额(1%)；t 为出束时间，按每个工作日治疗 50 例患者计共照射 120 次，出束时间 2h/d，每周总计 t 为 10h；n 为屏蔽体厚度安全系数 2；p 为个人年剂量限值(mSv)；T 为

居留因子；U 为使用因子，有用射束朝向估算点的工作负荷（时间×剂量率）占全部工作负荷的分数，例如，有用射束固定照射的墙壁，即主屏蔽 $U=1$；侧墙，二次屏蔽 $U=1/4$；垂直向下照射时，顶棚的 $U=1/16$。

采用混凝土作屏蔽体材料时，应当保证材料的充分均匀性，屏蔽体内部不能有空腔或缝隙。假如采用的混凝土密度 ρ_1 在数值上不是 $2.35\text{g}\cdot\text{cm}^{-3}$ 时，可以 2.35 除以 ρ_1 的数值所得之商，再乘以由 ρ_1 求得的屏蔽体厚度 d_1 的积，便是经过混凝土密度修正后的屏蔽体厚度 d_2，即

$$d_2 = 2.35/\rho_1 \cdot d_1 \tag{6-27}$$

（5）医用 X 射线诊断室屏蔽厚度估算：由于医用诊断 X 射线能量较治疗用的 X 射线能量低，所以其主屏蔽体厚度充其量也只有 2mmPb 当量的厚度，相当于 15cm 混凝土屏蔽体的厚度或 25cm 砖屏蔽体厚度。如果 X 射线摄影机房设在楼上，不能用空心的预制板作地板，应当用混凝土浇注的 15cm 厚的实心楼房地板。

医用 X 射线诊断室主屏蔽厚度要保证在预期每周最大工作负荷范围内，使得屏蔽以外周围区域的辐射剂量率小于 100μSv。为此，摄影机房有用射束朝向的墙壁至少应当有 2mmPb 当量的厚度，其他侧墙壁和天棚（多层建筑）至少应当有 1mmPb 当量的厚度。透视机房主屏蔽至少应当有 1mmPb 当量的厚度。机房屏蔽体材料以普通砖墙为宜。25cm 厚的实心砖墙，只要灰浆浇注不留缝隙，即可达到 2mmPb 当量。

如果想把旧建筑物改建成为医用 X 射线诊断机房，而原来的墙壁厚度又达不到要求的厚度时，可以在原墙体上加抹一层 5mm 厚的含钡、铅或铁元素的混凝土涂料，这约相当于 1mmPb 当量的厚度。

位于建筑物底层的医用 X 射线诊断机房，其窗的下缘至少要高出地面 2m（设高窗）。在设有有用射束朝向时，而窗外通常无人停留的情况下，窗的屏蔽厚度达到 0.3mmPb 当量即可。

医用 X 射线诊断机房进出通道门的屏蔽厚度依下述情况不同而异：①机房门外没有候诊走廊，而机房内有用射束也不朝向门，在这种情况下机房门的屏蔽厚度达到 0.3mmPb 当量厚度即可；②机房门外设有固定的候诊区域，在这种情况下，透视机房门的屏蔽厚度不能小于 0.5mmPb 当量；摄影机房门的屏蔽厚度不能小于 1mmPb 当量的厚度。

机房的门或窗可以由铁板、铅板、镀铅铁板或复合屏蔽材料制作。可以制作成拉门或折页式门；屏蔽窗有活动开启式百叶窗，也有固定式通风、遮光铁皮窗或铅皮普通窗。

为了屏蔽来自受检查身体的散射辐射，透视用的 X 射线诊床应当设置床旁船形板，荧光屏下方和侧面至少应当有面积为 45cm×45cm、厚度为 0.5mmPb 当量的铅橡胶挂帘。

X 射线屏蔽椅的铅当量不低于 0.25mmPb。防护屏风（包括观察窗）的铅当量不应低于 0.35mmPb；防护屏铆接处不能有泄漏辐射，其重叠处不应当小于 5mm。观察窗屏蔽效果不应当低于 60%。

第五节　职业照射防护最优化

一、最优化分析方法

ICRP 第 60 号出版物关于辐射防护最优化的表述是：对于实践，"在考虑了经济和社会因素之后，保证个人剂量的大小受照人数以及不一定受到但可能遭受的照射，全部保持在可合理做到的尽量低的程度。"对于干预，"干预的形式、规模及持续时间应当谋求最优化，使得降低剂量而获得的净利益即减低辐射危害而得到的利益扣除干预带来的危害后为最大值。"

辐射防护最优化概念的提出是基于：①在辐射防护通常遇到的照射情况（小剂量多次照射）

下，假定随机性效应的发生概率与受照剂量的关系是线性无阈的，并依据这个假定，可以把一个器官或组织受到的若干次照射剂量简单地相加在一起，用于度量该器官或组织受到的总的辐射影响，如图6-6所示。②辐射防护使得受照剂量降低到一定程度之后，相同的防护投入带来的剂量降低的效果变得不明显，如图6-7所示。

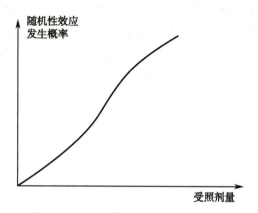

图6-6　随机性效应与受照剂量的关系

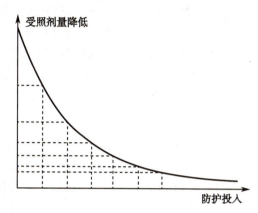

图6-7　防护投入与集体剂量的示意图

辐射防护最优化的分析方法用代价利益分析法来确定辐射防护的最优化，其目的在于确定某一个防护水平，达到此防护水平后，再改进则从经济和社会方面考虑就不适宜了，也就是不合理了。代价利益分析方法是一种直接体现最优化思想的方法，它的主要特点是能够辨认出总的净利益最大方案，即：

$$B = V - (P + X + Y) = 最大 \qquad (6\text{-}28)$$

式中，B 为总的净利益；V 为毛利益；P 为除与辐射防护有关的代价之外的所有生产代价；X 为达到相应防护水平所需付出的防护代价；Y 为该防护水平所相应的辐射防护危害代价。

防护代价 X 与集体剂量有关，为降低集体剂量必然会增加一定的防护投入。危害代价也与集体剂量有关，要想减小危害代价，就必须减小集体剂量。如果认为 V 和 P 与辐射防护无关，那么欲使 B 最大，必须使 $(X+Y)$ 之和最小。也就是说，利益分析方法的核心是找出辐射防护代价和辐射危害代价之和为最小的防护方案即最优防护方案。图6-8表示了最优化工程中各个量的变化及其相互关系。可用两种方法计算辐射危害代价 Y，一种方法只考虑集体剂量，而不考虑个人剂量的分布，这种计算方法相应的利益分析方法称为简单的代价利益分析方法；另一种计算方法既考虑集体剂量又考虑个人剂量的分布，称为扩展的代价利益分析方法。还有多属性效用分析方法等。

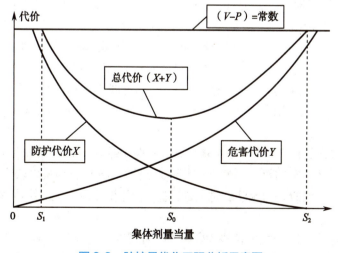

图6-8　防护最优化工程分析示意图

1. 简单的代价利益分析方法　辐射危害代价 Y 为：

$$Y = \alpha S \qquad (6\text{-}29)$$

式中，α 为单位集体剂量辐射所相当的货币代价[单位：元·(人·Sv)$^{-1}$]；S 为集体剂量（单位：人·Sv）。

2. 扩展的代价利益分析方法　扩展的代价利益分析方法与简单的代价利益分析方法的差别在于，分析时不仅考虑防护代价和集体剂量，而且还考虑其他与辐射防护有关的因素，例如，个人剂量的分布、不同性质的人群组防护措施可能带来的不利影响等。以个人剂量的影响为例，个人剂量的分布常常是不均匀的，较大的剂量有可能带来较大的危害，即使花费较大的代价也应当优先设法降低较大的个人剂量。具体方法是，在计算辐射危害的代价时，在式（6-29）中加入反映个人剂量分布的 β 项，Y 按式（6-30）计算：

$$Y = \alpha S + \sum_j \beta_j N_j H_j \qquad (6\text{-}30)$$

式中，N_j 和 H_j 分别为第 j 组的人数和人均剂量；β_j 是赋予第 j 组单位集体剂量的附加代价，对于不同水平的个人剂量的数值不同。个人剂量越大的数值越大。代价利益分析方法可以确定最优防护水平和达到这一防护水平的途径。可以认为，这一方法较直接地体现了辐射防护最优化的基本思想。

3. 多属性效用分析　这里所说的属性就是因素。对于选择项的效果评价，按因素给出相对得分表。这种得分被称为效用，通常用效用函数来表征对某一因素的评价结果与效用之间的关系。效用越大就意味着与这一因素相关的结果越好。通常将最好的评价结果定为 1，最差的评价结果定为 0。

本方法的最大优点是效用函数不一定是线性的。例如，在利用效用函数来分析最大个人剂量时，在接近剂量限值时可通过效用函数的设定将效用迅速变为 0。这样在多属性分析时，与代价利益分析相比，可对较多的因素进行分析。在进行选择项之间的比较时，可根据每个因素的效用函数来求总效用，总效用最大的选择项即为最佳选择。

4. 辐射防护最优化的有关参数

（1）防护代价：防护代价包括直接投资费用、间接投资费用和运行费用，有时还包括退役费用。最可靠的数据是根据过去已有工作进行推算的结果；如果没有资料可用，则可根据设计估算代价。对不同时间的代价应考虑修正，包括通货膨胀率和贴现率等。

（2）辐射剂量及相关参数：在辐射防护最优化分析中需要考虑的主要量是集体剂量和个人剂量分布。如前所述，估算健康危害代价 Y 的简化的一般表达式是：

$$Y = \alpha S + \sum_j \beta_j S_j \qquad (6\text{-}31)$$

式中，S_j 是 j 组产生的集体剂量；β_j 是在 j 组中对单位集体剂量指定的附加值；α 表示相应于单位集体剂量的健康危害的货币代价。β 值与个人剂量分布等有关。

最优化要考虑集体剂量，对于一项持续的实践，同时还要考虑集体剂量的积分时间。集体剂量负担的计算与评价模式有关。计算结果的不确定度与模式本身和有关参数的不确定度有关。参数的不确定度随着时间的增长而变大，相应的剂量计算结果的不确定度也随之增加。当其增加到一定程度时，结果的比较就失去了意义。显然，集体剂量的积分时间不应超过这一时间。

最优化要考虑将来的危害，社会总是优先选择近期获利者。时间优先性是一个普遍的原则，遥远将来的危害与近期危害的权重显然不应相同。给遥远将来的剂量以较小权重而给不久将来的剂量以较大权重是合理的。为反映这种判断，通常使用贴现率表示，其具体数值应由国家有关部门研究确定。

最优化应有一定的时间和空间范围，即要考虑可忽略剂量水平。通常是指很低的可忽略的水平。低于这一水平，审管部门可以不考虑进行管理。但这一水平与辐射防护最优化的研究不无直接相关。

（3）其他有关的因素：非辐射危害。辐射危害有时与其他非辐射危害联系在一起。在进行最优化分析时，应该注意到这类危害的存在。例如，六氟化铀的运输在正常情况下其危害是很小的，但在发生事故时（如容器泄漏）不仅有辐射危害，而且存在非辐射危害。与空气接触，水解产生氟化铀酰和氟化氢，两者都是高毒性物质。非健康危害。有些危害不直接伤害健康，但却影响健康，例如，在发生严重核事故时，可能需要撤离。这就可能产生由于家庭分离引起的焦虑，对留下财产的担心等。

（4）社会因素：伦理和社会因素常常超过技术因素，但很难定量地加以描述。通常用权重描述其相对重要性。伦理和社会因素的相对重要性直接与决策水平有关。一般来说，决策水平越高，伦理和社会因素的影响越大。在辐射防护最优化研究中最常遇到的伦理和社会因素主要有社会危害感觉和对生活质量的影响，前者是对社会危害的感觉，与事件发生频率和对危害的厌恶程度有关，后者指诸如核事故引起的撤离，由此可引起邻近地区交通的拥挤，商店、学校和娱乐场所挤满，在核工厂邻近地区的财产减值等。

二、辐射防护最优化的实施

多年来，辐射防护最优化经历了从理论到实践的过程，辐射防护最优化原则在辐射防护中发挥了巨大的作用。为了实行辐射防护最优化，首先需要制定相应的规定和导则，建立执行机构和支持系统，在设计、运行和退役等环节中执行辐射防护最优化。

从 20 世纪 70 年代末或 80 年代初起，国际组织和世界各国发布的有关辐射防护或核安全的规定中均包括辐射防护最优化的内容。如国际原子能机构等于 1982 年联合发布的安全丛书第 9 号《辐射防护基本安全标准》中规定："在考虑到经济和社会因素之后，应该按保证照射是合理可达到的尽可能低的方法进行源和实践的设计、计划及以后的使用与操作"。我国原标准 GB 8703—88 中也对实施辐射防护最优化进行了规定。在我国的现行国家标准 GB 18871—2002 中，将最优化提升为防护与安全的最优化。也就是说，对于来自一项实践中的任一特定源的照射，应使防护与安全最优化，使得在考虑了经济和社会因素之后，个人受照剂量的大小、受照射的人数以及受照射的可能性均保持在可合理达到的尽量低水平；这种最优化应以该源所致个人剂量和潜在照射危险分别低于剂量约束和潜在照射危险约束为前提条件（治疗性医疗照射除外）。

1. 最优化的实施规范　在最优化的实施过程中，法规标准是实施的基础和依据。同时还需要相关的执行组织和执行程序。

（1）执行组织：执行组织包括辐射防护最优化委员会和辐射防护最优化协调员。

辐射防护最优化委员会的职责包括：提出目标，如每年和每项工作的集体剂量等；采取有关辐射防护的战略性措施（在投资和生产等方面）；明确各类人员在辐射防护最优化方面的责任；调解各类人员的可能冲突，如保健物理人员、工程师和设计者等。由此可见，委员会的负责人应该是单位的主要负责人。

辐射防护最优化协调员负责执行辐射防护最优化大纲；在辐射防护最优化委员会和各部门之间起联络作用，并保证各部门之间的良好联系。通常，辐射防护最优化协调员由保健物理部门负责人担任，一个经过良好训练的辐射防护最优化协调员是成功执行辐射防护最优化的基本因素。图 6-9 描述了辐射防护最优化机

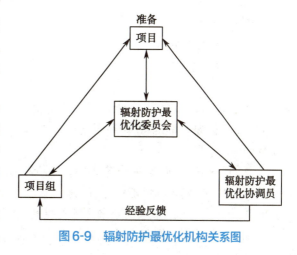

图 6-9　辐射防护最优化机构关系图

构关系图。

（2）最优化大纲：辐射防护最优化大纲的主要内容包括数据库、分析手段、辐射防护最优化审评和辐射防护工作许可证。

1）数据库：建立相应的数据库是实行辐射防护最优化工作的基本要素。无论是定性还是定量方法，均要求估算各种操作中和不同防护方案选择中工作人员所受剂量。估算剂量的方法有两种：用模式估算和已有经验数据估算，对公众所受照射，通常采用模式计算。对职业性照射，模式估算和根据已有经验数据估算均可采用。通常后一种方法用得更多。许多典型事例的研究可在公开文献中找到。一些国际和国家组织建立了辐射防护最优化数据库或相关的数据库，建立与这些数据库的联系是获得已有数据的便捷途径。

2）分析手段：建立有效的分析手段是实行辐射防护最优化的基本条件。一个有效的分析系统应具有下述功能：①能快速估算在各种防护状态下工作人员所受的集体剂量和个人剂量。②能及时比较实际结果和估算值。③能提出可能的修正行动。④能分析各种"失常"情况的影响。构成这一系统的主要组件是即时剂量测量系统，它能及时测量各种操作和工作中个人所受的剂量及与此相联系的时间。一些国家已开发了这种系统。

3）辐射防护最优化审评：图 6-10 描述了 3 种类型的审评，审评可分为工作前审评、工作中审评和工作后审评。审评方法可用检查表或分析树方法。必须强调指出的是，辐射防护最优化审评本身并不是辐射防护最优化评价，而仅仅是汇集有关数据的一种方法，利用这些数据辐射防护专家根据有关准则和经验进行评价。

4）辐射防护工作许可证：许多国家的经验说明，辐射防护工作许可证制度是种行之有效的制度。在制定辐射防护最优化大纲时，充分利用过去已有经验是十分重要的。现在世界上已经有许多这样的信息系统，如经济合作与发展组织核能机构（OECD/NEA）的职业性剂量信息系统 ISOE，这些系统不仅包括剂量数据，而且包括有关的辐射防护问题，如减小剂量的措施等。可在最优化研究和过去经验的基础上制定最优化准则。如果剂量水平显著地高于准则，则应进一步进行最优化分析。

2. 最优化决策步骤 最优化决策步骤包括确定问题、提出方案、量化方案、方案择优和最终决策（图 6-11）。

（1）确定问题：对人员所处工作状况进行详尽分析，目的是确定谁将受到照射，何时，何地以及如何受到照射。

（2）提出方案：确定各种需要考虑的因素，进行条件分解，寻找各种可能的途径，通过对源项、防护系统或受照时间采取措施来降低受照剂量。

（3）量化方案：对每一方案进行量化，根据

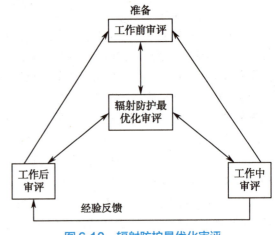

图 6-10　辐射防护最优化审评

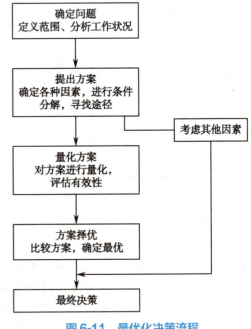

图 6-11　最优化决策流程

代价利益分析和有关标准,评估各种方案的有效性。

(4)方案择优:通过比较,选出最优方案。

(5)最终决策:根据分析结果,在考虑其他综合因素后做出最终决策。

三、教育与培训

教育与培训是开展辐射防护最优化的重要基础工作,是有效控制职业照射水平的重要手段,也是降低异常事件的发生概率,提高安全水平的重要途径。许多重大的核事故往往与人的因素有很大关系就充分说明这一点,像切尔诺贝利核电站事故就是如此。

开展教育与培训是基本安全标准中对职业照射控制有关责任方提出的要求。有关责任方有义务组织和接受或参加相关的教育与培训。

1.教育培训的目的　通过培训使得涉及职业照射控制的各层次人员懂得国家相关法规和标准的要求,明确各自的职责,充分了解各自工作范围内的危险源的位置及其性质,包括水平及分布情况,在此基础上掌握相应的防护手段以及应对突发事件的措施。更重要的是通过培训,可增强安全意识和安全文化氛围。通过培训,最终达到有效控制职业照射水平的目的。

2.教育培训的对象　涵盖涉及职业照射控制的各层次人员。培训的对象并不仅仅是在现场实施具体操作的工作人员,而且应包括一个设施或单位的最高管理者。首先,这是因为职业照射的控制是安全的重要部分,高层管理者理应对其了解;其次,辐射防护是与科研生产密切相关的工作,需要高层管理者的协调和各方面的配合。

3.教育培训工作的实施　教育培训可有多种形式。举办培训班是一种形式,还有编写教材、制作音像资料、创建网站等多种形式。一些国际组织如国际原子能机构(IAEA)、世界卫生组织(WHO)等就非常重视教育与培训,每年要在世界各地举办各种形式的培训班。同时已经或正在编写有关培训方面的大纲或教材。如IAEA编写了适于研究生教育的辐射防护教材大纲,WHO编写了面向医生的医用辐射防护手册。一些互联网站也对辐射防护知识的传播起到了很好的作用,如我国有辐射防护方面的网站,欧洲也开设了辐射防护最优化网站。

从培训的深度来讲,也应针对不同的对象进行与其水平或工作相适应的培训。如一般培训和专门培训,有的适用于一般的工作人员,有的则适用于辐射防护人员。开展针对辐射防护方面的培训并不意味着要削弱与工作人员工作相关的其他技能培训,相反,加强工作技能的培训也是辐射防护工作的内容之一。如对于一些需要特殊技能,并且具有一定辐射水平的工作,通过工作技能的培训,可以提高熟练程度,缩短工作时间,达到控制受照的目的。

在教育培训方面,不仅要从正面教育工作人员遵守有关制度、正确完成有关的作业,同时也要从反面进行教育,告诉他们如果不这么做会有什么危险。最好是把一些失败的例子或者教训总结出来,以"教训博物馆"形式,把工作中的一些活生生的例子展示给人们,这样会使人感受加深。另外,也有人开发出有关事故教训的数据库。这些不仅对教育,甚至是有关决策也是非常有帮助的。

质量保证工作也应是教育培训中值得重视的问题。要保证教育培训的质量涉及许多因素,有管理问题、教材质量问题以及讲师队伍等问题。我国目前也正在规范辐射防护培训的资质管理。

（孙　亮　李小波）

第七章 医疗照射防护

1. **掌握** X 射线摄影、CT 检查、介入放射学、核医学诊疗及放射治疗中的剂量水平及防护原则和方法。
2. **熟悉** 医疗照射正当性判断和防护最优化设计,以及医疗照射的诊断参考水平内涵。
3. **了解** 医疗照射在整个放射防护中的特殊性和意义。

医疗照射是人类遭受人工电离辐射的最大来源,其具有潜在的有害效应。医疗照射主要指在放射诊断检查、介入诊疗、核医学诊疗和放射治疗中的患者所受的照射,此外还包括抚慰患者的人员所受的照射,以及生物医学研究中志愿者所受的照射。受照对象同时是直接健康利益和辐射危害的受体,当总体利大于弊时才能而为。因此,医疗照射防护(medical radiation protection)已经成为涉及所有公众成员及其后代的重要公共卫生问题,应增强防护意识及防护措施。本章主要将从患者剂量、检查的正当性判断、患者防护及诊断参考水平等方面来阐述 X 射线摄影、计算机断层成像(computed tomography,CT)、介入放射学、核医学诊疗及放射治疗中的防护问题。

第一节 X 射线摄影中的辐射防护

一、X 射线摄影中的患者剂量

1. 剂量学表征量 X 射线摄影中,患者剂量测量的主要剂量学表征量包括入射空气比释动能 K_i、入射表面空气比释动能 K_e 以及空气比释动能 - 面积乘积 P_{KA},如图 7-1 所示。

入射空气比释动能 K_i 是通过在患者或模体表面 X 射线束中心轴上测量到的由入射线束产生的空气比释动能,仅包含入射到患者或模体表面的辐射,不包括反向的散射辐射。

入射表面空气比释动能 K_e 是在患者或模体表面位置中心线束轴上测量的空气比释动能,包含入射到患者或模体表面的辐射及其反向散射辐射。

空气比释动能 - 面积乘积 P_{KA} 是空气比释动能在垂直于 X 射线束轴的一个平面内的积分,单位是 $Gy·m^2$。空气比释动能 - 面积乘积有一个非常有用的特性:它的值几乎不随到 X 射线管焦点的距离变化而变化(当射线与空气的相互作用和焦点外辐射可以忽略时),测量和计算的平面不必靠近存在反向散射的患者或模体表面。

2. 剂量测量 对于 X 射线摄影模体剂量,最好用聚甲基丙烯酸甲酯(PMMA)模体测量。测量入射表面空气比释动能 K_e,要求探测器应对直接辐射和反散射辐射均有响应(如电离室)。如果探测器对反散射辐射无响应(如固体探测器),则可用测得的入射空气比释动能率 K_i 乘以适当的反散射系数计算出 K_e。通常某些半导体探测器对反散射辐射没有响应,在使用前应予以确认。P_{KA} 易于测量,而且与射线束授予患者的总能量和有效剂量密切相关,透视时建议用透射电离室(KAP 测量仪)实时监测患者的 P_{KA}。KAP 测量仪在使用前应在现场 X 射线机上校准(尤其是将 X 射线管置于诊疗床之下时)。

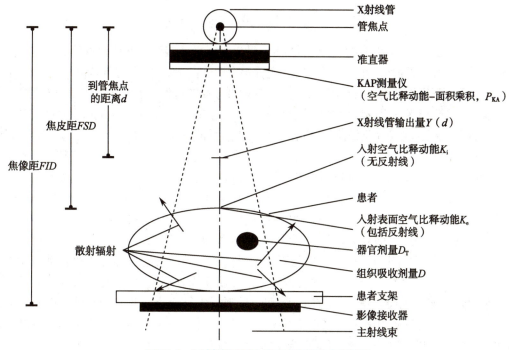

图7-1　X射线摄影中患者剂量测量示意图

　　有时无法直接测量入射表面空气比释动能，在这种情况下，可以使用已知的检查参数，通过测量 X 射线管输出量来计算。X 射线管输出量 $Y(d)$ 定义为距 X 射线管焦点指定距离 d 处的空气比释动能 $K(d)$ 与管电流 - 曝光时间乘积 P_{It} 的商，即

$$Y(d) = \frac{K(d)}{P_{It}} \tag{7-1}$$

　　X 射线管输出量以 mGy·mAs^{-1} 为单位。管电流 - 曝光时间乘积有时称为"管负载"或"mAs"。特定的曝光条件下，K_i 很容易通过应用距离平方反比，从曝光时的负载 $P_{It}(X)$ 和管输出得到

$$K_i = Y(d) P_{It} \left[\frac{d}{d_{FSD}} \right]^2 \tag{7-2}$$

式中 d_{FSD} 为 X 射线管焦点到被检者皮肤的距离，d 为测量 X 射线管输出量的实际距离，P_{It} 是曝光时的 mAs。

　　而 X 射线管输出量可以通过临床应用的管电压、滤过和靶测量得到
$$Y(d) = a(kV)^n \tag{7-3}$$
式中 a 和 n 是常数，a 与滤过材料及其厚度有关，n 与靶物质有关，钨靶为2，钼靶为3。

　　因为入射表面空气比释动能 K_e 包括反向散射线，所以通过 K_i 计算 K_e
$$K_e = K_i B \tag{7-4}$$
式中 B 为反散射因子，与管电压、滤过材料及照射野有关，如表7-1所示。

表7-1　水在不同条件下的反散射因子

管电压 /kV	滤过 /mmAl	反散射因子(B)	
		100mm×100mm	250mm×250mm
50	2.5	1.24	1.26
100	3.0	1.36	1.45
150	3.0	1.39	1.52

二、X 射线摄影的正当性判断

医疗照射是具有有害潜在效应的特殊照射，受检者或患者接受任何放射诊疗必须有正当的理由。一项医疗照射是否正当，在实践前都必须进行正当性分析，临床医师通常是以经验、常识和专业判断为依据进行正当性分析，放射学医师则应对受检者接受的医疗照射程序再作正当性判断。医疗照射在本质上是受检者在不同程度知情同意情况下自愿接受的，受检者个人同时是直接健康利益和辐射危害的受体，在证明医疗照射给受检者个人或社会所带来的利益大于可能引起的放射危害时，该医疗照射才被认为是正当性的。由于医用放射实践的独特性质，对患者的医疗照射，需要采取与其他计划照射情景不同的、更加细致的正当性判断方法。正当性的判断可从三个层次上进行。

1. 医疗照射正当性的三个层次 为了保证医疗照射实践的正当性，1996 年，ICRP 第 73 号出版物提出"在辐射的医学应用中，正当性原则适用于三个层次"；2007 年，ICRP 第 103 号出版物中沿用了原有三个层次的划分，并补充了新的资料和例证。

第一个层次是对放射照射技术采用是否利大于弊的判断。在医疗活动中恰当地应用医疗照射技术已被普遍认为对患者带来的利大于弊，当前已将正当性视为理所当然的，无须赘述。第二个层次是对特定对象的特定医疗过程进行判断，是判断放射诊疗程序是否有助于改善诊断或治疗效果，是否可以提供受检者的必要医学信息。第三个层次是对个别病例的正当性判断。在这个层次上，应该证明用于患者个体的特定放射学诊疗程序是正当的。

（1）放射诊疗程序的总体正当性：放射诊疗程序总体正当性判断是专业机构的职责，需与国家卫生和放射防护审管部门、相关国际组织配合进行，这些属于第二个层次的范畴。某一医疗程序的总利益，不仅包括对患者带来的直接健康利益，还包括患者家庭和社会的利益。应当注意，对一项程序的正当性判断，并非必然会得出在各种情况下都同样是最佳程序的选择。例如，对严重肺部疾病的诊断，X 射线透视的利益大于风险，但社会经济条件较好的国家则倾向于首选 X 射线摄影，因为其带来更大的利益／危险比值。然而，在欠发达国家，如果透视仍能产生经济利益且没有更好的替代方法，则仍可选择透视。与此类似，应用常规放射学手段筛查某些特定类型肿瘤的正当性，取决于该国家的发病情况和是否能够对检出的肿瘤病例提供有效的治疗服务。

医疗照射的主要受照对象是患者，但是也应当充分考量职业照射、公众照射、潜在照射和事故的可能性，患者利益并非唯一目的，其正当性应综合考虑，现有医疗程序和新技术可利用的信息在不断增多，因此应对所做决定进行适时的评审。

（2）单个患者医疗程序的正当性：对单个患者照射正当性判断，应当核实所需信息是否已经存在，拟议的检查对于提供所需临床信息是否是最合适的方法，这些属于第三个层次的范畴。当对一名已有某一可公认放射诊断正当性的症状或适应证的患者实施简单检查程序时，通常无须额外的正当性判断。但对受检者可能受到较高放射剂量和危险的检查，例如 CT 或介入放射学操作，总体正当性判断可能不够，执业医师还应逐例分析判断其施用于具体受检者的正当性。下列因素均应纳入考虑范围：①拟定程序和备选程序的详细情况；②受检者个人的特性；③受检者预期受照剂量；④既往或预期的检查、治疗资料的具备情况。

2. 医疗照射正当性判断的基本原则 正当性判断的使用原则，主要包括以下 6 方面：

（1）一般原则：医疗照射应有足够的净利益，在能取得相同净利益的情况下，应尽可能采用不涉及医疗照射的替代方法，在无替代方法时也应权衡利弊，仅当证明医疗照射给受检者个人或社会带来的利益大于可能引起的放射危害时，该医疗照射才是正当的。对于复杂的诊断与治疗，应逐例进行正当性判断。

对于新型医疗照射的技术和方法，使用前均应进行正当性判断；已判断为正当的医疗照射类型，当取得新的或重要的证据时，应重新对其进行正当性判断。通过正当性判断的所有新型医疗照射技术和方法，应严格控制其适应证范围，拟用于新的适应证时应另行正当性判断。

（2）诊断检查的正当性判断：在判断放射学或核医学检查的正当性时，应掌握好适应证，考虑相关准则，正确合理地使用诊断性医疗照射，如尽量以胸部 X 射线摄影代替透视检查。应根据临床目的和受检者个人特征对其进行正当性判断；如果某一项程序通常被判定为不正当的，在特殊情况下又需要使用时，应逐例判断。执业医师和有关医技人员应尽可能使用与计划照射相关的受检者先前已有的诊断信息和医学记录，避免不必要的重复照射。

（3）群体检查的正当性判断：涉及医疗照射的群体检查的正当性判断，应考虑通过普查可能查出的疾病、对被查出的疾病进行有效治疗的可能性和由于某种疾病得到控制而使公众获得的利益。只有在国家卫生部门认定，在特定年龄段有较高发生率、早期疾病确诊有较高的效能、被筛查人员接受的照射量较低，以及早期治疗有效且易于进行，在具备较高的利益 / 危险比的情况下，才可对无症状受检者进行筛查。

X 射线诊断群体检查应禁止使用普通荧光透视检查方法；除非有明确的疾病风险指征，否则不宜使用 CT 进行健康体检。

（4）医学研究中志愿者的照射：国家审管部门要求注册者和许可证持有者，只有当研究按照《赫尔辛基宣言》的条款和国际医学科学组织理事会（CIOMS）与世界卫生组织规定的准则进行时，才能对医学研究的志愿者实施照射。这种研究也要符合《电离辐射防护与辐射源安全基本标准》（GB 18871—2002）和国家法规的相应要求，并接受伦理审查委员会的意见，必须对受试者如实说明照射带来的危险和可能的益处，取得书面的知情同意书，受试者能够完全地按照自己的意志行事，有权同意或拒绝参加试验，并在任何时候可自由撤销其所参加的试验。健康儿童不应作为生物或医学研究计划的受试者，禁止将孕妇作为涉及胎儿受照的研究项目的受试者，除非妊娠本身是研究的焦点，而且无法采用危险更小的其他手段。

（5）与临床指征无关的放射学检查的控制：除非检查预期可提供关于受检者个人健康状况的有用信息，或要求从事这种检查的人员与有关专业机构进行磋商后判断这种检查是正当的，否则与临床指征无关的任何为职业、法律需要或健康保险目的而进行放射学检查均被认为是不正当的。

（6）经济利益驱动带来的问题：因各国的医疗卫生体制而异，收费标准较高的一些放射性检查项目（如 CT、PET）可能是医院收入的一个重要来源，导致为商业利益而滥用放射学检查，对受检者造成不必要的放射危害和经济负担，也有悖于医学伦理的放射防护的原则。应当考虑对此采取必要的行业监管和自律。

3. 特定人群照射和特定设备使用的正当性判断　应加强对孕妇和可能怀孕妇女的诊断性医疗照射进行正当性判断，特别是腹部和骨盆检查；只有在临床上有充分理由要求，才能对已怀孕或可能怀孕的妇女进行会引起其腹部或骨盆受到照射的放射学检查，否则应避免此类照射。

应严格对儿童的诊断性医疗照射进行正当性判断，儿科非正当性影像学检查举例如下：①癫痫患儿的头颅 X 射线摄影；②头痛患儿的头颅 X 射线摄影；③疑似患有鼻窦炎的婴儿或 6 岁以下儿童的鼻窦 X 射线摄影；④非创伤型斜颈婴儿或儿童的颈椎 X 射线摄影；⑤在比较肢体损伤时进行对侧部位 X 射线摄影；⑥6 岁以下儿童腕关节舟骨 X 射线摄影；⑦3 岁以下儿童鼻骨 X 射线摄影。

移动式和便携式 X 射线设备不应用于常规检查。只有在不能实现或在医学上不允许把受检者送到固定设备进行检查的情况下，并在采取严格的相应防护措施后，才能使用移动式或便携式 X 射线设备在床旁操作，实施医学影像检查。

车载式诊断 X 射线设备一般应在巡回体检或医学应急时使用，不应作为固定场所的常规 X 射线诊断设备。

三、X 射线摄影中的患者防护

1. X 射线防护设施　X 射线机工作时辐射场有 3 种射线，即从 X 射线管的窗口射出的有用射线、从 X 射线管防护套射出的漏射线、X 射线经散射体（诊视床床板和受检者）后产生的散射线。防护设计原则是有效控制漏射线、散射线的量并对有用射线进行合理安排。

X射线机的防护性能主要体现在辐射场内的漏射线量、散射线量以及用于诊断的有用射线的能量、面积、发射时间的有效控制方面,同时还要与影像记录系统(荧光屏、影像增强器)有机结合起来。

(1)X射线设备机房的布局:每台固定使用的X射线设备应设有单独的机房,机房应满足使用设备的布局要求;每台牙椅独立设置诊室的,诊室内可设置固定的口内牙片机供该设备使用,诊室的屏蔽和布局应满足口内牙片机的机房防护要求。

应合理设置X射线设备,机房的门、窗和管线口位置,应尽量避免有用线束直接照射门、窗、管线口和工作人员操作位。

X射线设备机房(照射室)的设置应充分考虑邻室(含楼上和楼下)及周围场所的人员防护与安全。

除床旁摄影设备、便携式X射线设备和车载式诊断X射线设备外,对新建、改建和扩建项目与技术改造、技术引进项目的X射线设备机房,其最小有效使用面积、最小单边长度应符合表7-2的规定。

表7-2　X射线设备机房(照射室)使用面积、单边长度的要求

设备类型	机房内最小有效使用面积[4]/m²	机房内最小单边长度[5]/m
双管头或多管头X射线设备[1](含C形臂)	30	4.5
单管头或多管头X射线设备[2](含C形臂,乳腺CBCT)	20	3.5
透视专用机[3]、碎石定位机、口腔CBCT卧位扫描	15	3.0
乳腺机、全身骨密度仪	10	2.5
牙科全景机、局部骨密度仪、口腔CBCT坐位扫描/站位扫描	5	2.0
口内牙片机	3	1.5

注:[1]双管头或多管头X射线设备的所有X射线管安装在同一间机房内;[2]单管头、双管头或多管头X射线设备的每个X射线管各安装在1个房间内;[3]透视专用机指无诊断床、标称管电流<5mA的X射线设备;[4]机房内有效使用面积指机房内可划出的最大矩形的面积;[5]机房内单边长度指机房内有效使用面积的最小边长。

(2)X射线机房的防护:X射线机房的防护设计必须遵循放射防护最优化的原则,即采用合理的布局,适当的防护厚度。应当尽量避免有用线束直接照射门、窗、管线口和工作人员操作位。并充分考虑邻室(含楼上和楼下)及周围场所的人员防护与安全。不同类型X射线设备机房的屏蔽防护铅当量厚度有明确要求,见表7-3。

表7-3　不同类型X射线设备机房的屏蔽防护铅当量厚度要求

机房类型	有用线束方向铅当量/mmPb	非有用线束方向铅当量/mmPb
标称125kV以上摄影机房	3.0	2.0
标称125kV以下摄影机房	2.0	1.0
C形臂X射线设备机房	2.0	2.0
口腔CBCT、牙科全景机房(有头颅摄影)	2.0	1.0
透视机房、骨密度仪机房、口内牙片机房、牙科全景机房(无头颅摄影)、碎石机房、模拟定位机房、乳腺摄影机房、乳腺CBCT机房	1.0	1.0

X射线机房内由于射线对空气的照射及含铅制品的增加,会产生多种有害因素。如空气中臭氧(O_3)、氮氧化物(NO_x)、自由基和铅的浓度升高,正负离子平衡失调,负离子浓度相对降低,正离子浓度明显增高,这些变化都是对人体不利的。为了消除这些有害因素,可采取的措施包括:①保持机房通风良好;②设置负离子发生器,调节正、负离子的平衡;③少用或不用裸露铅制品。

根据X射线诊断检查的类型,医院放射科还配备适用的辅助防护措施,根据《放射诊断放射防护要求》(GBZ 130—2020),不同检查室需要配备的个人防护用品和辅助防护设施配置见表7-4。

表 7-4　个人防护和辅助防护设施配置要求

放射检查类型	工作人员		受检者	
	个人防护用品	辅助防护设施	个人防护用品	辅助防护设施
放射诊断学用 X 射线设备隔室透视、摄影	—	—	铅橡胶性腺防护裙（方形）或方巾、铅橡胶颈套 选配：铅橡胶帽子	可调节防护窗口的立位防护屏； 选配：固定特殊受检者体位的各种设备
放射诊断学用 X 射线设备同室透视、摄影	铅橡胶围裙 选配：铅橡胶帽子、铅橡胶颈套、铅橡胶手套、铅防护眼镜	移动铅防护屏风	铅橡胶性腺防护裙（方形）或方巾、铅橡胶颈套 选配：铅橡胶帽子	可调节防护窗口的立位防护屏； 选配：固定特殊受检者体位的各种设备
口内牙片摄影	—	—	大领铅橡胶颈套	—
牙科全景体层摄影，口腔 CBCT	—	—	大领铅橡胶颈套 选配：铅橡胶帽子	—
床旁摄影	铅橡胶围裙 选配：铅橡胶帽子、铅橡胶颈套	—	铅橡胶性腺防护裙（方形）或方巾、铅橡胶颈套 选配：铅橡胶帽子	移动铅防护屏风
骨科复位等设备旁操作	铅橡胶围裙 选配：铅橡胶帽子、铅橡胶颈套、铅橡胶手套、铅防护眼镜	铅悬挂防护屏 / 铅防护吊帘、床侧防护帘 / 床侧防护屏 选配：移动铅屏风	铅橡胶性腺防护裙（方形）或方巾、铅橡胶颈套 选配：铅橡胶帽子	—

注:"—"表示不做要求。

2.减少受检者剂量的方法

（1）提高从业人员放射防护知识水平：首先必须提高有关人员的放射防护知识水平，临床各科医生也必须具备这方面的基础知识，因为他们都有可能参与对受检者进行 X 射线诊断和治疗的决定。因此，医学院校学生应开设放射防护知识课程，临床医生应参加放射防护知识学习培训。医疗机构应当按照有关规定和标准，对放射诊疗工作人员进行上岗前、在岗期间和离岗时的健康检查，定期进行专业及防护知识培训，并分别建立个人剂量、职业健康管理和教育培训档案。

（2）减少不必要的检查：实际上，放射技师是无法控制不必要的受检者受照剂量的，最大的辐射来源就是不必要的 X 射线检查。

当没有临床指征时，常规的 X 射线检查就不能执行。有证据表明，此类检查是无益的，因为执行这些检查除了有放射性积累外，对疾病的发现概率非常低。例如，肺结核的透视检查，一般的透视无法有效发现病灶，当肺部没有临床指征时就不应该执行 X 射线检查；许多医师和卫生保健组织倡议每年 1 次或 2 次健康查体，如果查体者没有症状，就无须进行 X 射线检查，尤其是透视检查和全身多层螺旋 CT 检查，如今有很多卫生部门建议公众自我选择做全身多层螺旋 CT 的检查，除非有证据证明此项措施的疾病检出率较明显，否则就不应该采用，因为其辐射量太高了。

（3）降低重复性检查：重复性检查的频率估计高达全部检查的 10%。在设备频繁使用的医院，重复性检查一般不会超过 5%。腰椎、胸椎和腹部是重复性检查率较高的部位。许多重复性检查是由设备的故障引起，但大多数是由放射技师的失误导致。比如摆位不正确和低劣的摄影技术导致感光过度或者曝光不足；移动和错误的准直；错误使用了已装满的暗盒；漏光、化学烟雾和使用不干净的处理器；错误投影、患者准备不当、滤线栅错误和多次曝光引起伪影等。

（4）合理选用 X 射线质：与平均能量较低的 X 射线束相比，平均能量较高的 X 射线束穿透能力更强。这就意味着对于影像接收器上恒定剂量水平（适用于传统屏 / 片系统，不适用于数字化影像接收器），如果使用平均能量较高的 X 射线束，患者入射表面空气比释动能较低。然而，X 射线束的平均能量越高，影像对比度（特别是骨的对比度）越低。因此在选择管电压时，应该考虑临床诊断所需的影像对比度。"高电压、低电流、厚滤过"技术适用于骨对比并不重要的场合，如空气或其他气体对比检查和胸部 X 射线摄影。

（5）提高记录系统的灵敏度：X 射线诊断需要记录影像。记录系统灵敏度愈高，需要的照射量愈小，就可减少受检者的受照剂量。因此，应尽量采用新设备和新技术，如数字摄影技术等。

（6）认真控制照射范围：X 射线摄影应当配备和使用能够调节有用线束照射野的准直系统。在施行 X 射线诊断检查时，应严格控制照射野范围，避免邻近照射野的敏感器官或组织（例如性腺、眼晶状体、乳腺和甲状腺）受到有用线束的直接照射。应将照射野尺寸减小到能满足诊断需求的最小限度。这样可以降低传递给患者的总的辐射剂量，也必定降低皮肤及体内组织的剂量。另外，也减少了到达接收器的散射线，改善图像质量。

（7）患者摆位要合理：投照方向可影响患者的皮肤吸收剂量。例如，胸部 X 射线摄影时，应尽可能使患者面向胶片暗盒，X 射线管置于患者身后，即使用后前位；胸部前后位摄影的乳腺剂量约是后前位的 20 倍。

（8）合理选用焦皮距和摄影距离：平方反比定律认为，在一个无吸收的介质中，到达某一点的辐射强度与离辐射源的距离的平方成反比。当 X 射线管焦点到皮肤的距离（焦皮距）或焦点与影像接收器的距离（焦片距或摄影距离）减少，而影像接收器平面的照射野大小和入射比释动能不变时，入射皮肤表面的比释动能急剧上升，而吸收的总能量受到的影响很小；当焦皮距增加到 100cm 以上时，比释动能只是略微减少（图 7-2）。

在使用移动式设备进行 X 射线摄影及透视检查时，焦皮距不得小于 30cm。使用固定设备进行 X 射线摄影及透视检查，焦皮距不得小于 45cm。

（9）注意非投照部位的屏蔽防护：在 X 射线防护中，还应为受检者提供足够的辅助防护用品，严格控制照射野范围，把不需要受照的组织排除于有用线束之外，特别要注意对性腺和眼晶状体的屏蔽防护，尤其是儿童和青年的性腺。使用性腺屏蔽，对男性和女性可分别降低 95% 和 50% 的性腺剂量。

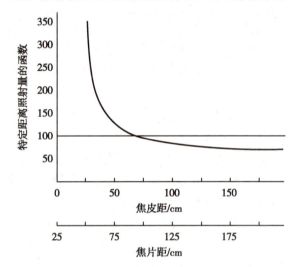

图 7-2　改变焦皮距对皮肤吸收剂量的影响［假定辐射质和胶片照射量不变，患者厚度（即入射皮肤表面至胶片的距离）为 25cm］

四、X 射线摄影诊断参考水平

医疗照射防护只能遵循实践的正当性和防护最优化原则，剂量限值不适应于医疗照射。但医疗照射的特殊性又导致其防护最优化留有很大余地。国内外调查表明，以 X 射线诊断为例，同种检查所致受检者剂量竟然可相差 2 个数量级。因此 ICRP 为推动医疗照射防护最优化，在第 60 号出版物中引入了剂量约束新概念，建立恰当的医疗照射指导水平；ICRP 在 2007 年第 103 号出版物中将医疗照射指导水平规范化称作医疗照射诊断参考水平，用于约束放射诊断和核医学检查所致受检者剂量，旨在便于发现那些过分偏离防护最优化的情况，借以有效指导采取优化措施改变落后状态。医疗照射的诊断参考水平在概念上完全不是某种剂量限制或剂量约束值。

医疗照射诊断参考水平是指医疗业务部门选定并取得审管部门认可的剂量、剂量率、活度值，高于该水平时则应由执业医师进行评价，以决定在考虑了特定情况并运用可靠的临床判断后是否有必要超过此水平。

医疗照射诊断参考水平的内涵：①根据防护标准的有关要求制定；②对于中等身材的受检者，是一种合理的剂量指征；③为当前良好医术（而不是最佳医术）可以实现的医疗实践指导；

④在可靠的临床判断表明需要时,可以灵活应用,即允许实施更高的照射;⑤随着工艺与技术的改进而加以修订。

医疗照射诊断参考水平,通过广泛调查资料,由相应专业机构与审管部门确定,供有关执业医师和医技人员作为指南使用。当受检者的剂量或活度超过相应诊断参考水平时,经采取行动来复查改善优化程度,以确保获取必需诊断信息的同时尽量降低对受检者的照射;反之,如剂量或活度显著低于相应诊断参考水平,而照射又不能提供有用诊断信息和给受检者带来预期的医疗利益,则也应按需要采取纠正行动。

由于各种诊断检查千差万别,建立的指导水平只能针对中等身材受检者提出一种合理的平均而言的典型值,作为当前良好的实践指南,而不能视为在任何情况下都能保证达到最佳性能的指南。

X射线诊断在各种医疗照射中占最大份额,建立相应诊断参考水平有重要作用。我国典型成年受检者X射线摄影、乳腺摄影和透视的剂量或剂量率诊断参考水平见表7-5、表7-6和表7-7。

表7-5　典型成年受检者X射线摄影剂量诊断参考水平

检查部位	投照方位[1]	每次摄影入射体表剂量[2]/mGy
腰椎	AP	10
	LAT	30
	LSJ	40
腹部、胆囊造影、静脉尿路造影	AP	10
骨盆	AP	10
髋关节	AP	10
胸	PA	0.4
	LAT	1.5
胸椎	AP	7
	LAT	20
牙齿	牙根尖周	7
	AP	5
头颅	PA	5
	LAT	3

注:[1]AP,前后位投照;LAT,侧位投照;LSJ,腰骶关节投照;PA,后前位投照。

[2] 入射受检者体表剂量系空气中吸收剂量(包括反散射)。这些值是在对通常片屏组合(相对速度200),如对高速片屏组合(相对速度400~600),则表中数值应减少到1/3~1/2。

表7-6　典型成年受检者乳腺X射线摄影的剂量诊断参考水平

防散射滤线栅的应用	每次头尾投照的腺平均剂量[1]/mGy
无滤线栅	1
有滤线栅	3

注:[1]在一个50%腺组织和50%脂肪组织构成的4.5cm压缩乳腺上,针对胶片增感屏装置及用钼靶和钼滤过片的乳腺X射线摄影设备确定的。

表7-7　典型成年受检者X射线透视的剂量率诊断参考水平

X射线机类型	入射体表剂量率[1]/mGy·min⁻¹
普通医用诊断X射线机	50
有影像增强器的X射线机	25
有影像增强器并有自动亮度控制系统的X射线机[2]	100

注:[1]表列值为空气中的吸收剂量率(包括反散射);[2]介入放射学中使用的X射线机。

第二节　CT 检查中的辐射防护

CT 是将 X 射线束围绕人体某一层面旋转,透过人体的衰减射线被探测器所接收,转换为数字信号后,采用特定算法由计算机运算处理,求解出人体组织的衰减系数值在该层面的二维分布矩阵,再转换为可视的图像灰度值分布,从而实现清晰的人体断层成像。

CT 是继伦琴 1895 年发现 X 射线以来,X 射线在医学影像领域应用中最为重要的突破。与 X 射线摄影的平面成像相比,CT 避免了断面以外组织结构的干扰,获得了真正的断面图像,且图像清晰、密度分辨力高,提高了病变的检出率和诊断准确率,扩大了人体影像检查的范围。自 1971 年 CT 被首次用于临床应用以来,技术不断革新,从早期的非螺旋 CT、螺旋 CT,到现代的多排探测器 CT 和双源 CT,已经实现亚毫米层厚、大范围快速成像,可以获得逼真的三维成像和清晰的心血管影像,CT 检查在临床上发挥的作用越来越大,应用范围随之大为拓宽。

从成像原理上可以发现,X 射线摄影检查中的 X 射线束投向人体的一个平面进入人体,最高的辐射剂量在入射体表处。而 CT 的 X 射线束围绕人体旋转,所扫描层面或容积的入射点都会受到辐射,从其他方向穿透人体的辐射对总的辐射剂量也有贡献,这将导致受检部位总体上吸收了更高的辐射剂量。

CT 检查的高辐射剂量特性和各医疗机构不断增加的应用频次,使得 CT 检查成为最主要的医疗辐射来源,全球居民集体剂量负担明显增加,因此 CT 检查的辐射防护已经成为社会各界广泛关注的焦点问题。

一、CT 检查中的患者剂量

CT 检查中 X 射线管的运动轨迹和线束形状与 X 射线摄影有明显区别,受检者的剂量分布特征截然不同,因此不能用 X 射线摄影中的患者体表入射剂量来表示。CT 检查的辐射剂量学评价有专门的一些表征参量,并随着 CT 技术的不断演进发展而更新。

1. **CT 剂量指数**(computed tomography dose index,CTDI)　CTDI 是指沿着垂直于断层方向(Z 轴)上的吸收剂量分布 $D(Z)$,除以 X 射线管旋转一周采集层面数 N 与标称层厚 T 之乘积的积分。CTDI 的单位为毫戈瑞(mGy)。积分区间取 -50mm 到 $+50$mm,所得 CT 剂量指数称为 $CTDI_{100}$,即:

$$CTDI_{100} = \int_{-50mm}^{+50mm} \frac{D(Z)}{N \cdot T} dz \tag{7-5}$$

CT 剂量指数通常无法在受检患者体表实际测量,需选用 X 射线衰减系数与人体组织接近的等效材料(一般为聚甲基丙烯酸甲酯)制成的均质圆柱形模体。标准化剂量模体通常分为头部模体(直径 160mm)和体部模体(直径 320mm)两种,长度均为 150mm。模体中钻有直径一般为 13mm 的圆孔,可容纳有效长度为 100mm 的笔形电离室辐射检测仪,方便进行 $CTDI_{100}$ 的测量。检测中心孔位于模体中心,其他 4 个周边孔以 90° 间隔分布于模体表面下方 10mm 处,每次测量一个孔,其余孔则需插入组织等效的有机玻璃棒完全填充空穴。$CTDI_{100}$ 反映的是在标准聚甲基丙烯酸甲酯模体中测得的某点空气中沉积的 X 射线能量,而 CT 是扇形或锥形 X 射线束围绕受检者旋转照射,在扫描层面内不同的点 $CTDI_{100}$ 各不相同。因此在实际检测时,分别测量中心孔和 4 个周边孔中的 $CTDI_{100}$,对 4 个周边孔 $CTDI_{100}$ 测量值取平均,计算加权 CT 剂量指数 $CTDI_{w}$,以反映扫描平面内的平均剂量,其表达式为:

$$CTDI_{w} = \frac{1}{3}CTDI_{100,中心} + \frac{2}{3}CTDI_{100,周边} \tag{7-6}$$

现代 CT 常采用螺旋扫描方式，即扫描过程中 X 射线管连同探测器环绕受检体作连续 360°圆周运动，检查床匀速移动的同时持续发射 X 射线，X 射线束相对受检体而言经历了一个螺旋形轨迹，探测器采集获得扫描范围内不间断的容积数据。X 射线管旋转一圈的移床距离 l 与 X 射线束准直宽度 $N \cdot T$ 的比值称为螺距（pitch，P），其中 N 为 X 射线管旋转一周的采集层面数，T 为每层的标称层厚。螺距大于 1 代表各圈 X 射线束之间有间隙，螺距小于 1 代表相邻两圈 X 射线束之间有重叠。在具体的扫描方案中，有必要考虑 X 射线束之间这种间隙或重叠对辐射剂量分布的影响。因此，国际电工委员会（IEC）建议用容积 CT 剂量指数 CTDI_{vol} 来反映整个扫描容积内的平均吸收剂量，它与螺距有着密切关系，可表示为：

$$\text{CTDI}_{\text{vol}} = \frac{N \cdot T}{l} \text{CTDI}_{\text{w}} = \text{CTDI}_{\text{w}}/p \tag{7-7}$$

2. 剂量长度乘积（dose length product，DLP）　一次完整的扫描，X 射线束在 Z 轴上的覆盖长度 L 必然明显影响受检者所接受的辐射剂量，引入剂量长度乘积这一表征量，反映了一次特定扫描中患者的总体吸收剂量。DLP 类似于剂量面积乘积（DAP），用于进一步表述 CT 检查的有效剂量，评估电离辐射风险具有实际的意义。DLP 可表示为：

$$\text{DLP} = \text{CTDL}_{\text{vol}} \times L \tag{7-8}$$

从辐射防护目的出发，CT 检查所致受检者的辐射剂量评价最终应落实到各组织或器官的吸收剂量，然而直接测量该值是不现实的。只能用仿真人体模型进行大量细致的检测实验，测得受检者各组织或器官的吸收剂量及其分布。也可采用蒙特卡洛方法计算得出，已有相关机构开发出软件程序来估算 CT 检查中每一断层辐射对靶器官和组织的累积吸收剂量。

3. CT 检查中的有效剂量估算　在获得精确的各器官或组织吸收剂量之后，对于 CT 检查这种非均匀照射的情况，将人体所有组织或器官的当量剂量进行加权总和，可估算出全身有效剂量 E，表示当身体各部分受到不同程度照射时，对人体造成的总的随机性效应所致辐射损害。正因为有效剂量是在各种假定标准条件下基于平均值获得的估算值，用于评估患者照射时具有严格限制，不推荐用于流行病学评估，也不应当用于具体的个人照射和危险评估的回顾性调查。有效剂量可用于比较不同类型放射检查的电离辐射风险，也可用于对比相同类型检查的不同技术参数应用以及不同国家或不同机构对同类检查相同技术程序的应用情况。CT 检查的有效剂量可在前述专用软件中，通过输入 CT 机型、扫描技术参数等信息计算得到。另一种更为简单的方法，是将 CT 机上显示的 DLP 乘以特定的转换因子 κ 得到有效剂量的估算值。不同扫描部位的转换因子 κ 见表 7-8。

表 7-8　标准体型成人与儿童患者不同扫描部位的转换因子 κ

身体部位	$\kappa/\text{mSv} \cdot \text{mGy}^{-1} \cdot \text{cm}^{-1}$				
	<1岁	1岁	5岁	10岁	成人
头颈部	0.013 0	0.008 5	0.005 7	0.004 2	0.003 1
头部	0.011 0	0.006 7	0.004 0	0.003 2	0.002 1
颈部	0.017 0	0.012 0	0.011 0	0.007 9	0.005 9
胸部	0.039 0	0.026 0	0.018 0	0.013 0	0.014 0
腹部和骨盆	0.049 0	0.030 0	0.020 0	0.015 0	0.015 0
躯干	0.044 0	0.028 0	0.019 0	0.014 0	0.015 0

注：成人头颈部检查和儿童各部位检查的转换因子是假定使用直径为 160mm 的 CT 头部模体测得的数据；其他转换因子在直径为 320mm 的体部模体测得。

上述的 CT 剂量学表征参量均是基于等效模体或标准、参考人模型测量、估算而来的。实际上，人体的吸收剂量不仅与设备输出剂量密切相关，还与患者体型有关。美国医学物理师协会（AAPM）第 204 号报告提出了体型特异性剂量估算值（size-specific dose estimate，SSDE）的概念，即经过体型校正的患者 CT 辐射剂量，可根据体宽、体厚、有效直径，通过查表或公式计算得到。

在测量时，要获得 CT 检查中受检者表面附近的空气吸收剂量非常困难，实际上是用仪器测量空气比释动能。因此随着 CT 剂量学研究的进展，多个辐射相关国际组织建议使用 CT 旋转轴上自由空气中的空气比释动能代替空气吸收剂量，CTDI 被 CT 空气比释动能指数 C_a 取代，而容积 CT 空气比释动能指数 C_{vol} 和 CT 空气比释动能指数 - 长度乘积 P_{KL} 对应于 $CTDI_{vol}$ 和 DLP。

4. CT 检查中患者的典型剂量 联合国原子辐射效应科学委员会（UNSCEAR）2000 年的报告显示，全球范围内 CT 检查年使用频率占整个诊断放射学的 5%，所贡献的患者年集体有效剂量占整个放射学检查年集体有效剂量的 34%。之后，多层螺旋 CT 逐渐普及，其快速大范围扫描的性能提升，大大拓宽了 CT 的临床应用，年使用频次迅速增加。随着 CT 肺癌筛查项目的推广和 2020 年新型冠状病毒肺炎全球大流行，胸部 CT 检查频次在部分医疗机构甚至超过胸部 X 射线摄影。

CT 所致的组织吸收剂量是诊断放射学检查中最高的一类，为 10～100mGy，特别在胸腹部多期相联合 CT 扫描、回顾性心电门控 CT 冠状动脉成像、CT 灌注成像和 CT 介入诊疗等临床应用中辐射剂量最高，已接近或超过有证据表明可增加癌症发生概率的剂量水平。表 7-9 列出了成人 CT 各部位常规检查中辐射敏感器官的吸收剂量和有效剂量的典型数值。

表 7-9 成人 CT 检查的典型剂量

检查部位	器官吸收剂量 / mGy						有效剂量 / mSv
	眼晶状体	甲状腺	乳腺	子宫	卵巢	睾丸	
头部	50	1.9	0.03	*	*	*	1.80
颈椎	0.62	44	0.09	*	*	*	2.60
胸椎	0.04	0.46	28	0.02	0.02	*	4.90
胸部	0.14	2.30	21	0.06	0.08	*	7.80
腹部	*	0.05	0.72	8.00	8.00	0.70	7.60
腰椎	*	0.01	0.13	2.40	2.70	0.06	3.30
骨盆	*	*	0.03	26	23	1.7	7.10

注：* 表示剂量 < 0.005mGy；数据来自文献 Shrimpton P C, Jones D G, Hillier M C, et al. Survey of CT practice in the UK. Part 2: Dosimetric aspects. NRPB-R249. HMSO, London, UK.（1991）。

按照全球居民接受的天然本底辐射平均为每年 2.4mSv 计算，一次 CT 检查中的有效剂量范围为 2～20mSv，大致相当于 1～8 年的本底辐射等效时间。表 7-10 为英国 2000 年度 X 射线摄影与 CT 检查的典型有效剂量比较。

表 7-10 英国 2000 年度 X 射线摄影与 CT 检查的典型有效剂量

检查部位	典型有效剂量 / mSv	
	X 射线摄影	CT 检查
头部	0.06	2.0
胸部	0.02*	8.0
腹部	0.7	10
四肢和关节	< 0.01	—
静脉尿路造影（IVU）	2.4	—
钡剂	2.6	—
钡灌肠	7.2	—

注：*为胸部后前位 X 射线摄影；—表示无数据。

尽管 CT 检查是高剂量的放射检查类别，但是从辐射危害角度来看，仍属于 100mSv 以下的低剂量区域，远低于可引发确定性效应的剂量阈值水平。一般情况下，由于 CT 设备上的最高剂量限制，一次 CT 检查不可能出现放射性皮肤损害、胎儿致死致畸等确定性效应。但是在开展

CT 灌注成像等高剂量的特殊应用之前,还是应仔细询问近期是否接受其他较高剂量的放射诊疗项目,必要时由医学物理师估算皮肤剂量。如病情需要频繁重复进行头面部 CT 检查,对眼晶状体的累积剂量值得给予重点关注。

CT 检查的辐射有害效应归为随机性效应,即致癌和遗传效应。基于线性无阈假设模型,从高剂量区域的辐射危害推导下来,如果大样本人群每人接受一次剂量为 10mSv 的 CT 检查后,那么辐射导致的终生罹患致死性癌症的概率平均约增加 0.05%,诱发癌症的风险增加 0.1%。至于 CT 检查辐射导致遗传效应尚缺乏直接证据支持。根据动物模型和人类遗传学知识,估计有害遗传效应的危险度不会超过辐射致癌危险度的 10%。

二、CT 检查的正当性判断

基于现有的共识,CT 检查中的辐射对人类的健康潜在有害风险。利用 CT 为患者提供诊断服务之前进行正当性判断,是 CT 检查辐射防护体系中首要的任务,应由申请检查的临床医师和放射医师共同负责。一方面 CT 属于较高剂量的放射诊断手段;另一方面 CT 应用的临床优势突出,让临床医师在利弊权衡中往往左右为难,相关证据资料也在不断完善中。

1. CT 检查中的选择标准 医学生在学校接受教育阶段,各临床专业教科书介绍了各类检验检查对疾病诊断的价值,影像诊断学方面的教材也涵盖了各类影像检查的优选推荐。国际国内各门学科专业学会等相关组织机构或团体基于循证方法对大多数疾病均制定了诊治指南、专家共识等文件,给出了如何选择各类影像检查的建议,并根据新的证据不断修订。这就要求申请检查的临床医师接受继续教育和培训,不断学习新的知识、更新个人认知,以求为患者选择最合理的检查手段。其中,美国放射学会(ACR)的适宜性标准是目前最为全面、具体的专门为影像学检查合理化应用而制定的标准,其给出了 200 余种体征或疾病的 1 000 多种不同临床情况的影像学检查方法的选择建议。该标准将合理化应用的推荐等级分为 3 类并赋予分值,1~3 分表示通常不适宜,4~6 分表示可能适宜,7~9 分表示通常适宜,其中 5 分表示尚未达成共识。同时该标准基于有效剂量的估计值,给出了各类影像检查方法的相对辐射水平,用类似标星的形式列出(表 7-11)。

表 7-11　ACR 适宜性标准定义的相对辐射水平(RRL)

RRL	成人有效剂量估计范围 / mSv	儿童有效剂量估计范围 / mSv
0	0	0
*	< 0.1	< 0.03
**	0.1~1.0	0.03~0.3
***	1~10	0.3~3.0
****	10~30	3~10
*****	30~100	10~30

例如,ACR 适宜性标准为主诉为头痛的患者给出了 7 种不同临床状况下的影像学检查选用建议。其中,突发的剧烈头痛首次影像检查通常适宜选用 CT 颅脑平扫,相对辐射水平为 3 颗星,而颅脑 CT 血管成像则可能适宜,尚未达成共识,颅脑 MR 检查为通常不适宜;慢性头痛患者,出现新的表现形式或发作频次增加,首次影像学检查通常适宜选择无辐射的颅脑 MR 平扫和 / 或增强,相对辐射水平为 3 颗星的 CT 平扫或增强为可能适宜的检查方法。

CT 检查的正当性判断最终要落实到特定患者,申请医师应当充分了解患者病情、预期检查目的,审慎权衡辐射风险与检查获益,仔细考量 CT 检查是否是最合适的影像手段。国际原子能机构(IAEA)患者辐射防护工作组提出"合理申请 CT 检查的十大要点",建议临床医师在申请 CT 检查时做到:①通过自我设问来避免一些不恰当的 CT 检查,心底自问:a)患者曾经做过 CT 检查吗;b)是否需要进行 CT 检查;c)是否现在需要进行 CT 检查;d)这是否是最合适的检查;

e)患者的临床问题是否已经明确;f)检查是否过多。②与放射科医师进行沟通探讨,可以增加检查的正当性。③告知患者并与患者讨论 CT 检查的获益和风险。④牢记 CT 合理性应用规范和相关指南。⑤通过咨询医学物理师、查阅相关资料,了解 CT 检查的辐射水平。⑥特别关注儿童,避免不必要的 CT 检查。⑦避免多次进行 CT 检查,尤其对于儿童。⑧询问并确认育龄妇女是否怀孕。⑨如果认为必要,应拒绝患者自己提出的 CT 检查请求。⑩不因患者既往的检查资料获取困难而轻易重复申请检查。

2. 孕妇与儿童的 CT 检查申请　ICRP 指出:胚胎和胎儿的辐射敏感性远高于成人和大龄儿童,但在剂量低于 100mGy 的情形下,胚胎致死性效应罕见;胎儿在主要器官形成期对辐射诱发畸形的敏感性最高,但存在约 100mGy 的剂量阈值;儿童由于某些组织对辐射更敏感和剩余寿命更长,诱发随机性效应的风险远高于成人。

对育龄妇女下腹部和盆腔 CT 检查作正当性判断时,应证实妊娠状况。如采用无电离辐射的其他检查可获得同样的信息,应优先应用其他检查方法。当然并不禁止在妊娠期间进行 CT 检查。CT 检查中的 X 射线为准直后的窄束射线,对远离下腹部和盆腔的部位(如头部、胸部和四肢等)进行 CT 检查,胎儿受到的散射相当少,辐射危险的风险较低,屏蔽防护并不是必需的。如果孕妇的下腹部和盆腔 CT 检查,对于挽救生命至关重要或者经利益 - 风险评估认为具有充分的正当性,仍可以进行胎儿区域的 CT 检查。但应在满足影像诊断最低要求的情况下,采用尽可能低剂量的成像方案。

相对于成人,为儿童申请 CT 检查作正当性判断时应更加慎重。必须优先考虑采用无电离辐射的影像检查手段(如超声成像或 MRI 检查)所需的诊断信息。申请医师应严格掌握各类 CT 检查的适应证,确认 CT 为最合适的检查方法时才可进行。对于 CT 检查可能导致的辐射危害风险,申请医师有义务对儿童的监护人进行知情同意的告知。对于判断为正当的 CT 检查,临床医师、放射医师和放射技师应密切合作,达成在满足诊断前提下接受适当噪声的共识,应用与儿童体型或年龄阶段适合的成像方案,控制扫描范围,减少同一区域的重复扫描次数。

3. CT 筛查项目的开展　只有在经国家卫生相关部门认定,在特定年龄段有较高发生率、早期疾病的诊断效能高、早期的治疗效果好以及被筛查人员接受的照射量较低的情形下,经科学的利益 - 风险评估后判断为具有正当性,才可以开展群体性的检查。在我国利用 CT 作为群体性筛查的项目较少,多用于体检中心、医院机构中对高危人群的个体筛查。目前得到共识的是,对我国恶性肿瘤中发病率和致死率居首位的肺癌进行低剂量 CT 筛查,但也限于特定人群。《中国肺癌筛查与早诊早治指南(2021,北京)》建议筛查对象为 50～74 岁的肺癌高风险人群,高风险人群应符合下列条件之一:①吸烟,吸烟包年数 ≥30,包括曾经吸烟包年数 ≥30,但戒烟不足 15 年;②被动吸烟,与吸烟者共同生活或同室工作 ≥20 年;③患有慢性阻塞性肺疾病;④有职业暴露史(石棉、氡、铍、铬、镉、镍、硅、烟煤和煤烟尘)至少 1 年;⑤父母、子女即兄弟姐妹等一级亲属确诊肺癌。

目前认为,冠状动脉 CT 造影不得用于无症状的个人作冠心病筛查。《中国早期结直肠癌筛查流程专家共识意见(2019,上海)》指出,结肠 CT 仿真内镜成像技术的利益 - 风险比乙状结肠镜检查要低而费用较高,未被推荐为常规的筛查方法,仅适用于个体筛查。

此外,某些国家或地区 CT 检查的收费标准较高,可能是医疗机构一个重要的收入来源,申请 CT 检查的医师应遵循医学伦理的原则和要求,避免为经济利益而滥用 CT 检查,对受检者造成不必要的辐射危害和经济负担。

三、CT 检查中的患者防护

CT 检查经判断为具有正当性的临床应用,辐射就无法避免。基于辐射剂量与随机性效应的"线性无阈"模型,CT 实践过程中患者的防护最优化至关重要。从 CT 的研发生产、应用操作到组织监管等各方参与者,应该肩负各自的责任,在满足诊断需求的前提下尽可能降低 CT 检查中的辐射剂量。

X射线摄影中，辐射剂量过高会产生曝光过度，导致影像质量下降。而在CT检查中，辐射剂量越高，噪声越低，图像质量更好。应当避免片面追求低噪声的高清晰影像而使用过高的辐射剂量。这就要求放射诊断医师一方面在满足诊断和临床需求的情况下，接受适度的图像噪声；另一方面在评估低剂量成像方案时，图像质量应符合临床目的，避免"废用"检查。下面介绍CT检查中患者防护最优化的几个重要技术因素和措施。

1.X射线机型号 不同厂家不同档次的CT因硬件配置和软件环境不同，设备性能优劣不一，辐射防护优化的技术应用也存在较大差别。例如，CT机探测器的光电转换效率越高，电信号传输损失越小，所需剂量越小。一些适形滤过器、重建算法、图像降噪处理等新技术，对降低CT检查中的辐射剂量都有一定的作用。同一厂家不同档次的CT设备开展同一个检查项目，所需的辐射剂量可能相差较大。例如，冠脉CT造影在64层CT上采用回顾性心电门控技术，有效剂量在10mSv左右，而在256层或320层CT上多采用前瞻性心电门控技术，有效剂量可低至约1mSv。所以，CT操作人员在不同厂家不同机型之间应谨慎使用相同技术参数的扫描协议，个体定制才能符合辐射最优化目标。

2.管电流量和管电压 管电流量通常用X射线管的管电流与曝光时间的乘积表示，反映X射线的量，即在一定曝光时间内X射线的光子数目，其单位为mAs。管电流量与CTDI值呈线性正比关系。增加管电流量，图像噪声降低、密度分辨力增加，但辐射剂量相应增加，反之亦然。降低管电流量是患者辐射防护实践中最常使用的一种重要措施。一般来说，对体型瘦小者可以使用较低的管电流量；尤其是儿童CT检查，应该根据不同年龄阶段设置管电流量；对于人体某些天然高对比的组织结构，如肺部、骨盆和鼻窦等，对密度分辨力要求不高的情况下可以使用低管电流量，这些部位也是低剂量CT成像方案成功应用的案例。不同年龄组和体型患者的管电流量可以根据技术参数表设置，一般推荐采用自动曝光控制技术获得个性化的管电流量。

管电压，通常以加于X射线管两极间的峰值电压来表示，反映X射线的穿透力，单位为kV。为保证X射线的穿透力，CT检查中常规使用120～140kV的高管电压。降低管电压对降低患者辐射剂量有更显著的作用，但相应地图像噪声也会明显增加。一般儿童和/或体型较小者，可适当降低管电压至80～100kV，但须谨慎评估和应用，必要时补偿管电流量以保证图像噪声水平能满足诊断需求。在注射碘对比剂后的增强CT和CT血管成像检查，降低管电压可起到凸显碘原子K缘吸收效应的作用，有利于提高碘剂强化组织或血管的CT值，图像效果更符合影像诊断需求。

3.自动曝光控制（automatic exposure control，AEC） AEC是通过CT机中根据探测器接受的X射线强度达到预设的噪声水平来自动决定曝光量的一类技术，包括角度管电流调制和纵向管电流调制等。一般情况下，胸腹部前后径较左右径短，那么前后方向的X射线衰减强度低于左右方向，X射线管围绕患者旋转时根据旋转角度不同而改变管电流的大小，前后方向管电流低，左右方向管电流高，从而到达探测器的X射线强度保持一致，这种技术称为角度管电流调制，如图7-3所示。人体纵轴方向上不同解剖部位的X射线衰减强度也不一致，X射线管在曝光过程中，检查床从患者的颈部、胸部移动到腹部盆腔，管电流根据各部位的X射线衰减强度自动变化，从而保证图像噪声水平一致，这种技术称为纵向管电流调制，如图7-4所示。这两种技术可联合运用，个体化地精确控制患者的辐射剂量，降低20%～50%的剂量。当然，这也取决于依据临床目的和诊断医师接受度而在扫描前预设的噪声指数或参考的标准图像。为防范应用AEC技术时曝光剂量过低或过高，也可在设备上为管电流调制范围设置最低和最高管电流限值。

回顾性心电门控冠脉CT造影检查时，一个心动周期中收缩末期和舒张中期的冠状动脉运动度较小，重建图像伪影小，采集这两期的CT衰减数据时使用高管电流曝光，其余时间段使用10%～20%的管电流，最终与整个心动周期全程采用高管电流曝光相比，可减少约50%的辐射剂量。

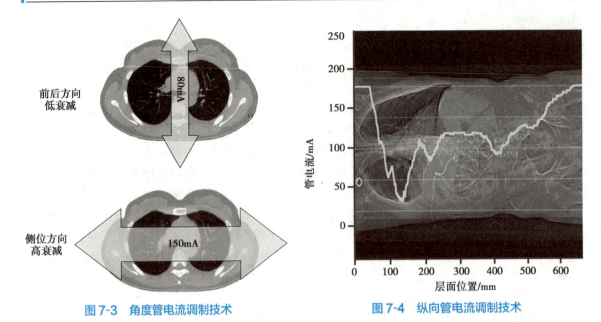

图 7-3　角度管电流调制技术　　　　　　图 7-4　纵向管电流调制技术

4. 层距和螺距　非螺旋 CT 扫描中，相邻层面中心之间的距离称为层距。一般来讲，对于给定的扫描范围，如果层距小于层厚，相邻层面的剂量叠加导致患者的局部剂量和整体剂量增加。为降低辐射剂量，可增加层距，但存在遗漏病变的风险。

为加快扫描速度和获得高质量的三维重组图像，目前临床绝大多数情况下 CT 检查都是采用螺旋扫描方式。螺距为螺旋扫描方式特有的一个技术参数。螺距越小，给定被检查体积的扫描时间增加，接受的光子数量增加，噪声小而图像质量提高，但患者接受的辐射剂量相应增加。尤其是较窄探测器宽度的多层 CT 纵轴覆盖范围不可能在单个心动周期内完成全心脏的扫描，为保证层面之间的连续性，必须对心脏进行连续、重叠的（螺距约 0.3）螺旋容积扫描，患者的辐射剂量非常大。增加螺距可降低患者辐射剂量，但图像空间和密度分辨力会有所下降，螺旋伪影加重。

5. 扫描范围和扫描期相　假设曝光参数不变，CT 扫描范围（长度）越大，CTDI 值不变，但 DLP 呈线性正比例增大，患者的有效剂量增加。随着多层 CT 扫描速度的提升，大范围检查轻松易得，胸部、腹部和盆腔联合扫描的申请变得较为普遍，为多发伤患者快速评估病情而申请全身 CT 扫描的情形时有发生，操作人员也存在任意增大扫描范围的倾向，这些都会导致患者的有效剂量增加。

注射碘对比剂后，为观察病变的动态强化改变，有可能进行动脉早期、动脉晚期、门脉期、肝静脉期以及延迟期的若干期相扫描，DLP 成倍增加，患者的辐射剂量显著增加。为降低患者的辐射剂量，有必要加强临床申请医师和放射医师的沟通，重视辐射危害的风险，要求 CT 操作人员严格控制扫描范围和减少增强扫描期相。

6. 重建算法　CT 扫描后得到的原始数据，采用特定的算法处理，经计算机重建得到用于诊断的断层图像。CT 图像的外观效果特征，很大程度依赖于数学算法的运用。根据不同临床目的，选择软组织算法（卷积核）可降低噪声，有利于降低辐射剂量，但图像空间分辨力会下降；选择高分辨算法可提高图像空间分辨力，但噪声增加，不利于降低辐射剂量。

CT 发明后的 30 余年，CT 图像重建方法最常采用卷积反投影法，每个投影数据被加权、滤波并反投影，运算量相对不大。随着现代计算机计算性能的快速提升，近 10 年 CT 厂家开始采用迭代重建算法，它在精确模拟系统几何学，改善线束硬化、散射、噪声和不完整采样数据等方面具有较大的优势，尤其在降低图像噪声方面有更佳的表现，在保证图像质量不受损的前提下可降低 20%～40% 的辐射剂量。

7. 敏感器官的屏蔽防护　尽管 CT 检查中 X 射线经精确准直为窄束射线后，散射线较小，但是从辐射安全和人文关怀角度考虑，对于扫描部位以外的辐射敏感器官，例如眼晶状体、性腺、甲状腺和乳腺应提供恰当的屏蔽防护。对于扫描区域外的甲状腺和性腺应提供铅制围脖、围裙进行包裹式防护。对于扫描区域内的敏感器官，可使用铋材料制成的乳胶眼罩、乳罩来保护眼晶状体和女性乳房，既有屏蔽作用又不影响图像诊断，但应避免使用自动曝光控制技术，以免错误地增加屏蔽区域的管电流。

除了选用辐射防护用具作屏蔽、改变患者体位或倾斜机架角度避开敏感器官等措施外，还可以在 CT 检查曝光过程中对辐射敏感器官进行选择性射线屏蔽技术。譬如胸部 CT 扫描检查目的并非诊断乳腺疾病时，X 射线管旋转至直接照射乳腺前方时停止曝光，旋转至背部则曝光开启，利用部分采集数据也可以重建胸部图像，从而减少乳腺组织约 40% 的曝光量。这种技术同样适用于眼晶状体的辐射防护。

四、CT 诊断参考水平

如前所述，由于影响 CT 检查中辐射剂量的因素众多，在各级医疗机构内开展同类检查项目导致类似患者群体的辐射剂量相差甚远。根据辐射防护最优化原则，CT 检查要综合考虑患者的年龄、体型、检查部位和临床目的等因素，采用适合的扫描方案，以确保每一位患者受到的辐射剂量保持在与临床目标相称的可达到合理的尽可能低的水平。

诊断参考水平作为防护最优化的一个实用工具，每一家医疗机构应将本单位实践中的 CT 剂量数值与诊断参考水平进行比较，以评估目前检查方案的合理性，促进检查方案改进的行动，为将患者辐射剂量降低到合理水平提供依据。CT 检查中的诊断参考水平多选用 $CTDI_{vol}$ 和 DLP。不仅要建立国家或地区的 CT 诊断参考水平，而且每一家医疗机构也应当建立本单位的诊断参考水平。

1. 国家 CT 诊断参考水平　我国在大规模剂量学调查的基础上，于 2018 年颁布了 CT 成年人诊断参考水平的卫生行业标准《X 射线计算机断层摄影成年人诊断参考水平》（WS/T 637—2018），并于 2020 年作为附录纳入国家职业卫生标准《放射诊断放射防护要求》（GBZ 130—2020），见表 7-12。

表 7-12　成年患者常见 CT 检查项目的辐射剂量和诊断参考水平

检查项目	25% 位数		50% 位数		75% 位数	
	$CTDI_{vol}$/mGy	DLP/mGy·cm	$CTDI_{vol}$/mGy	DLP/mGy·cm	$CTDI_{vol}$/mGy	DLP/mGy·cm
头颅	40	550	50	690	60	860
鼻窦	15	170	25	330	40	520
颈部	10	260	15	370	25	590
胸部	6	200	8	300	15	470
腹部	10	330	15	500	20	790
盆腔	10	320	15	480	20	700
腰椎（逐层）	15	70	25	130	35	200
腰椎（螺旋）	12	290	15	410	25	580
尿路造影	10	870	15	1 780	20	2 620
冠脉 CTA（前瞻）	15	210	25	360	40	600
冠脉 CTA（回顾）	30	490	45	750	60	1 030
颅脑 CTA	15	420	20	710	40	1 390
颈部 CTA	10	390	15	690	30	1 130
胸腹 CTA	10	450	15	870	20	1 440

注：CTA 为 CT angiography（CT 血管造影）的缩写；头颅为 $CTDI_w$。

表 7-12 中调查数据的 75% 位数为国家 CT 诊断参考水平，提供了我国中等体型成年患者 CT 检查群体的合理的剂量水平，但不适用于特殊体型患者的剂量参考，也不适用于患者个体。调查

数据的 50% 位数为可能达到的 CT 剂量水平,25% 位数为异常低剂量的提示水平。

2.机构 CT 诊断参考水平 医疗机构应根据本单位的 CT 检查设备、检查部位和临床目的,统计不同体型成人和各年龄组儿童的辐射剂量水平(CTDI$_{vol}$ 和 DLP),求得平均值或中位数作为机构 CT 诊断水平。机构 CT 诊断水平应每年复核 1 次。在设备运行状态发生较大变化或扫描协议做过较大更动时,应对机构 CT 诊断参考水平做出修订。如果机构内 CT 诊断水平高出国家或地区的诊断参考水平时,则应启动调查,考察原因,分析是否存在技术改进的空间。如果机构内 CT 诊断水平低于 25% 位数异常低的提示水平,则必须核查图像质量是否满足诊断水平,必要时采取纠正行动,避免因追求过低辐射剂量而遗漏重要的诊断信息。将国家或地区 50% 位数的剂量水平作为机构内 CT 辐射护化最优化的可达目标,进一步采取降低辐射剂量的有效行动。

第三节 介入放射学中的辐射防护

介入放射学(interventional radiology)是在 X 射线透视或 CT 引导、定位和监视下,经皮穿刺或通过人体固有孔道将特制的导管或器械插至病变部位,进行造影诊断、活检或微创治疗的一门学科。超声影像、磁共振成像等非电离辐射成像设备引导下的介入程序不存在辐射防护问题,而 CT 透视在临床上目前应用较少,故本节主要讨论 X 射线透视引导的介入诊疗项目之患者辐射防护。特别指出,介入放射学中的 X 射线并非用作放射治疗,无论是介入诊断还是介入治疗,其中的 X 射线照射均属于诊断性医疗照射。

介入诊疗技术具有创伤小、患者痛苦少、康复快、无须住院或住院时间短等优势,自 20 世纪 60 年代应用于临床后,在全球得到日益广泛的开展,迅速发展成为继内科和外科以外的第三大治疗手段。近年来,介入诊疗项目不断拓展,设备数量和诊疗频率也迅速增长。

介入手术中,源皮距小、X 射线透视曝光时间长,个体患者接受的辐射剂量较高。除放射医师和心脏病医师之外,由血管外科、骨科、疼痛科等专科医师开展的介入诊疗项目越来越多,辐射安全知识培训不足。各类介入诊疗项目之间,同类技术不同术者之间的患者辐射剂量相差较大。上述种种原因,导致介入放射学中患者防护的复杂性加大,也凸显出其重要性。

一、介入诊疗中的患者剂量

介入放射学中的 X 射线透视和摄影在成像原理上与普通 X 射线透视和摄影无异,由于操作程序的复杂多变,其剂量学表征量仍具有一定的独特性。

1.峰值皮肤剂量(peak skin dose,PSD) 峰值皮肤剂量是指介入放射学操作中,患者所受照部位的皮肤剂量最大值,它包括初级 X 射线和散射线产生的剂量。峰值皮肤剂量是评估皮肤损伤等辐射危害确定性效应的最佳参量。但在介入手术中,X 射线照射的部位、照射野大小、投照方向不断变化,以及应用自动曝光控制也导致曝光条件不断变化,事先无法准确预计最大皮肤剂量发生的具体部位,因此很难实现对峰值皮肤剂量的直接监测。在一些介入诊疗术中,放置在患者皮肤上的剂量计也可能不在所有投照方向的主射线束内。

2.空气比释动能 - 面积乘积(kerma-area product)P_{KA} P_{KA} 反映介入操作中患者接受 X 射线的总剂量,不考虑受照部位,其测量结果通常不包括散射线。一般使用安装在 X 射线管组件出口上(准直器与患者之间)的大面积电离室进行 P_{KA} 的测量,也可利用 X 射线发生器的数据及数字记录夹板位置数据来计算 P_{KA}。

P_{KA} 是一个评估辐射危害随机性效应的良好指标,结合有效剂量转换系数可推导全身有效剂量 E。有效剂量转换系数是对拟人数字模体实施模拟介入放射学操作,用蒙特卡洛方法通过已知的器官剂量进行估算。不同的介入诊疗技术和患者的受照部位,有效剂量转换系数不同。美国国家辐射防护与测量委员会(NCRP)第160号报告给出了成年人的有效剂量转换系数,摘选见表7-13。有研究表明,儿童的年龄越小,有效剂量转换系数越大,总体来看为成人的1.33~1.64倍。必须强调,不应将有效剂量用于患者个体或一组患者的辐射剂量调查和辐射危害的定量评估。

表7-13　成人常用介入诊疗项目的有效剂量转换系数(DCCE)

介入诊疗项目	DCCE/ mSv•(Gy•cm²)⁻¹	介入诊疗项目	DCCE/ mSv•(Gy•cm²)⁻¹
排泄性尿路造影,膀胱尿道造影	0.18	经皮腔内血管成形术	0.26
子宫输卵管造影	0.29	胆管扩张和支架植入术	0.26
内镜逆行胰胆管造影	0.26	颈动脉支架植入术	0.087
椎体成形术	0.20	下腔静脉滤器植入	0.26
外周动脉造影(非头颈)	0.26	化疗栓塞术,盆腔动静脉栓塞术	0.26
外周静脉造影	0.10	溶栓术	0.26
颈动脉与脑血管造影	0.087	经颈静脉肝内门体分流术	0.26
胸主动脉与主动脉弓造影	0.12	诊断性冠状动脉造影	0.12
腹主动脉造影术,肾脏血管造影	0.26	经皮冠状动脉介入治疗	0.20~0.26
肺血管造影,支气管动脉栓塞术	0.12	心脏射频消融术	0.10~0.23

3. 参考点空气比释动能(reference point air kerma)$K_{a,r}$　参考点空气比释动能为介入手术中与透视设备有关的空间中某个特定点(患者入射参考点)的累积空气比释动能,不包括反散射。对于等中心透视介入系统,患者入射参考点位于射线束中心轴上,距等中心向焦点方向15cm处,相当于患者的入射皮肤表面;对于非等中心系统,由制造商定义的沿基准轴的点为患者表面与基准轴的交点。规定的患者入射参考点的空气比释动能数据可用于峰值皮肤剂量的粗略估算。如果$K_{a,r} > 500$mGy,可利用$K_{a,r}$测量数据来估算PSD,即

$$PSD(mGy) = 206 + 0.513 \times K_{a,r}(mGy) \tag{7-9}$$

皮肤剂量的合理估算应考虑机架移动、患者体型及处于机架的位置。介入放射学中,空气比释动能-面积乘积P_{KA}与患者个人的峰值皮肤剂量相关性很差,一般不用P_{KA}直接评估辐射危害的组织反应。当$K_{a,r}$无法测得时,在一定条件下($P_{KA} > 50$Gy•cm²),可利用测得的P_{KA}来计算PSD的近似值,即

$$PSD(mGy) = 249 + 5.2 \times P_{KA}(Gy•cm^2) \tag{7-10}$$

式中P_{KA}为假定患者体表100cm²的照射野面积时的空气比释动能-面积乘积,应根据实际照射野的大小进行修正。P_{KA}和$K_{a,r}$均忽略了来自患者的反散射影响,反散射依赖于射束面积和能量,可使皮肤剂量增加20%~60%。

尽管X射线透视时间根本不是测量辐射剂量的方法,但是透视时长的监测作为一种实用的替代手段,长期以来被临床用于评估患者的辐射剂量。因为透视时间无法提供患者皮肤剂量率、照射野尺寸和分布以及透视与摄影模式剂量贡献等相关信息,且与皮肤剂量的相关性很差,所以在高辐射剂量的介入诊疗手术中,不应将透视时间作为患者剂量评估的指标。

4. 介入诊疗中患者的典型剂量　由于介入诊疗项目、临床目的和技术复杂程度的不同,患者接受的辐射剂量可相差几十倍到几千倍。治疗性介入手术中,因患者个体情况和操作者水平的差别较大,其辐射剂量的差异比诊断性介入操作更大。对于同一介入诊疗技术,由于患者个体情况、术者操作水平、影像设备、防护措施和质量保证等方面存在诸多差异,不同国家和地区、不同医院乃至同一医院的不同操作者之间所产生的患者剂量水平也可能存在非常显著的差异。表7-14给出了常用介入诊疗项目中成年患者的典型剂量水平。

表7-14　成人常用介入诊疗项目的典型剂量

介入诊疗项目	P_{KA} 平均值 / Gy•cm²	有效剂量平均值 /mSv
排泄性膀胱尿道造影	6.4	1.2
子宫输卵管造影	4.0	1.2
内镜逆行胰胆管造影	15.0	3.9
T 管胆道造影	20.0	2.6
脑血管造影	85.7	3.0
外周动脉造影（非头颈）	27.2	7.1
胸主动脉与主动脉弓造影	24.5	4.1
腹主动脉造影	—	12.0
肾脏血管造影	86.0	13.7
肠系膜血管造影	85.0	22.1
肺动脉造影	—	5.0
上肢血管造影	12.0	0.56
下肢血管造影	14.0	3.5
诊断性冠状动脉造影	26.0	3.1
血管内支架植入术	40.0	10.4
胆管引流术	70.6	18.4
脑栓塞术	202.0	5.7
溶栓术	13.5	3.5
下腔静脉滤器植入	48.0	12.5
经颈静脉肝内门体分流术	206.0	53.6
子宫肌瘤栓塞术	298.2	77.5
盆腔动静脉栓塞术	—	60.0
经皮冠状动脉介入治疗	58.0	15.1
心脏射频消融术	54.6	20.3
起搏器植入术	17.0	4.0

注：* P_{KA} 为空气比释动能 - 面积乘积；"—"表示无数据。

如果一项介入诊疗技术中有 50% 以上的病例 $K_{a,r}$ 超过 3 000mGy 或 P_{KA} 超过 300Gy•cm²，则应归类为"潜在高辐射剂量类别"。可能产生高皮肤剂量的介入诊疗项目包括但不限于：经颈静脉肝内门体分流术、各部位的栓塞治疗、脑卒中治疗、胆管引流、血管成形术、支架植入、化疗药物栓塞、胃肠道出血介入治疗、颈动脉支架植入、心脏射频消融、植入复杂的心脏电生理装置、经皮冠状动脉介入治疗（单血管或多血管）等。这些潜在高辐射剂量类别的介入诊疗项目可能超过剂量阈值而发生确定性效应，最常见的组织反应是皮肤放射损伤，包括早发和晚期反应。对于这些介入诊疗项目，应尽可能使用实时剂量监测装置，实施严密的患者剂量管理，预防可能发生的放射性皮肤损伤，必要时随访调查晚期反应。

预期不会产生皮肤组织反应的介入诊疗项目包括下腔静脉滤器置换术、活检、透析通道维护和诊断性内镜逆行胰胆管造影等。这些低剂量范围内的介入诊疗项目主要考虑的辐射危害随机性效应，包括致癌和遗传效应。基于"线性无阈"理论，在低剂量范围，随机性效应发生概率与剂量基本上成正比。当然那些潜在高辐射剂量类别的介入诊疗项目，绝大多数情况不会发生确定性效应，但其随机性效应发生概率会大于低剂量范围内的介入诊疗项目。在高剂量和高剂量率的情况下，概率常常随剂量增加而增加，而且这种增加明显大于简单的正比例增加。而在接近或超过确定性效应阈值的超高剂量情况下，随机性效应发生概率增加变得非常缓慢，甚至可能开始降低，这是细胞杀死的对抗效应所致。

二、介入诊疗的正当性判断

介入放射学作为一门新兴的学科，为人类的健康带来了巨大裨益。同时，也应意识到该技术是一种高辐射剂量的医学影像手段，需要高度重视其正当性判断、防护最优化和患者剂量管理。

临床医师为每一例患者申请介入放射诊疗项目之前都应进行缜密的正当性判断,做以下考量:①拟申请的介入放射诊疗项目应有足够的净获益。②在能取得相同净利益的情况下,应尽可能采用非电离辐射的替代方法,如超声引导的介入诊疗。③在无替代方法时,应权衡利弊,仅当给接受诊疗的患者带来的利益大于可能引起的辐射危害时,才是正当的。必要时与介入医师共同商讨,判断拟实施的介入诊疗项目之正当性。

在确定个体患者医疗照射的正当性时,应当参考国际国内相关诊治指南与专家共识等文件。这些"合理性应用指南"主要基于标准化的文献综述和证据的汇总,由相关专家组对每一指征的适用性进行评分,形成一套评分系统,用于指导临床医师判断某一介入诊疗项目的适用合理性。当然这些指南并非覆盖所有介入诊疗项目,也不一定适合每位患者,应对个体患者结合具体临床情况逐例分析和判断。

在对介入诊疗技术进行利益-风险评估时,应全面评估:①患者预期的健康获益,如延长寿命、缓解疼痛、减轻焦虑、改善功能以及相对于开放性手术的优势等;②介入手术本身的风险,如并发症的发生率、死亡率、在接受诊疗带来的焦虑和疼痛、漏诊或误诊等;③介入手术的辐射危害风险,如个人和社会的随机性效应风险、个人的确定性效应风险、妊娠风险等。仅在临床预期获益大于包括辐射风险在内的所有风险时,才认为该介入诊疗技术的实施具有正当性。

介入放射诊疗项目的正当性判断,是申请项目的临床医师和实施手术的介入医师两者共同的责任。介入放射诊疗项目的正当性判断应贯穿患者诊疗的全过程。譬如术前患者病情发生变化或出现新的临床信息,则应重新进行利益-风险评估。术中因某些特殊或突发情况,须改变介入诊疗方案时应重新评估利益-风险比。当术中患者累积辐射剂量超出显著辐射剂量水平时,介入医师应再次权衡继续或终止手术的利益与风险。

对育龄妇女进行介入诊疗前,应明确是否已怀孕并了解月经情况,诊疗应尽可能控制在月经来潮后的10d以内进行。必要时,在介入诊疗前进行妊娠试验。除非在临床上有充分理由,应避免对已经怀孕或可能怀孕的妇女进行下腹部或骨盆区域的介入诊疗操作。如确需实施介入诊疗操作,则应在医学物理师的帮助下估算辐射剂量,评估胚胎或胎儿的潜在辐射风险,合理地做出正当性判断。当临床上可行时,则应采取各种降低剂量的措施,确保胚胎或胎儿受照剂量最小化。ICRP已做出声明:一般情况下,在胎儿吸收剂量小于100mGy时,因考虑辐射风险而做出终止妊娠的决定不具有正当性。

儿童对辐射随机性效应的敏感度是成人的2~3倍,且比成人有更长的预期存活时间,有更大可能发生辐射相关的后果。辐射诱发儿童和青少年甲状腺癌、乳腺癌和白血病的危险显著高于成人。因此,对儿童和青少年作介入诊疗正当性判断时,应关注其潜在的随机性效应危险。相反,一般接受经皮冠状动脉介入治疗、神经介入诊疗和肿瘤介入治疗的患者平均年龄相对较大,辐射诱发癌症的潜伏期较长(10年以上),而这些患者的预期存活时间相对较短,随机性效应危险不构成正当性判断时的主要关切点,通常视其为风险相对较小。而不接受介入诊疗,这些年长患者的病情加重或死亡的风险可能更大。

三、介入诊疗中的患者防护

介入放射学诊疗操作中可能产生高辐射剂量引发确定性效应,而且辐射剂量的差异相当大,揭示出介入诊疗中患者辐射防护的复杂性。不单纯是从技术层面来降低辐射剂量,更需要的是从人员、设备和组织上系统性地开展辐射防护的全面管理。

1. 对人员和设备的要求　任何一项介入诊疗手术应由具备相应资质的医师实施,或在其监督指导下实施。介入医师应在卫生行政部门认定的培训基地接受一定期限的系统培训,综合或外周血管介入不少于6个月,心血管疾病或神经血管介入不少于12个月。培训期间,应在上级医师指导下独立完成规定数量的介入诊疗病例,并经考核合格后取得上岗资质。熟练的操作技术,是降低介入诊疗中患者辐射剂量关键的可控性因素之一。

参与介入诊疗的所有专业技术人员,包括临床医师、放射医师、放射技师、护士与医学物理师等,均应纳入放射工作人员管理。上岗前应接受辐射防护和有关法规知识培训,考核合格后方可参加相应的工作,培训时间不少于 4 天。上岗后应接受定期培训,时间间隔不超过 2 年,每次培训时间不少于 2 天。必须强调,不得以临床专业培训代替辐射防护培训。

介入诊疗中应使用符合国际电工委员会(IEC)标准或国家相关标准规定的介入影像设备。介入影像设备应配备准直器、防散射滤线栅和附加滤过。附加滤过应能根据患者的体厚和机架的角度自动或手动设置。透视曝光开关应为常断式开关,并配有透视限时装置。应配备能阻止使用焦皮距小于 20cm 的装置。患者入射体表空气比释动能率应不超过 $100mGy \cdot min^{-1}$。介入设备生产商应提供人性化的防护装备、降低辐射剂量的可行方法和适当的辐射剂量显示装置,最好能显示 PSD,至少显示 $K_{a,r}$ 或 P_{KA} 二者之一。

介入影像设备安装完毕以及在重大维修或更换主要部件后,应按标准要求进行验收检测,合格后方可投入使用。设备正常运行后应每年至少进行 1 次状态检测。

开展介入放射学诊疗项目的医疗机构,应依法取得《放射诊疗许可证》,在许可范围内开展相应工作,接受包括辐射防护相关审管部门的督查。同时,应采取一切有计划和系统性的行动开展介入诊疗的质量保证工作,以最低可接受的辐射剂量水平下满足诊疗临床效果。

2. 术前介入诊疗计划 介入医师术前应复习患者既往相关影像检查资料,明确的影像诊断可能有助于缩短手术时间,从而减少 X 射线透视时间和 X 射线摄影的次数。利用磁共振成像或 CT 血管成像获得的影像信息有助于精准的解剖定位和指导制订治疗计划,保证手术的成功率和减少耗时,间接地减少了介入治疗过程中患者的总辐射剂量。

介入诊疗计划方案应包括患者皮肤剂量控制的有关因素,如检查部位、患者体位、X 射线入射点、透视的预估时长,防散射滤线栅的使用,动态采集的图像帧数等。在照射野内的乳腺组织将增加成像部位的厚度,导致曝光参数增加,因此应避免将乳房作为 X 射线束的入射点,且尽可能选择后前方向投照,从而降低胸部介入诊疗中乳腺皮肤放射损伤的发生概率。

肥胖患者在介入放射诊疗操作中,其入射皮肤点的吸收剂量可达中等体型患者的 10 倍,辐射诱发的皮肤损伤风险较高。对于同一部位已接受或计划接受放射治疗,同一部位 60d 内已经接受过介入放射诊疗操作时,应考虑累加辐射剂量的风险。在术前计划时应充分考虑这些情形,采取有效措施来降低辐射剂量。

同手术安全核查流程一样,可执行术前"暂停确认"制度,确认透视系统配置的条件是否符合诊疗目的且与患者身材、年龄相称,各项辐射防护措施是否落实到位。

3. 术中患者剂量管理与控制 介入手术中应全程监测患者的辐射剂量,事先指定专人(技师、护士或其他符合要求的人员)密切观察辐射剂量的累积读数,在达到警告阈值时应立即通知介入医师,建议的警告阈值见表 7-15。表中列出的显著辐射剂量水平为确定是否需要对患者进行术后随访的剂量阈值。

表 7-15 辐射剂量监测建议的警告阈值与显著性剂量水平

辐射监测指标	首次警告阈值	后续警告阈值(每增加)	显著辐射剂量水平
峰值皮肤剂量(PSD)	2 000mGy	500mGy	3 000mGy
参考点空气比释动能($K_{a,r}$)	3 000mGy	1 000mGy	5 000mGy
空气比释动能 - 面积乘积(P_{KA})	$300Gy \cdot cm^2$	$100Gy \cdot cm^2$	$500Gy \cdot cm^2$
透视时间	30min	15min	60min

注:表中给出的 P_{KA} 警告阈值是假定患者皮肤照射野面积为 $100cm^2$ 时的数值,应当按照术中实际的照射面积并根据式(7-10)等比例地调整 P_{KA} 警告阈值。

介入医师在接到相应辐射水平的警告通知时,应根据当前情况做出进一步的利益 - 风险评估,采取措施降低辐射剂量,达到显著辐射水平时应判断有无必要中止手术。当然,未达成临床目的而中止手术,也应考虑由此给患者带来的风险和已经产生的辐射获益归零问题。

介入诊疗中影响患者辐射剂量的因素较多,有与设备性能相关的,也有与操作技术相关。下面介绍一些主要的降低辐射剂量,控制患者皮肤剂量的措施:

(1)增加 X 射线管与患者的距离,患者皮肤剂量以反平方律大幅度降低。尽可能减少患者身体与影像接收器之间的距离,成像所需 X 射线强度大为减少,患者剂量降低。

(2)尽可能将 X 射线束对准到感兴趣区并缩小准直器范围,患者体表实际照射野不应大于关注区域的 10%,临床上确有必要时才使用影像放大模式,放大倍数应限制在可接受的最低水平。一些透视系统在使用放大模式时,皮肤剂量率会增大,视野面积减少一半会使剂量率增加至 4 倍。

(3)采用较高的管电压来降低管电流,保证影像质量和患者剂量之间达到合理平衡。在可能的情况下,应全程使用临床上可接受的最低剂量率透视模式,仅在必要时使用高剂量率模式。在达到可接受影像质量的情况下,应使用最低采集帧率和最低脉冲频率的脉冲透视模式。

(4)增加 X 射线滤过厚度吸收无效的低能射线,使用滤线栅或空气间隙系统减少散射线,辐射剂量虽稍有增加,但改善了影像质量。采用碳素纤维材料,减少患者与影像接收器之间的衰减。

(5)限制透视时间已被证明是降低患者和工作人员剂量最有效的方法之一。通过采用间歇透视、终末图像冻结、透视循环回放和无辐射的可视化准直等方法来尽可能减少透视时间。仅在需要实时成像观察体内引导装置行进和脏器运动现象时才进行透视。除非介入医师正在观察监视器,否则不应进行透视。

(6)限制电影采集次数和每次采集的帧数与帧频。仅在确有需要获取更高质量影像时方可使用电影采集,绝对不应当用电影采集代替透视。电影采集时剂量率可达常规透视剂量率的 10~60 倍。

(7)术中尽可能改变 X 射线投照角度,微调机架的角度或变换患者体位,避免患者体表同一部位持续接受照射。X 射线管置于床下的后前位投照,患者入射体表剂量最小。斜位或侧位透视的患者入射体表剂量增加,应避免长时间进行过度倾斜角度的投照。如上肢不是介入诊疗兴趣区,应将患者双上肢置于照射野之外。

(8)重视对非诊疗部位的防护,特别应加强对性腺、眼晶状体、甲状腺、乳腺及儿童骨骺等辐射敏感器官的防护。在手术室使用屏蔽防护用品,难以符合无菌要求。采用自动曝光控制系统时,照射野内存在屏蔽防护用品会增加曝光剂量。使用患者屏蔽还可能会实际上增加患者体内的反散射。因此,通常不建议对患者提供屏蔽防护。如果患者或其家属要求提供,在不会干扰操作的前提下,仍可以为其提供屏蔽。

介入医师对术中患者辐射剂量管理承担主要责任,应确保术中累积辐射剂量得到全程持续的监控。参与介入手术的所有工作人员应为介入医师提供帮助,及时识别和纠正不良做法。

4. 术后患者剂量管理 介入影像设备在诊疗结束时应提供患者剂量报告,有些设备还显示患者皮肤剂量分布信息。患者辐射剂量报告应予以存档,关键的剂量数据应记载到介入手术记录单和患者病历中,包括 PSD、$K_{a,r}$、P_{KA}、总透视时间和摄影帧数等。

如果患者剂量超过显著辐射剂量水平,应在出院前告知患者本人(及其家属)可能会出现的确定性效应,并安排随访,以早期发现和处理潜在的皮肤损伤。介入医师有责任在患者术后至少1年内随访可能的皮肤确定性效应。

第四节 核医学诊疗中的辐射防护

一、核素进入人体途径与主要危害因素

核医学(nuclear medicine)是利用人体内放射性核素发出的射线进行诊断、治疗疾病及进行医学研究的学科。放射性药物及设备使用是核医学辐射防护的主要环节。放射性药物有两个

基本要素：放射性核素和配体。将放射性核素标记在配体上就构成用于诊断或治疗的放射性药物（radiopharmaceutical），常用的显像放射性核素有 ^{99m}Tc、^{18}F 等。放射性核素取代配体分子的一种或几种原子形成放射性药物的过程称为放射性核素标记（radionuclide labeling）。放射性药物是临床核医学中辐射危害因素的主要根源。核医学中常用的显像设备有 γ 照相机、SPECT、SPECT/CT、PET、PET/CT、PET/MRI 等。

1. 核医学中核素进入人体途径　放射性核素标记或核医学诊疗等放射性核素工作场所，可能因防护不当或操作失误等原因，使放射性核素进入工作场所中人员体内；放射性核素可通过多种途径进入人体，包括呼吸道、胃肠道、皮肤和伤口等途径，造成放射性核素人体内污染。

2. 核医学中的主要危害因素

（1）放射性药物：放射性药物为非密封源，在放射性药物制备、分装、注射、存储及转运等过程中，会在其周围形成辐射场，对工作人员及公众造成外照射。我国多数地方 ^{99m}Tc 及 ^{18}F 标记诊断用药为核医学科自行制备，采用钼 - 锝发生器生产 ^{99m}Tc 核素，回旋加速器生产 ^{18}F 核素，然后将放射性核素标记到所需的各种配体上形成放射性药物。在生产放射性核素过程中，核素发生器及回旋加速器成为辐射源；标记药物过程中，所操作的放射性核素为非密封源。

注射放射性药物后的患者便形成了移动的辐射源，工作人员在诊治过程中会受到患者的照射。特别值得关注的是：这些患者在等待显像分布的过程中可能会到处走动或去做其他非放射性项目医学检查，增大了周围环境的不必要照射；此外，患者的分泌物、排泄物及呕吐物均有放射性，从而造成环境放射性污染。因此核医学候诊区应与公共活动区域隔离，必须配有专门候诊室、洗手间等。

（2）操作环境污染：在药物制备和使用过程中，有些操作可使放射性核素逸出到空气中，造成空气污染。可造成空气污染的放射性核素有：气态的 $^{133}Xe_2$、$^{15}O_2$、$^{13}N_2$、$^{18}F_2$；易升华挥发的 ^{131}I、^{125}I；此外，^{67}Ga、^{201}Tl、^{99m}Tc、^{18}F 等本身虽不挥发扩散，但在标记合成过程中会随其他化合物（如盐酸）扩散到空气中。

在放射性药物的生产、分装、注射等过程中，操作不当造成外洒、外溢，从而使工作人员的手、工作服、工作台面等表面污染。

一些放射性物质随废水或废气排入外环境，形成周围环境的局部污染。

（3）X 射线与校准源：一些核医学科配置的 SPECT/CT、PET/CT 在进行 CT 扫描时，X 射线装置成为一个很强的辐射源。另外，核医学科的设备均配备自身的校准源，校准源为密封源，有内置型和外置型两种：内置型校准源封装在显像设备中，外置型校准源放置在显像设备外，如 PET 及 PET/CT 常用的校准源有 ^{68}Ge 及 ^{22}Na 等，在使用上述校准源的过程中会对工作人员造成一定的外照射，更换及移动校准源也会对周围环境造成一定影响。

二、核医学诊疗的正当性判断

在核医学诊疗实施前，医师需对核医学诊疗的正当性进行判断，判断的主要依据是患者的净获益：经核医学诊疗得到好处超过辐射所带来的危险；未进行核医学诊疗所承担的风险大于所伴随的辐射危险。在此前提下，应充分优化核医学诊疗程序，遵循尽可能的低剂量原则。《核医学放射防护要求》（GBZ 120—2020）对核医学诊疗的正当性要求做了明确的规定。

1. 一般要求　所有新型核医学诊疗技术和方法，医疗机构在应用前都应通过正当性判断；已判断为正当的技术和方法，当取得新的或重要的证据并需要重新判断时，应对其重新进行正当性判断。

核医学医师应掌握相关医学影像诊疗技术的特点及其适应证，使用时应严格控制其适应证范围。

执业医师在申请放射性药物诊疗前，应注意查阅以往患者或受检者检查资料，应避免不必要的检查。

为了避免对胚胎、胎儿和婴儿造成意外辐射照射，应对患者或受检者是否怀孕或哺乳进行询问和评估，并有相应记录，将有关告知说明张贴在核医学部门入口处和给药前候诊处的显著位置。

2．诊断中的正当性要求 除有临床指征并必须使用放射性药物诊断技术外，宜尽量避免对妊娠妇女使用诊断性放射性药物；若必须使用时，应告知患者或受检者胎儿可能存在潜在风险。

除有临床指征并必须使用放射性药物诊断技术外，应尽量避免对哺乳期妇女使用放射性药物；若必须使用时，应建议患者或受检者适当停止哺乳。

除有临床指征并必须使用放射性药物诊断技术外，通常不宜对儿童实施放射性核素显像检查，若需对儿童进行这种检查，应减少放射性药物施用量，而且宜选择短半衰期的放射性核素。

3．治疗中的正当性要求 除非是挽救生命的情况，对妊娠妇女不应实施放射性药物的治疗，特别是含 ^{131}I 和 ^{32}P 的放射性药物。为挽救生命而进行放射性药物治疗时，应对胎儿接受剂量进行评估，并书面告知患者胎儿可能存在潜在风险。

除非是挽救生命的情况，宜尽量避免对哺乳期妇女进行放射性药物治疗；若必须使用时，应建议患者或受检者参照《核医学放射防护要求》(GBZ 120—2020)附录 B 的建议适当停止哺乳。

三、核医学诊疗中的患者剂量

1．核医学诊疗中患者剂量的估算方法

（1）不同器官吸收剂量的计算：患者的不同器官 T 吸收剂量 D_T，可依据放射性药物的放射性活度施加量 A 与单位施加量器官所接受的吸收剂量 d_T 进行估算，即

$$D_T = A \times d_T \tag{7-11}$$

（2）有效剂量的计算：有效剂量 E 是对患者的全身接受剂量的综合评价，可依据放射性药物的放射性活度施加量 A 与单位施加量患者所接受的有效剂量 d_E 估算，即

$$E = A \times d_E \tag{7-12}$$

2．核医学诊疗中胎儿剂量的估算方法 针对孕期女性患者，胎儿接受的有效剂量 E_F，可依据放射性药物的放射性活度施加量 A 与单位施加量导致胎儿接受的有效剂量 d_F 估算，即

$$E_F = A \times d_F \tag{7-13}$$

一旦胎儿接受的有效剂量大于100mSv，建议孕期女性患者终止妊娠。

四、核医学诊疗中的患者防护

1．核医学诊断中的患者防护 针对核医学诊断的患者，依据核医学诊断参考水平，医师应保证放射性药物施用活度的合理性。

诊断场所的布局应有助于工作流程，如一端为放射性贮存室，依次为给药室、候诊室、检查室，无关人员避免通过。

给药室与检查室应分开，如必须在检查室给药，应具有相应的防护设备。给药前的候诊区应与注射后候诊区分开，候诊室应靠近给药室和检查室，在患者候诊区域，应有患者专用卫生间。

在药物选择和检查流程方面进行优化设计，实现核医学诊断程序最优化。

减少患者体内放射性药物的滞留时间，通过多饮水或适当地通过药物加快放射性药物的排出速率。

加强重点人群的防护，如未达到核医学诊断的正当性要求，应避免对孕期女性患者或儿童患者实施检查，对哺乳期女性患者应及时采取措施以避免婴儿受到意外辐射的影响。

2．核医学治疗中的患者防护 核医学治疗方案制订过程中，医师应从治疗性药物的选择、用药活度的控制、治疗频次等方面加强对患者的防护。

使用治疗量γ射线放射性药物的区域应划为控制区；用药后患者床旁1.5m处或单人病房应划为临时控制区。控制区入口处应有放射性标志，除医护人员外，其他无关人员不得入内，患者也不应随意离开病区。

配药室应靠近病房，尽量减少放射性药物和已接受治疗的患者通过非限制区。应根据放射

性核素的种类、特性和活度,确定核医学治疗病房的位置及其防护要求。病房应有防护栅栏,以控制已给药患者同其他人员保持足够距离,必要时可使用附加屏蔽防护措施。

接受治疗的患者应使用专用卫生间及浴室;使用过的放射性药物注射器、绷带及敷料应作污染物或放射性废物处理。患者的被服和个人用品使用后应作去污处理,并经表面放射性污染检测合格后方可作一般物品处理。

加强患者出院管理,治疗患者的出院须考虑剂量约束值,以控制患者家庭与公众人员可能受到的辐射,接受 ^{131}I 治疗的患者,体内放射性活度降低至 400MBq 或距离患者体表 1m 范围剂量当量率不超过 25μSv·h^{-1} 才能出院。对近期接受过放射性药物治疗的患者,外科手术处理应遵循以下原则:①应尽可能推迟到患者体内放射性水平降低到可接受水平,不需要辐射安全防护时,再作手术处理;②进行手术的外科医师及护理人员应佩戴个人剂量计;③对手术后的手术间应进行辐射监测和去污,对敷料、覆盖物等其他物件也应进行辐射监测,无法去污时可作放射性废物处理。

对孕期女性患者不宜通过核医学治疗,针对满足正当性要求的患者,当胎儿接受的有效剂量超过 100mSv 时,建议终止妊娠。

对已身故的近期使用过治疗量放射性核素的患者的尸体处理应遵循如下原则:①按表 7-16 中的要求,对没有超出表中列出的不同放射性核素的上限值以下时,尸体的掩埋、火化、防腐无须特殊防护;②尸检应符合上文中关于外科手术处理的原则;③尸检样品的病理检查,如所取组织样品放射性明显,应待其衰变至无显著放射性时进行。

表 7-16　无须特殊防护即可处理的含放射性核素尸体的活度上限值(单位:MBq)

放射性核素	死后防腐	掩埋	火化
^{131}I	10	400	400
^{198}Au(微粒)	10	400	100
^{125}I	40	4 000	4 000
^{90}Y	200	2 000	70
^{198}Au(胶体)	400	400	100
^{32}P	100	2 000	30
^{89}Sr	50	2 000	20

五、核医学诊断参考水平

执行医师应参照核医学诊断参考水平,以保证放射性药物施用活度的合理性。

使用参考水平的原则是:①当患者或受检者剂量或施用活度显著低于相应的参考水平,又不能提供有用的诊断信息或给患者或受检者带来预期的医疗利益时,应按需要采取纠正行动。②当患者或受检者剂量或施用活度显著低于相应的参考水平时,应考虑参考水平是否未达到辐射防护优化,或医学实践活动是否保持在适当良好水平。这些参考水平是对一般而言的,仅具参考作用,实施诊断检查的医师,应根据患者或受检者的体质、病理条件、体重和年龄等具体情况,确定合理的施用量。

表 7-17 列出了典型成年受检者核医学诊断过程放射药物施用量的参考水平(GBZ 120—2020)。

表 7-17　典型成年受检者核医学诊断过程放射药物施用量的参考水平

检查项目	放射性核素	化学形态	每次检查常用的最大活度/MBq
骨			
骨显像	^{99m}Tc	MDP(亚甲基二膦酸盐)和磷酸盐化合物	600
骨断层显像	^{99m}Tc	MDP 和磷酸盐化合物	800
骨髓显像	^{99m}Tc	标记的硫化胶体	400

续表

检查项目	放射性核素	化学形态	每次检查常用的最大活度/MBq
脑			
脑显像（静态）	^{99m}Tc	TcO_4^-	500
	^{99m}Tc	DTPA（二乙三胺五乙酸），葡萄糖酸盐和葡庚糖酸盐	500
脑断层显像	^{99m}Tc	ECD（双半胱氨酸乙酯）	800
	^{99m}Tc	DTPA，葡萄糖酸盐和葡庚糖酸盐	800
	^{99m}Tc	HM-PAO（六甲基丙二胺肟）	500
脑血流	^{99m}Tc	HM-PAO，ECD	500
脑池造影	^{111}In	DTPA	40
泪腺、泪引流	^{99m}Tc	TcO_4^-	4
甲状腺			
甲状腺显像	^{131}I	碘化钠	20
	^{99m}Tc	TcO_4^-	200
甲状腺癌转移灶（癌切除后）	^{131}I	碘化钠	400
甲状旁腺显像	^{201}Tl	氯化亚铊	80
	^{99m}Tc	MIBI（甲氧基异丁基异腈）	740
肺			
肺通气显像	^{81m}Kr	气体	6 000
肺灌注显像	^{99m}Tc	DTPA 气溶胶	80
	^{81m}Kr	水溶液	6 000
	^{99m}Tc	HAM（人血清白蛋白）	100
	^{99m}Tc	MAA（大颗粒聚集白蛋白）	185
肺断层显像	^{99m}Tc	MAA	200
肝和脾			
肝和脾显像	^{99m}Tc	标记的硫化胶体	150
胆道系统功能显像	^{99m}Tc	EHIDA（二乙基乙酰苯胺亚氨二醋酸）	185
脾显像	^{99m}Tc	标记的变性红细胞	100
肝断层显像	^{99m}Tc	标记的硫化胶体	200
心血管			
首次通过血流检查	^{99m}Tc	TcO_4^-	800
	^{99m}Tc	DTPA	560
心和血管显像	^{99m}Tc	标记的正常红细胞	800
心血池显像	^{99m}Tc	HAM	800
心肌显像	^{99m}Tc	PYP（焦磷酸盐）	600
心肌断层显像	^{99m}Tc	MIBI	600
	^{201}Tl	氯化亚铊	100
	^{99m}Tc	膦酸盐和磷酸盐化合物	800
	^{99m}Tc	标记的正常红细胞	400
胃、胃肠道			
胃/唾液腺显像	^{99m}Tc	TcO_4^-	40
美克耳氏憩室显像	^{99m}Tc	TcO_4^-	400
胃肠道出血	^{99m}Tc	标记的硫化胶体	400
	^{99m}Tc	标记的正常红细胞	400
食管通过和胃-食管反流	^{99m}Tc	标记的硫化胶体	40
胃排空	^{99m}Tc	标记的硫化胶体	12
肾、泌尿系统			
肾皮质显像	^{99m}Tc	DMSA（二巯基丁二酸）	160
	^{99m}Tc	葡庚糖酸盐	200
肾血流、功能显像	^{99m}Tc	DTPA	300
	^{99m}Tc	MAG3（巯基乙酰基三甘氨酸）	300
	^{99m}Tc	EC（双半胱氨酸）	300
肾上腺显像	^{75}Se	硒基-去甲胆甾醇	8

续表

检查项目	放射性核素	化学形态	每次检查常用的最大活度/MBq
其他			
肿瘤或脓肿显像	^{67}Ga	枸橼酸盐	300
	^{201}Tl	氯化物	100
肿瘤显像	^{99m}Tc	DMSA，MIBI	400
神经外胚层肿瘤显像	^{123}I	MIBG（间碘苄基胍）	400
	^{131}I	MIBG	40
淋巴结显像	^{99m}Tc	标记的硫化锑胶体	370
脓肿显像	^{99m}Tc	HM-PAO 标记的白细胞	400
下肢深静脉显像	^{99m}Tc	标记的正常红细胞	每侧 185
	^{99m}Tc	大分子右旋糖酐	每侧 185

第五节　放射治疗中的辐射防护

　　放射治疗（radiotherapy）是利用放射线治疗肿瘤的一种局部治疗方法。放射线包括放射性核素产生的 α、β、γ 射线和各类 X 射线治疗机或加速器产生的 X 射线、电子束、中子束、质子束和其他粒子束等。随着现代科学技术的进步，放射治疗呈现出加速发展趋势，其治疗效果得到显著提高，目前放射治疗已成为肿瘤治疗的重要手段之一。

　　放射治疗的照射方式分为远距离放射治疗和近距离放射治疗两种形式。远距离放射治疗（teletherapy），指辐射源至皮肤间距离大于 50cm 的体外辐射束放射治疗，简称远距治疗；而远距照射不等于外照射，体外的辐射源对人体的照射称为外照射治疗（external beam radiotherapy）。近距离放射治疗（brachytherapy）是将一个或多个密封源植入患者腔内、组织间隙或表浅部位进行的放射治疗。近距离治疗分为短暂性植入和永久性植入治疗。

一、放射治疗应遵循的原则

　　1. 放射治疗正当性　在放射治疗给患者所带来的利益大于可能引起的放射危害时，放射治疗才是正当的；所有新型放射治疗技术和方法，使用前都应通过正当性判断，并视取得新的或重要的证据情况，对其重新进行正当性判断；所有通过正当性判断的新型放射治疗技术和方法，使用时应严格控制其适应证范围，要用到新的适应证时必须另行正当性判断；在放射治疗实践中，通常应对个体患者特别是对已怀孕的患者或儿科患者进行放射治疗的正当性判断，主要包括：治疗的适当性、治疗的紧迫性、可能引起的并发症、个体患者的特征、患者以往接受放射治疗的相关信息。

　　2. 放射治疗最优化　最优化一般要求开展放射治疗的医疗机构和执业医师应保障放射治疗防护和安全的最优化；放射治疗照射最优化过程至少应包括：治疗照射处方、操作规程、治疗设备质量控制、照射的质量保证。

　　同时，放射治疗对操作规程的最优化要求包括：①在放射治疗中，应有实施照射的书面程序。②在制订治疗计划时，除考虑对靶区施以所需要的剂量外，应尽量降低靶区外正常组织的剂量，在治疗过程中应采取适当措施使正常组织所受到的照射剂量保持在可合理达到的最低水平。③除有明确的临床需要外，应避免对怀孕或可能怀孕的妇女施行腹部或骨盆受照射的放射治疗。若确有临床需要，对孕妇施行的任何放射治疗应周密计划，以使胚胎或胎儿所受到的照射剂量减至最小。④患者在接受放射治疗之前，应有执业医师标明日期并签署的照射处方。处方应包含下列信息：治疗的位置、总剂量、分次剂量、分次次数和总治疗周期；还应说明在照射体积内所有危及器官的剂量。

二、放射治疗中的患者防护

2011 年，卫生部颁布了《远距治疗患者放射防护与质量保证要求》(GB 16362—2010)。该标准规定了远距治疗中患者防护与质量保证的基本原则和要求，适用于医用电子加速器和医用 γ 射线装置及 X 刀和 γ 刀，但不适用于深部 X 射线治疗机。在 2020 年，国家卫生健康委员会将 GB 16362—2010 中的患者放射防护部分整合到《放射治疗放射防护要求》(GBZ 121—2020)中，对医用电子加速器、钴-60 治疗机、中子放射源及 γ 放射源后装治疗机、X 射线及 γ 射线立体定向放射治疗系统、螺旋断层放射治疗系统、术中放射治疗的移动式电子加速器、医用 X 射线治疗机、低能 X 射线放射治疗设备和质子重离子加速器等设备开展放射治疗的防护要求。

1. 远距离和近距离放射治疗的特点　远距离放射治疗从人体外部对肿瘤部位实施照射，治疗设备复杂多样，包括医用电子直线加速器、钴-60 治疗机、中子束治疗设备、质子束治疗设备以及重离子治疗设备等。由于射线能量高、穿透力强，要求的防护墙壁厚度大，远距离放射治疗对场所设施规格要求高；远距离放射治疗过程中，射线必须穿过正常组织才能达到深部治疗部位，因此正常组织不可避免地要受到一定的照射；远距离放射治疗引起的并发症与照射剂量和部位有关，主要包括脱发、口干、放射性皮肤损伤、放射性食管炎、放射性肺炎、放射性心脏损伤、放射性骨损伤、骨髓抑制以及神经损伤等。

近距离放射治疗的特点是放射源附近的剂量高，随着距离的增加快速下降，肿瘤周围正常组织受照剂量低，通常适用于较小体积的肿瘤。近距离放疗的并发症主要是局部剂量过高而产生放射性局部坏死、放射性溃疡、瘘管、组织粘连等。因此，近距离和远距离放疗各有优势，临床上经常联合使用。近距离治疗的局限性包括放射源可能脱落或出现体内位置的变化，造成肿瘤部位受照剂量不均匀及周围健康组织损伤，以及放射源排出体外造成环境污染等。

2. 人员组成和设备条件要求　我国规定实施放射治疗的单位应当配备合格的放射治疗医师、医学物理师和操作技术人员。放射治疗医师根据临床检查结果，对患者进行诊断、分期和治疗方案的利弊分析。放射治疗医师应定期对患者进行检查和分析，根据病情变化需要调整治疗计划，密切注意放疗中出现的放射反应和可能出现的放射损伤，采取必要的医疗保护措施。我国对放射治疗相关人员有如下综合要求：①操作人员必须具有熟练的操作技术，熟悉操作规程和安全联锁设备，操作期间佩戴个人剂量计。使用单位必须配备工作剂量仪、水箱等剂量测量设备，并应配备扫描仪、模拟定位机等放射治疗质量保证设备。②对计划照射的靶体积施以所需剂量的同时，采取适当的屏蔽措施使正常组织在放疗期间所受照射保持在可以合理达到的最低水平；照射期间，必须有两名操作人员值班，认真做好当班记录，严格执行交接班制度。③接受外照射线束治疗的患者，治疗前必须有放射治疗医师标明日期并签署的照射处方。处方信息应包括：治疗位置、总剂量、分次剂量、分次次数和总治疗周期，应说明在照射体积内危及器官受到的最大剂量。④对接受近距离放射治疗的患者，除上述要求外还要补充靶区体积大小、源的数量及剂量分布、放射性核素和在参考日期的源强度。⑤应有实施照射的书面程序和靶区计划，并将放射治疗可能产生的危险告知患者。⑥避免对妊娠或可能妊娠的妇女施行腹部或骨盆照射；儿童患者需注意对骨骺、脊髓、性腺及眼晶状体的防护。

3. 工作场所放射防护要求

(1) 布局要求：治疗机房初级射线照射方向的防护屏蔽应满足主射线束的屏蔽要求，其余方向的防护屏蔽应满足漏射线及散射线的屏蔽要求。

(2) 空间、通风要求：放射治疗机房应设置强制排风系统，进风口应设在放射治疗机房上部，排风口应设在治疗机房下部，进风口与排风口位置应对角设置，以确保室内空气充分交换；通风换气次数应不小于每小时 4 次。

(3) 屏蔽要求：治疗机房（不包括移动式电子加速器治疗机房）的墙和入口门外 30cm 处（关

注点)的周围剂量当量率应不大于下述1)、2)和3)所确定的周围剂量当量率参考控制水平$\dot{H}_c$：

1）使用放射治疗周工作负荷、关注点位置的使用因子和居留因子，由周剂量参考控制水平求得关注点的周围剂量当量率参考控制水平如式(7-14)所示：

$$\dot{H}_c \leq H_e / (t \times U \times T) \tag{7-14}$$

式中，$\dot{H}_c$是周围剂量当量率参考控制水平，单位为微希沃特每小时（$\mu Sv \cdot h^{-1}$）；H_e是周剂量参考控制水平，单位为微希沃特每周（$\mu Sv \cdot w^{-1}$），其值按如下方式取值：放射治疗机房外控制区的工作人员：$\leq 100 \mu Sv \cdot w^{-1}$；放射治疗机房外非控制区的人员：$\leq 5 \mu Sv \cdot w^{-1}$；$t$是设备周最大累积照射的小时数，单位为小时每周（$h \cdot w^{-1}$）；$U$是治疗设备向关注点位置的方向照射的使用因子；$T$是人员在关注点位置的居留因子。

2）按照关注点人员居留因子的不同，分别确定关注点的最高周围剂量当量率参考控制水平$\dot{H}_{c,max}$：在人员居留因子$T > 1/2$的场所，$\dot{H}_{c,max} \leq 2.5 \mu Sv \cdot h^{-1}$；在人员居留因子$T \leq 1/2$的场所，$\dot{H}_{c,max} \leq 10 \mu Sv \cdot h^{-1}$。

3）由上述1）中的导出周围剂量当量率参考控制水平$\dot{H}_c$和2）中的最高周围剂量当量率参考控制水平$\dot{H}_{c,max}$，选择其中较小者作为关注点的周围剂量当量率参考控制水平$\dot{H}_c$。

4. 放射治疗操作中的放射防护要求　对于高于10MV的X射线治疗束和质子重离子治疗束的放射治疗，除考虑中子放射防护外，在日常操作中还应考虑感生放射线的放射防护。

后装放射治疗操作中，当自动回源装置功能失效时，应有手动回源的应急处理措施。操作人员应遵守各项操作规程，认真检查安全联锁，应保障安全联锁正常运行。工作人员进入涉放射源的放射治疗机房时应佩戴个人剂量报警仪。实施治疗期间，应有2名及以上操作人员协同操作，认真做好当班记录，严格执行交接班制度，密切注视控制台仪器及患者状况，发现异常及时处理，操作人员不应擅自离开岗位。

5. 放射治疗中周边剂量的放射防护要求　肿瘤患者放疗中靶区受到照射的同时，照射野外相邻的危及器官也不可避免地受到小剂量的辐射，照射野外的小剂量统称为周边剂量（peripheral dose）。周边剂量由患者身体、直线加速器机头部件、机房墙壁的散射和直线加速器机头的漏射所组成。周边剂量受照射野大小、楔形板、射线能量等因素的影响，为降低周围正常组织并发症的发生概率，应尽可能使用屏蔽技术降低周边剂量。

6. 放射治疗质量保证要求　开展放射治疗的医疗机构应制定放射治疗质量保证大纲。质量保证大纲应包括：①执行医师和医学物理人员应对每一种放射治疗的实践活动编写标准化的程序性文件及相应的临床核查规范化程序，并确保其有效实施；②患者固定、肿瘤定位、治疗计划设计、剂量施予及其相关验证的程序；③实施任何照射前对患者身份、肿瘤部位、物理和临床因素的核查程序；④剂量测定、检测仪器校准及工作条件的验证程序；⑤书面记录、档案保存在内的整个患者治疗过程的规范化程序；⑥偏差和错误的纠正行动；⑦对质量保证大纲定期和独立的审查程序。

7. 加强防范放射治疗事故的发生　肿瘤放射治疗比其他医用辐射发生各种意外事件与事故的比例都多，在防范事故性医疗照射方面需更加重视。ICRP第86号出版物《预防放射治疗中意外照射事故》，以及第97号出版物《防止高剂量率近距离放射治疗》等值得很好借鉴。同时，在放射治疗工作中对意外医疗照射的调查分析，以及形成制度做好与评价辐射剂量有关的各种参数的记录，并且应在审管部门所规定的期限内保存和在必要时提供相关记录等方面，对放射治疗工作提出更高的要求。例如，对施行放射治疗所确定的计划靶体积的说明、靶体积中心剂量和靶体积所受的最大与最小剂量、其他器官的剂量、分次照射剂量和总治疗时间，以及放射治疗所选定的有关物理与临床参数的校准和定期核对的结果等，都应做好记录并保存。这些不仅有利于防范和调查分析处理事故，而且是提高放射防护水平的重要措施。

（李锋坦　陈　伟　李贤军　李小波）

第八章　辐射防护的监测与管理

辐射防护监测(radiation protection monitoring)是执行辐射防护任务,落实辐射防护管理措施的先决条件和前提手段。辐射防护的监测主要是控制和评价辐射危害,为辐射防护目标的执行和具体措施的落实提供理论依据。辐射防护管理(radiation protection management)是指放射性核素与射线装置的生产、制造单位,防护器材的生产单位和放射线应用单位及其主管部门,根据有关放射卫生防护法规与标准进行的自主管理。

第一节　辐射防护监测

辐射防护监测的内容包括两方面:一是对辐射场剂量进行测量;二是将测量结果与国家标准进行比较和评价,看其是否符合安全标准,以确定放射工作可否继续进行。若发现某些潜在的危险,可建议进行调查;对不符合防护要求之处,建议进行改进。防护监测不是目的,必须进行评价才能使监测具有防护的意义。辐射防护监测包括辐射场所监测和个人剂量监测。

一、辐射场所的防护监测

辐射场所的防护监测包括放射诊疗内、外环境辐射场的监测,所监测的工作场所主要有 X 射线影像诊断、介入放射、核医学、放射治疗等工作场所。在放射治疗场所应配置放疗剂量仪、剂量扫描装置、剂量报警仪;核医学工作场所应配备活度计、表面污染检测仪;X 射线机房内环境监测项目有:有用线束入射体表处空气比释动能率、X 射线管头组装体的泄漏辐射水平和工作人员防护区杂散辐射水平等内容。通过监测可以发现潜在危险区,从而采取必要的防护措施,使之达到有关放射卫生防护的规定要求,并可预先估算处于该场所的人员在特定时间内的受照射剂量,对改善防护条件,减少和控制受检者的照射剂量和屏蔽设计提供有价值的情报。

外环境是指放射诊疗场所的门口、窗口、走廊、楼上、楼下和其他相邻房间。外环境辐射监测的结果是评价放射工作单位在使用射线装置过程中对周围居民有无影响的依据。若监测结果超过国家标准,应提出改进措施,使其达到标准。

二、个人剂量监测

个人剂量监测指通过佩戴个人剂量计对个人剂量当量进行测量,或对体表、体内、排泄物中放射性核素的种类和活度进行测量,包括外照射个人剂量监测、内照射个人剂量监测和皮肤污染的个人剂量监测。所监测的数据是进行辐射损伤诊断和医学处理的重要依据,也是研究辐射损伤及制定和修改防护标准的重要依据。

1. 个人剂量监测目的 严格执行辐射防护标准，科学地控制工作人员的受照剂量，使之达到合理的最低水平；并查明防护工作中的薄弱环节，以便采取有效的改进措施。

2. 个人剂量监测原则 当放射工作人员接受年剂量当量超过 5mSv 时，必须接受常规的外照射个人剂量监测；对接受的年剂量当量低于 5mSv 时，可根据需要进行个人剂量或工作场所的监测，并做记录。对于操作开放型放射性物质其年摄入放射性核素量可能超过年限值的 1/10 者，应根据需要接受常规的工作场所空气污染监测、表面污染监测或内照射剂量监测（包括生物样品检测，呼出气测量和用全身计数器进行体外测量等）；对年摄入放射性核素量低于年限值的 1/10 者，可视具体情况进行监测。

应当进行个人剂量监测的放射工作人员必须佩戴各省（市）、自治区放射卫生防护部门所规定的个人剂量计，或接受内照射剂量监测。

当放射工作人员受到事故或其他意外照射时，需要采取不同于常规个人剂量监测的特殊监测，应尽快地估算其剂量，以利于确定受照的严重程度，必要时应对事故剂量（包括器官剂量、待积当量剂量及有效剂量等）进行较精确的估算（包括重建辐射场，进行模拟性的测量等）。

对于有计划的特殊照射，应当采取必要的个人剂量监测手段，以保证一次所接受的照射不超过国家放射卫生防护基本标准规定的限值。

负责个人剂量监测的专业人员应当按照《放射工作人员个人剂量监测方法》的规定进行监测和记录。

3. 剂量监测评价条件 当放射工作人员每年全身受照剂量高于年剂量当量（或年摄入量）限值的 3/10 时，不仅应记录个人剂量监测结果，同时要查明原因，做出相应的放射卫生评价。

在对低于年剂量当量限值外照射的防护评价中，个人剂量监测的结果可近似地作为个人受照的剂量当量；当受照剂量高于年剂量当量限值时，则需进行较精确的剂量评价，此时要根据电离辐射类型，电离辐射场能谱和照射方向等有关资料进行器官（或组织）的当量剂量及有效剂量的估算。

内外照射并存时，若两类照射都分别达到或超过了相应年限值的 3/10，则应按照《放射工作人员个人剂量监测方法》中的叠加原则处理。

外照射（X、γ射线）个人剂量监测结果接近年剂量当量上限时，其总的不确定度不应超过 ±50%，当年剂量当量低于 15mSv 时，要求总的不确定度小于 ±100%。

三、剂量监测方法

1. 个人剂量监测方法 X 射线的个人剂量监测，通常是选用合适的个人剂量计，佩戴在身体有代表性的部位。如在放射工作人员左胸前外上方，若左胸前被铅围裙之类屏蔽，则剂量元件戴在左领上。剂量元件的佩戴周期为 1~3 个月，一年不得少于 4 次。

职业人员接受有计划的应急照射时，应佩戴直读式或报警式个人剂量计，以防止操作中接受超过预定限值的照射。

外照射个人剂量计的测读周期一般为 30d，各单位可根据具体情况延长或缩短。

内照射监测方法包括对全身或器官中放射性核素进行监测；对排泄物或其他生物样品进行分析；对所处环境的空气进行采样分析。

2. 监测记录 在开始进行个人剂量监测时，应对放射人员过去接受的剂量进行小结，并附在该人员的个人剂量档案中。小结应包括工作单位、起止日期、工作性质、受照情况和累积受照剂量。

当个人剂量监测可疑时，应对受照射的情况进行调查，并将调查结果附在监测记录中。

未接受个人剂量监测人员的档案中，应有工作场所定期监测结果的记录。

事故受照记录应包括：①事故发生的时间、地点和经过（包括源和人的相对距离，受照时间）；②事故原因和处理措施；③剂量估算方法和结果，当需要模拟现场条件测量时，应详细记录模拟的条件和方法；④在剂量估算中所用各修正因素的记录；⑤建立辐射事故档案。

第二节　辐射事故与应急处理

为加强对放射性核素、射线装置安全和防护的监督管理，及时有效处理辐射事故，我国制定了《放射性同位素与射线装置安全和防护条例》（2019 年修订；2014 年修订；2005 年发布）、《卫生部核事故和辐射事故卫生应急预案》（卫应急发〔2009〕101 号）等法规。这些法规的实施，促进了放射性核素与射线装置的安全使用，规范了辐射事故卫生应急工作的开展，最大程度地减少了事故造成的人员伤亡和社会影响，保障了人体健康，保护了环境。

一、辐射事故的分级与分类

1. 放射源和射线装置的分类　按照放射源对人体健康和环境的潜在危害程度，从高到低将放射源分为 I、II、III、IV、V 类。I 类放射源为极高危险源，没有防护情况下，接触这类源几分钟到 1h 就可致人死亡。II 类放射源为高危险源，没有防护情况下，接触这类源几小时至几天可致人死亡。III 类放射源为危险源，没有防护情况下，接触这类源几小时可对人造成永久性损伤，接触几天至几周也可致人死亡。IV 类放射源为低危险源，基本不会对人造成永久性损伤，但长时间、近距离接触这些放射源的人可能造成可恢复的临时性损伤。V 类放射源为极低危险源，不会对人造成永久性损伤。常用的放射源有 59 种，表 8-1 列出了部分放射源的分类。

表 8-1　放射源分类表（部分）　　　　单位：Bq

核素名称	I 类	II 类	III 类	IV 类	V 类
^{60}Co	$\geq 3 \times 10^{13}$	$\geq 3 \times 10^{11}$	$\geq 3 \times 10^{10}$	$\geq 3 \times 10^{8}$	$\geq 1 \times 10^{5}$
^{137}Cs	$\geq 1 \times 10^{14}$	$\geq 1 \times 10^{12}$	$\geq 1 \times 10^{11}$	$\geq 1 \times 10^{9}$	$\geq 1 \times 10^{4}$
^{125}I	$\geq 2 \times 10^{14}$	$\geq 2 \times 10^{12}$	$\geq 2 \times 10^{11}$	$\geq 1 \times 10^{9}$	$\geq 1 \times 10^{6}$
^{192}Ir	$\geq 8 \times 10^{13}$	$\geq 8 \times 10^{11}$	$\geq 8 \times 10^{10}$	$\geq 8 \times 10^{8}$	$\geq 1 \times 10^{4}$
^{99}Mo	$\geq 3 \times 10^{14}$	$\geq 3 \times 10^{12}$	$\geq 3 \times 10^{11}$	$\geq 3 \times 10^{9}$	$\geq 1 \times 10^{6}$
^{99m}Tc	$\geq 7 \times 10^{14}$	$\geq 7 \times 10^{12}$	$\geq 7 \times 10^{11}$	$\geq 7 \times 10^{9}$	$\geq 1 \times 10^{7}$

根据射线装置对人体健康和环境的潜在危害程度，从高到低将射线装置分为 I 类、II 类、III 类；常用的射线装置按照使用用途可分为医用射线装置和非医用射线装置。I 类射线装置：事故时短时间照射可以使受到照射的人员产生严重放射损伤，其安全与防护要求高；II 类射线装置：事故时可以使受到照射的人员产生较严重放射损伤，其安全与防护要求较高；III 类射线装置：事故时一般不会使受到照射的人员产生放射损伤，其安全与防护要求相对简单。表 8-2 给出了射线装置分类（环境保护部国家卫生和计划生育委员会 2017 年第 66 号公告）。

2. 辐射事故的分级　辐射事故（radiation accident）指辐射源丢失、被盗、失控，或者放射性同位素和射线装置失控，导致或可能导致意外的异常照射的事件统称。根据辐射事故的性质、严重程度、可控性和影响范围等因素，从重到轻将辐射事故分为特别重大辐射事故、重大辐射事故、较大辐射事故和一般辐射事故 4 个等级。

（1）特别重大辐射事故：是指 I 类、II 类放射源丢失、被盗、失控造成大范围严重辐射污染后果，或者放射性核素和射线装置失控导致 3 人以上（含 3 人）急性死亡。

表 8-2　射线装置分类表

装置类别	医用射线装置	非医用射线装置
Ⅰ类射线装置	质子治疗装置 重离子治疗装置 其他粒子能量大于等于 100MeV 的医用加速器	生产放射性同位素用加速器（不含制备正电子发射计算机断层显像装置（PET）用放射性药物的加速器） 粒子能量大于等于 100MeV 的非医用加速器 /
Ⅱ类射线装置	粒子能量小于 100MeV 的医用加速器 制备正电子发射计算机断层显像装置（PET） 放射性药物加速器 X 射线治疗机（深部、浅部） 术中放射治疗装置 血管造影用 X 射线装置 / / /	粒子能量小于 100MeV 的非医用加速器 工业辐射用加速器 工业探伤用加速器 安全检查用加速器 车辆检查用 X 射线装置 工业用 X 射线计算机断层扫描（CT）装置 工业用 X 射线探伤装置 中子发生器
Ⅲ类射线装置	医用 X 射线计算机断层扫描（CT）装置 医用诊断 X 射线装置 口腔（牙科）X 射线装置 放射治疗模拟定位装置 X 射线血液辐照仪 / / /	人体安全检查用 X 射线装置 X 射线行李包检查装置 X 射线衍射仪 X 射线荧光仪 其他各类 X 射线检测装置（测厚、称重、测孔径、测密度等） 离子注（植）入装置 兽医用 X 射线装置 电子束焊机
其他不能被豁免的 X 射线装置		

（2）重大辐射事故：是指Ⅰ类、Ⅱ类放射源丢失、被盗、失控，或者放射性核素和射线装置失控导致 2 人以下（含 2 人）急性死亡或者 10 人以上（含 10 人）急性重度放射病、局部器官残疾。

（3）较大辐射事故：是指Ⅲ类放射源丢失、被盗、失控，或者放射性核素和射线装置失控导致 9 人以下（含 9 人）急性重度放射病、局部器官残疾。

（4）一般辐射事故：是指Ⅳ类、Ⅴ类放射源丢失、被盗、失控，或者放射性核素和射线装置失控导致人员受到超过年剂量限值的照射。

3. 辐射事故的分类　辐射事故的分类方式多样，按事故性质可分为责任事故、技术事故和其他事故；按其类别可分为人员受超剂量照射事故、放射性物质污染事故、丢失放射性物质事故。

在放射源和辐射技术应用中，具体可能发生的辐射事故包括：①放射源、放射性材料、放射性污染严重物件的丢失或被盗、误置、遗弃；②密封源或辐射装置的辐照室的进入失控；③放射源装置和辐射装置故障或误操作引起屏障丧失；④密封放射源或包容放射性物质的设备或容器泄漏；⑤放射性物质从放射源与辐射技术应用设施异常释放。

二、辐射事故的照射途径与防护

1. 辐射事故的照射途径　根据国内外以往辐射事故的教训，在放射性诊断工作中可能发生的辐射事故为放射工作人员超剂量照射事故，多是因为放射工作者长期忽视个人防护，如违反操作要求将身体直接暴露在有用射线束中，使自己受到超剂量辐射。骨科、神经科、内科的临床医生，从事 X 射线检查，或是进行骨折复位、心、脑血管造影，介入性放射治疗操作时，在长期忽视个人防护条件下进行较长时间的曝光，受到超剂量的辐射。严格地讲，在当今比较完备的放射防护条件下，放射工作人员受到超剂量照射而发生放射性疾病者，均应归于辐射事故。

受检者超剂量照射事故有两种情况：①一次局部受大剂量的照射：如在 X 射线透视下进行手术，连续曝光时间过长，而 X 射线管又无附加过滤，使受检者局部受到了大量的 X 射线照射，造成急性放射性皮肤损伤；②多次反复接受射线照射：在较短的时间内（如 1～2 个月内）受到较大累积剂量的照射，发生外周血象的明显改变。

公共超剂量照射事故是指放射装置机房周围有固定的非放射人员或居民工作生活，而放射装置安装不合理，没有有效的防护手段，使有用线束朝向门窗等；或是操作人员违规操作，曝光时没有关闭好门窗，致使周围人员和公众受到超剂量照射。

在医学放射治疗中，可能发生的辐射事故有以下几种类型：①医用加速器的操作人员违章，导致射线输出量的增加，使接受治疗的患者接受了高达 10Gy 以上的超计划剂量的照射，致使患者终身残疾甚至死亡；②使用射线治疗时，本来应该附加的射线过滤板等物体没有被加上，导致患者接受的射线辐射强度大大增加，造成严重损伤甚至残疾；③用射线给儿童等不能接受大剂量照射的患者治疗时，没有考虑到患者的具体情况，导致无法治愈的后遗症；④工作人员的意外受照事故。以上各类辐射事故的发生，主要都是因缺乏放射卫生防护知识和渎职所致。

2. 放射性核素与射线装置的安全和防护　《放射性同位素与射线装置安全和防护条例》中明确规定：

（1）第二十七条：生产、销售、使用放射性同位素和射线装置的单位，应当对本单位的放射性同位素、射线装置的安全和防护工作负责，并依法对其造成的放射性危害承担责任。生产放射性同位素的单位的行业主管部门，应当加强对生产单位安全和防护工作的管理，并定期对其执行法律、法规和国家标准的情况进行监督检查。

（2）第二十八条：生产、销售、使用放射性同位素和射线装置的单位，应当对直接从事生产、销售、使用活动的工作人员进行安全和防护知识教育培训，并进行考核；考核不合格的，不得上岗。辐射安全关键岗位应当由注册核安全工程师担任。辐射安全关键岗位名录由国务院生态环境主管部门商国务院有关部门制定并公布。

（3）第二十九条：生产、销售、使用放射性同位素和射线装置的单位，应当严格按照国家关于个人剂量监测和健康管理的规定，对直接从事生产、销售、使用活动的工作人员进行个人剂量监测和职业健康检查，建立个人剂量档案和职业健康监护档案。

（4）第三十条：生产、销售、使用放射性同位素和射线装置的单位，应当对本单位的放射性同位素、射线装置的安全和防护状况进行年度评估。发现安全隐患的，应当立即进行整改。

（5）第三十一条：生产、销售、使用放射性同位素和射线装置的单位需要终止的，应当事先对本单位的放射性同位素和放射性废物进行清理登记，作出妥善处理，不得留有安全隐患。生产、销售、使用放射性同位素和射线装置的单位发生变更的，由变更后的单位承担处理责任。变更前当事人对此另有约定的，从其约定；但是，约定中不得免除当事人的处理义务。在本条例施行前已经终止的生产、销售、使用放射性同位素和射线装置的单位，其未安全处理的废旧放射源和放射性废物，由所在地省、自治区、直辖市人民政府生态环境主管部门提出处理方案，及时进行处理。所需经费由省级以上人民政府承担。

（6）第三十二条：生产、进口放射源的单位销售Ⅰ类、Ⅱ类、Ⅲ类放射源给其他单位使用的，应当与使用放射源的单位签订废旧放射源返回协议；使用放射源的单位应当按照废旧放射源返回协议规定将废旧放射源交回生产单位或者返回原出口方。确实无法交回生产单位或者返回原出口方的，送交有相应资质的放射性废物集中贮存单位贮存。使用放射源的单位应当按照国务院生态环境主管部门的规定，将Ⅳ类、Ⅴ类废旧放射源进行包装整备后送交有相应资质的放射性废物集中贮存单位贮存。

（7）第三十三条：使用Ⅰ类、Ⅱ类、Ⅲ类放射源的场所和生产放射性同位素的场所，以及终结运行后产生放射性污染的射线装置，应当依法实施退役。

（8）第三十四条：生产、销售、使用、贮存放射性同位素和射线装置的场所，应当按照国家有关规定设置明显的放射性标志，其入口处应当按照国家有关安全和防护标准的要求，设置安全和防护设施以及必要的防护安全联锁、报警装置或者工作信号。射线装置的生产调试和使用场所，应当具有防止误操作、防止工作人员和公众受到意外照射的安全措施。放射性同位素的包装容器、含放射性同位素的设备和射线装置，应当设置明显的放射性标识和中文警示说明；放射源上能够设置放射性标识的，应当一并设置。运输放射性同位素和含放射源的射线装置的工具，应当按照国家有关规定设置明显的放射性标志或者显示危险信号。

（9）第三十五条：放射性同位素应当单独存放，不得与易燃、易爆、腐蚀性物品等一起存放，并指定专人负责保管。贮存、领取、使用、归还放射性同位素时，应当进行登记、检查，做到账物相符。对放射性同位素贮存场所应当采取防火、防水、防盗、防丢失、防破坏、防射线泄漏的安全措施。对放射源还应当根据其潜在危害的大小，建立相应的多层防护和安全措施，并对可移动的放射源定期进行盘存，确保其处于指定位置，具有可靠的安全保障。

（10）第三十六条：在室外、野外使用放射性同位素和射线装置的，应当按照国家安全和防护标准的要求划出安全防护区域，设置明显的放射性标志，必要时设专人警戒。在野外进行放射性同位素示踪试验的，应当经省级以上人民政府生态环境主管部门商同级有关部门批准方可进行。

（11）第三十七条：辐射防护器材、含放射性同位素的设备和射线装置，以及含有放射性物质的产品和伴有产生X射线的电器产品，应当符合辐射防护要求。不合格的产品不得出厂和销售。

（12）第三十八条：使用放射性同位素和射线装置进行放射诊疗的医疗卫生机构，应当依据国务院卫生主管部门有关规定和国家标准，制定与本单位从事的诊疗项目相适应的质量保证方案，遵守质量保证监测规范，按照医疗照射正当化和辐射防护最优化的原则，避免一切不必要的照射，并事先告知患者和受检者辐射对健康的潜在影响。

（13）第三十九条：金属冶炼厂回收冶炼废旧金属时，应当采取必要的监测措施，防止放射性物质熔入产品中。监测中发现问题的，应当及时通知所在地设区的市级以上人民政府生态环境主管部门。

三、辐射事故的应急准备及其响应

为迅速、有效、规范地开展核事故和辐射事故卫生应急工作，最大程度地减少事故造成的人员伤亡和社会影响，保障公众身体健康，维护社会稳定，依据《中华人民共和国突发事件应对法》《放射性同位素与射线装置安全和防护条例》《核电厂核事故应急管理条例》《国家突发公共事件医疗卫生救援应急预案》《国家核应急预案》等有关法律、法规和规范性文件制定的《卫生部核事故和辐射事故卫生应急预案》，主要适用于卫生部门开展核事故和辐射事故卫生应急工作。

1. 辐射事故的应急准备

（1）信息沟通与协调联动：各级卫生行政部门在同级人民政府的统一领导下，建立健全与核应急协调组织、环保、公安、交通、财政和工信等相关部门，以及军队和武警部队卫生部门的信息通报、工作会商、措施联动等协调机制。

（2）健全卫生应急网络：依托国家级和省级核和辐射损伤救治基地，健全核事故和辐射事故卫生应急网络，加强核事故和辐射事故卫生应急机构与人员队伍建设，建立健全信息沟通和技术合作机制，不断提高核事故和辐射事故卫生应急能力。

国家卫生健康委员会负责国家级核和辐射损伤救治基地的运行和管理，有关省、自治区、直辖市卫生行政部门负责辖区内的省级核和辐射损伤救治基地的运行和管理。

（3）队伍准备：国家卫生健康委员会负责核事故和辐射事故卫生应急队伍的建设和管理。省级卫生行政部门建立健全辖区内的核事故和辐射事故卫生应急队伍。核设施所在地的市（地）级卫生行政部门建立核事故卫生应急队伍。各级卫生行政部门要组织加强应急队伍培训和演练，不断提高应急队伍的救援能力,确保在突发核事故和辐射事故时能够及时、有效地开展卫生应急工作。

(4)物资和装备准备:各级卫生行政部门负责建立健全核事故和辐射事故卫生应急仪器、设备装备和物资准备机制,指定医疗机构和放射卫生机构做好应急物资和装备准备,并及时更新或维护。核事故和辐射事故卫生应急物资和装备包括核和辐射应急药品、医疗器械、辐射防护装备、辐射测量仪器设备等。

(5)技术储备:国家和省级卫生行政部门组织有关专业技术机构开展核事故和辐射事故卫生应急技术研究,建立和完善辐射受照人员的快速剂量估算方法、快速分类和诊断方法、医疗救治技术、饮用水和食品放射性污染快速检测方法等,加强技术储备。

(6)通信与交通准备:各级卫生行政部门要在充分利用现有资源的基础上建设核事故和辐射事故卫生应急通信网络,确保医疗卫生机构与卫生行政部门之间,以及卫生行政部门与相关部门之间的通信畅通,及时掌握核事故和辐射事故卫生应急信息。核事故和辐射事故卫生应急队伍根据实际工作需要配备通信设备和交通工具。

(7)资金保障:核事故和辐射事故卫生应急所需资金,按照《财政应急保障预案》执行。

(8)培训:各级卫生行政部门定期组织开展核事故和辐射事故卫生应急培训,对核事故和辐射事故卫生应急技术人员和管理人员进行国家有关法规和应急专业知识培训与继续教育,提高应急技能。

(9)演练:各级卫生行政部门适时组织开展核事故和辐射事故卫生应急演练,积极参加同级人民政府和核应急协调组织举办的核事故和辐射事故应急演练。

(10)公众宣传教育:各级卫生部门通过广播、影视、报刊、互联网、手册等多种形式,对社会公众广泛开展核事故和辐射事故卫生应急宣传教育,指导公众用科学的行为和方式应对突发核事故和辐射事故,提高自救、互救能力,注意心理应激问题的防治。

(11)国际合作:按照国家相关规定,开展核事故和辐射事故卫生应急工作的国际交流与合作,加强信息和技术交流,合作开展培训和演练,不断提高核事故和辐射事故卫生应急的整体水平。

2.辐射事故的应急响应　辐射事故应急预案应当包括下列内容:①应急机构和职责分工;②应急人员的组织、培训以及应急和救助的装备、资金、物资准备;③辐射事故分级与应急响应措施;④辐射事故调查、报告和处理程序;⑤辐射事故信息公开、公众宣传方案。生产、销售、使用放射性核素和射线装置的单位,应当根据可能发生的辐射事故的风险,制订本单位的应急方案,做好应急准备。

发生辐射事故时,生产、销售、使用放射性核素和射线装置的单位应当立即启动本单位的应急方案,采取应急措施,并立即向当地生态环境主管部门、公安部门、卫生主管部门报告。生态环境主管部门、公安部门、卫生主管部门接到辐射事故报告后,应当立即派人赶赴现场,进行现场调查,采取有效措施,控制并消除事故影响,同时将辐射事故信息报告本级人民政府和上级人民政府生态环境主管部门、公安部门、卫生主管部门。

在发生辐射事故或者有证据证明辐射事故可能发生时,县级以上人民政府生态环境主管部门有权采取下列临时控制措施:①责令停止导致或者可能导致辐射事故的作业;②组织控制事故现场。

辐射事故发生后,有关县级以上人民政府应当按照辐射事故的等级,启动并组织实施相应的应急预案。县级以上人民政府生态环境主管部门、公安部门、卫生主管部门,按照职责分工做好相应的辐射事故应急工作:①生态环境主管部门负责辐射事故的应急响应、调查处理和定性定级工作,协助公安部门监控追缴丢失、被盗的放射源;②公安部门负责丢失、被盗放射源的立案侦查和追缴;③卫生主管部门负责辐射事故的医疗应急。

生态环境主管部门、公安部门、卫生主管部门应当及时相互通报辐射事故应急响应、调查处理、定性定级、立案侦查和医疗应急情况。国务院指定的部门根据生态环境主管部门确定的辐射事故的性质和级别,负责有关国际信息通报工作。

发生辐射事故的单位应当立即将可能受到辐射伤害的人员送至当地卫生主管部门指定的医院或者有条件救治辐射损伤患者的医院,进行检查和治疗,或者请求医院立即派人赶赴事故现场,采取救治措施。

医学管理部门应确保制订处理过量照射人员的详尽方案:①明确划分职责,每个参与成员能得到适当的培训和指示;②明确制订一个合适的入口,保证受到污染的工作人员得到迅速的接收和安置,并与其他患者隔离;给接诊医务人员提供合适的防护服;③合适的辐射监测仪器,包括适当的伤口监测设备,以确定放射性污染的程度和范围,使其他表面受到污染的转移和播散最小化;④适当准备的治疗区域,用于对患者提供优先的检查和治疗;⑤去污设施;医务人员的配合协调,能够接纳可合理预测的事故可能出现的众多受害者;⑥恰当获取或处理生物样本的能力;⑦用于收藏和处理污染的衣物、设备和其他废物的容器。

第三节　申请许可制度和管理机构

一、许可登记管理制度

《放射性同位素与射线装置放射防护条例》中明确规定了国家放射工作实行许可登记制度(license registration system)。由省级人民政府卫生行政部门负责放射工作的卫生许可,并根据《放射工作卫生防护管理办法》具体制定卫生许可证的发放管理办法。要求任何单位在从事生产、使用、销售医用放射性核素和射线装置前,必须向省、自治区、直辖市的卫生行政部门申请许可。在从事生产、使用、销售放射性核素和射线装置前,必须向省、自治区、直辖市的卫生部门申请许可。取得卫生许可手续后,应当于三十日内到当地公安机关申请办理放射工作登记,逾期不办理放射工作登记的,卫生许可自动失效。

从事射线诊断和治疗的单位,凡满足下列条件之一者,均需办理申请许可手续(apply for licensing procedure):①开始从事放射性核素或射线装置使用和工作的单位;②射线装置转让、调拨的接收单位;③购置新的射线装置的单位;④新建、改建或扩建射线装置的工作场所的单位。

二、从事放射工作单位的必备条件

申请放射性核素和射线装置使用的单位必须具备以下基本条件:①具有与所从事的放射工作相适应的场所、设施和设备,并能提供相应的资料;②有放射性核素准购批件;③涉及放射性废水、废气、固体废物排放的,还应当有经环境保护行政部门批准的环境影响评价文件;④放射工作场所及设施、设备符合国家有关标准和放射防护要求;⑤从事放射工作的人员必须要具备相应的专业防护知识和健康条件,持有《放射工作人员证》;⑥有专职、兼职放射防护管理机构或人员及必要的防护用品和监测仪器,提交人员和设备清单;⑦提交严格的有关安全防护管理规章制度的文件。

具备上述基本条件的单位,按照相关规定办理申请许可手续。申请医用加速器、医用治疗 X 射线机和诊断 X 射线机以及放射性核素的使用的申请报告书,按照各地有关规定,分别送至省、地(市)和县级卫生行政部门放射防护机构审核、发放许可证。

放射工作登记许可证每 1～2 年进行一次核查,核查情况由原审批部门记录在许可登记证上。放射工作单位在需要改变许可登记内容时,需持许可登记证到原审批部门变更手续。终止放射工作时必须向原审批部门办理注销许可登记手续。

三、放射防护管理机构

凡使用医用放射性核素和射线装置的单位,应根据装置的数量和复杂程度,建立安全防护机构或任命专（兼）职防护安全员。职责如下:①根据防护法规和标准,结合本单位实际应用情况,制定规章制度和实施细则,并监督实行;②组织本单位放射工作人员接受放射防护法规、专业技术的知识培训;③制订放射诊断与放射治疗的质量保证程序,并协助单位负责人组织实施;④定期对放射工作场所及其周围环境进行放射防护检测和检查,将必要情况通知操作人员,对异常情况及时报告本单位主管部门;⑤向本单位主管部门定期报告监测结果,提出放射安全评价和改进意见;⑥放射防护安全管理人员有权利由于放射安全原因,停止放射性核素的使用和射线装置的运行;⑦参与辐射事故的调查与处理;⑧建立放射工作管理档案;⑨接受放射防护监督、监测部门的指导检查,提供相关材料,反映情况,配合进行防护监督监测;⑩放射防护安全人员应由一定资格的专业人员担任或兼任,如放射诊断由技师及其以上职称的人员担任,医用加速器由工程师或主管技师职称的专业人员担任,并需经过放射卫生防护知识的专门培训,经放射防护机构考核合格方可上岗。

第四节　放射防护管理的内涵

一、从事放射工作人员的必备条件及职责

1. 放射工作人员应当具备的基本条件　年满 18 周岁;经职业健康检查,符合放射工作人员的职业健康要求;放射防护和有关法律知识培训考核合格;遵守放射防护法规和规章制度,接受职业健康监护和个人剂量监测管理;持有《放射工作人员证》。

2. 放射工作人员的职责　负责本科室的医疗、教学、科研及行政管理工作;对患者进行及时诊断和治疗;学习并引进国内外先进医疗技术;执行各项规章制度和技术操作规程;及时处理医疗纠纷和事故,保障医疗安全。

二、放射器材的使用与管理

放射性核素和射线装置的使用应当符合下列要求:①安装、维修或者更换与辐射源有关部件后的设备,应当经检测机构对其进行检测验收,确认合格后方可启用;②使用单位应当配备必要的质量控制检测仪器,并按规定进行质量保证管理;③制定并严格遵守操作规程,定期进行稳定性检测和校正,每年应当进行一次全面的维护保养,并接受检测机构按照有关规定进行状态检测;④禁止购置、转让、出租或者使用不合格的产品和国家有关部门规定淘汰的产品、制品及设备。

此外,放射防护器材的使用和管理也是相当重要的。射线防护器材是指用于防止辐射对人体产生危害的防护材料,以及由其制成的防护用品、器具和装置等。为了确保射线防护器材的防护质量,维护用户利益,保障使用者的安全,促进射线防护器材的开发、生产、推广和应用,对射线防护器材的研发、生产、销售和使用,应加强防护质量的监督管理。

射线防护器材生产单位试制、仿制或改制的射线防护器材产品,必须达到国家颁布的产品标准,向"国家卫生健康委员会射线防护器材防护质量监测中心"提出申请,并按规定提交测试样品,经检测、试用合格,取得防护质量合格证书者,方可定型生产和销售。凡经允许销售的合格产品,其产品说明书需注明质量标准,并加盖监测单位"经监测防护质量合格"的印章。

对于正在使用中的防护器材,应定期或不定期进行防护监测,对防护性能不佳者,应及时进行更换。

三、放射工作人员健康追踪

1. 体检　放射工作人员在就业前必须进行体检(physical examination),体检合格者方可从事放射工作。放射工作人员在上岗后必须定期进行体检。根据我国《放射卫生防护基本标准》(GB 4792—84)中放射工作条件分类,见表8-3,在不同条件下工作的专业技术人员健康检查的要求也有所区分。

表8-3　放射工作条件分类

级别	一年中接受照射的有效剂量
甲种工作条件	有可能超过 15mSv
乙种工作条件	有可能达到 5～15mSv
丙种工作条件	极少可能超过 5mSv

放射工作人员的体检应在省级卫生行政部门所指定的医疗卫生单位进行。

对在甲种和乙种工作条件下工作的放射工作人员每年体检1次;对在丙种工作条件下工作的放射工作人员每2～3年体检1次;必要时可增加体检次数。

检查结果应与上岗前进行对照和比较,以便判定是否适合继续放射工作。如有异常,应根据实际情况增加检查频度或检查项目。

放射工作单位对每位放射工作人员必须建立个人健康档案和个人剂量档案。上岗前、后体检结果由体检单位详细、如实地记录在个人健康档案中。

健康档案要妥善管理,保存至脱离放射工作以后20年。

2. 放射工作人员的健康要求　放射工作人员必须具有在正常、异常和紧急情况下能正确、安全地履行其职责的健康条件(health conditions)。他们应具有:正常的循环、呼吸、消化、内分泌、免疫、泌尿生殖系统以及正常的皮肤、黏膜、毛发和代谢功能等;正常的造血功能,红系、粒系、巨核细胞系等,均在正常范围之内;正常的神经系统功能、精神状态以及稳定的情绪;正常的听觉、视觉、触觉和嗅觉,正常的语言表达以及文字书写能力;外周血淋巴细胞染色体畸变率和微核率正常;尿和精液常规检查正常;无卫生部门规定的其他器质性和功能性疾病。

3. 不宜从事放射工作的条件　上岗前后凡有以下条件或情况之一者,不应(或不宜)从事放射工作:严重的呼吸系统、循环系统、消化系统、造血系统、神经和精神系统、泌尿生殖系统、免疫系统、内分泌系统以及皮肤疾病;严重的视力障碍、听力障碍;恶性肿瘤,有碍工作的巨大的、复发性良性肿瘤;严重的有碍工作的残疾、先天畸形和遗传疾病;手术后不能完全恢复正常行为能力者;未完全恢复的放射性疾病或其他不适宜的职业病;其他不符合规定的器质性或功能性疾病,以及未能控制的细菌性或病毒性感染;有吸毒、酗酒或其他严重恶习而不能改正者;未满18周岁者,不得从事甲种放射工作。16～17周岁允许接受为培训而安排的乙种工作条件下的照射;从事放射工作的哺乳期妇女、妊娠初期3个月妇女应尽量避免接受照射,在妊娠或哺乳期间不得参与造成内照射的工作,并不得接受事先计划的特殊照射;以前已经接受过5倍于年剂量限值照射的放射工作人员,不应再接受事先计划的特殊照射;对于经验丰富的放射学专家和高级技术人员,如有不符合条件者,应慎重考虑他们的去留。

4. 医学随访　对符合下列条件之一的特殊受照人员,每2年要进行一次医学随访观察(medical follow-up observation)。①从事放射工作累计工龄20年以上或者放射性核素摄入量是年摄入量限值的2倍以上;②一次或几天内的照射当量在0.1Sv以上;一年全身累积照射当量

1.0Sv 以上；③经确诊的职业照射病患者。

5．保健津贴和休假　放射工作人员的保健待遇（health care treatment）按照国家和地方的有关规定执行。临时调离工作岗位者，可继续享受保健津贴，但最长不超过 3 个月。正式调离工作岗位的，可继续享受保健津贴 1 个月，第 2 个月起停发。放射工作人员健康体检、休假、住院检查或患病治疗期间照常享受保健津贴，医疗费用分别由公费医疗、劳保医疗或所在单位支付，在生活方面所在单位应给予适当照顾。长期从事放射工作的人员，因患病不能胜任现职工作的经国家规定的组织或机构诊断确认后，可根据国家有关规定提前退休。放射工作人员因职业放射损伤致残者，其退休后工资和医疗卫生津贴照发。因患放射疾病治疗无效死亡者，按因公牺牲处理。

放射工作人员的保健休假，应根据照射剂量的大小与工龄长短，每年除其他休假外，可享受保健休假 2～4 周。从事放射工作 25 年以上的在职者，每年由所在单位安排利用休假时间享受 2～4 周的疗养待遇。

四、质 量 保 证

为加强放射诊疗防护，提高放射诊疗质量，保障患者、工作人员和公众的健康与安全，必须执行质量保证（quality assurance）计划。

1．放射诊断的质量保证　在放射诊断方面，质量保证就是要建立一种定期或连续的监测放射设备性能的方法，以达到花费最小的代价和使患者接受最小的辐射剂量来获得最佳诊断信息的目的。质量保证程序从新的放射学设备的检查验收开始，到以后进行的定期性能监测，如电压千伏值、定时器、遮线器、滤线器等，以保证各种射线装置和部件在符合国家规定防护标准的条件下正常运行。

质量保证程序的另一个重要方面就是对放射工作人员的诊断技术进行不断训练和再教育，以便使错误和重摄片率降低到一个最低限度，使他们对诊断质量和患者受照的因素保持高度的重视。

卫生部在 1993 年 10 月 13 日发布的《医用 X 射线诊断放射卫生防护及影像质量保证管理规定》中明确规定："各医疗单位和 X 射线诊断科（室），必须按照医院分级管理标准要求，建立科室质量保证组织和制订本单位的 X 射线诊断质量保证方案（下称"质保方案"），质保方案的实施情况作为医院评审和放射科（室）临床科（室）考绩的重要依据。"同时还对设备合同的采购、安装调试及验收检测、定期检测与工作记录和档案的保存做出了规定。

X 射线诊断设备质量控制检测应按照《X 射线计算机体层摄影装置质量控制检测规范》（WS 519—2019）、《伽玛照相机、单光子发射断层成像设备（SPECT）质量控制检测规范》（WS 523—2019）和《医用 X 射线诊断设备质量控制检测规范》（WS 76—2020）等有关标准中的规定进行。

2．放射治疗的质量保证　在放射治疗方面，质量保证程序有助于对治疗设备和辅助设备的保养，提高放射质量和减轻对患者以及工作人员的危害。为加强放射治疗防护，提高放射治疗质量，保障患者、工作人员和公众的健康与安全，必须执行放射治疗的质量保证。

放射治疗工作场所的选址及其放射卫生防护设施，必须符合国家卫生标准。新建、改建、扩建和续建的放射治疗工作场所建设项目，必须按照国家的规定，经省级人民政府卫生行政部门对其选址、设计进行放射卫生防护审核。放射治疗工作场所建设项目竣工后，必须按照国家有关规定，经省级人民政府卫生行政部门指定的放射卫生防护机构实施放射卫生防护监测，并由省级人民政府卫生行政部门进行验收，合格后发给放射工作许可证件。

放射治疗装置的防护性能及与治疗质量有关的技术指标、必须符合国家卫生标准。放射治疗装置（包括放射治疗模拟定位装置等辅助设备）的质量控制检测包括以下 3 类：放射治疗装置在新安装或对关键部件维修、更换后，应由具有相应资质的检测机构进行验收检测；放射治疗装置在正常运行状态下,应由具有资质的检测机构每年进行一次状态检测,检测时检测人员与被检单位医学物理人员或放射防护管理人员应同时在场并签字确认;放射治疗工作单位应按照有关放射治疗质量控制检测规范或标准的要求,对放射治疗装置定期进行稳定性检测,并将检测结果与验收检测得到的相应基线值进行比较,若二者偏差超过允许水平,应查明原因并及时纠正,稳定性检测结果应完整记录并归档保存。放射治疗装置质量控制检测应按照《后装γ源近距离治疗质量控制检测规范》(WS 262—2017)、《螺旋断层治疗装置质量控制检测规范》(WS 531—2017)、《X、γ射线立体定向放射治疗系统质量控制检测规范》(WS 582—2017)、《机械臂放射治疗装置质量控制检测规范》(WS 667—2019)和《医用电子直线加速器质量控制检测规范》(WS 674—2020)等有关标准中的规定进行。

放射治疗工作单位的放射防护和质量控制管理组织应有明确的岗位职责,其负责人一般为放射治疗科主任,人员包括放射肿瘤医师、医学物理人员、放射治疗技师及护士等。放射治疗工作单位应当按照国家标准的规定,对放射治疗场所和运行中的放射治疗装置进行定期放射防护检测,确保放射防护设施完好与放射治疗装置性能的稳定,并依照国家有关规定,申请省级以上放射卫生防护机构实施放射防护监测。对经重大维修或更换重要部件的放射治疗装置,必须按照国家卫生标准的规定进行检测验收,并经省级放射卫生防护机构确认符合规定指标后,方可继续使用。而对放射治疗装置的订购合同、产品说明书、安装调试报告和维修、检测记录,应当至少保存至该装置报废后5年。

质量保证计划还包括对放射治疗工作人员进行个人剂量监测、健康监护以及专业技术和防护知识培训,并建立相应的档案管理制度。对于未能完全掌握放射治疗设备在正常和紧急情况下操作细节的放射治疗工作人员,不允许操作放疗设备。

五、档 案 管 理

档案管理(file management)是放射防护科学管理的一项重要组成部分。一般需要建立如下几种档案,并加以妥善保管:①省级卫生部门对放射工作的卫生许可的档案,也包括对新建、改建、扩建项目的审查和验收档案;②射线装置及其配套防护装置的订购合同、产品说明书、各种检测和维修记录的档案;③操作人员的个人剂量监测与体格检查的记录与评价处理档案,以及专业技术和防护知识培训的档案;④辐射监测仪器的技术资料和检修、刻度记录档案;⑤辐射事故的报告及处理的资料、文件档案。

放射治疗工作单位的放射治疗档案和治疗记录应当长期保存,建立保管、借阅制度。各种档案的保存时间因情况而异,有的需要保存20年以上。

（张　明　贾文霄）

推 荐 阅 读

[1] 国际放射防护委员会. 国际放射防护委员会第 60 号出版物[M]. 李德平, 译. 北京: 原子能出版社, 1993.

[2] 国际放射防护委员会. 国际放射防护委员会第 75 号出版物[M]. 季明烁, 译. 北京: 原子能出版社, 1999.

[3] 国际放射防护委员会. 国际放射防护委员会第 86 号出版物[M]. 王淑莲, 译. 北京: 原子能出版社, 2003.

[4] 国际放射防护委员会. 国际放射防护委员会 2007 年建议书[M]. 潘自强, 周永增, 译. 北京: 原子能出版社, 2008.

[5] 国际放射防护委员会. 国际放射防护委员会第 105 号出版物[M]. 岳保荣, 韩艳清, 译. 北京: 人民军医出版社, 2015.

[6] 刘长安, 陈肖华. 放射诊断中的医疗照射防护[M]. 北京: 军事医学科学出版社, 2014.

[7] 苏燎原, 刘芬菊. 医学放射生物学基础[M]. 北京: 中国原子能出版社, 2013.

[8] 洪洋. 医用物理学[M]. 3 版. 北京: 高等教育出版社, 2014.

[9] 强永刚. 医学辐射防护学[M]. 2 版. 北京: 高等教育出版社, 2013.

[10] 吉强, 洪洋. 医学影像物理学[M]. 4 版. 北京: 人民卫生出版社, 2016.

[11] 洪洋. 放射物理与防护学[M]. 北京: 人民军医出版社, 2006.

[12] 陈亚珠, 黄耀熊. 医学物理学[M]. 北京: 高等教育出版社, 2005.

[13] 刘树铮. 医学放射生物学[M]. 北京: 原子能出版社, 1998.

[14] 魏志勇. 医用核辐射物理学[M]. 苏州: 苏州大学出版社, 2005.

[15] 王鹏程. 放射物理与辐射防护[M]. 北京: 人民卫生出版社, 2016.

[16] 唐启信. 临床放射生物学[M]. 北京: 人民卫生出版社, 2002.

[17] 顾乃谷, 吴锦海. 核(放射)突发事件应急处置[M]. 上海: 复旦大学出版社, 2004.

[18] 金璀珍. 放射生物剂量估计[M]. 北京: 军事医学科学出版社, 2002.

[19] 夏寿萱. 放射生物学[M]. 北京: 军事医学科学出版社, 1998.

[20] 刘亚宁. 电磁生物效应[M]. 北京: 北京邮电大学出版社, 2002.

[21] 郭启勇. 介入放射学[M]. 4 版. 北京: 人民卫生出版社, 2017.

[22] 李少林. 核医学与放射防护[M]. 北京: 人民卫生出版社, 2003.

[23] 国际质量监督检验检疫总局. 电离辐射防护与辐射源安全基本标准: GB 18871—2002 [S]. 北京: 中国标准出版社, 2002.

[24] 国家卫生健康委员会. 放射诊断放射防护要求: GBZ 130—2020 [S]. 北京: 中国标准出版社, 2020.

[25] 国家卫生健康委员会. 核医学放射防护要求: GBZ 120—2020 [S]. 北京: 中国标准出版社, 2020.

[26] 国家卫生健康委员会. 放射治疗放射防护要求: GBZ 121—2020 [S]. 北京: 中国标准出版社, 2020.

[27] 国家卫生健康委员会. 职业性外照射个人监测规范: GBZ 128—2019 [S]. 北京: 中国标准出版社, 2019.

[28] 国家卫生和计划生育委员会. 职业性内照射个人监测规范: GBZ 129—2016 [S]. 北京: 中国标准出版社, 2016.

中英文名词对照索引